LES

AGENTS PROVOCATEURS

DE L'HYSTÉRIE

DU MÊME AUTEUR

Collaboration à la publication des *Leçons sur les maladies du système nerveux* de M. le professeur CHARCOT (t. III).

SUR LA MALADIE DES TICS CONVULSIFS. — *Rev. de méd.*, 1886.

TICS CONVULSIFS ET HYSTÉRIE. — *Rev. de méd.*, 1887.

Article TIC CONVULSIF *du Dictionnaire encyclopédique des sciences médicales.*

CONTRIBUTION A L'ÉTUDE DE QUELQUES-UNES DES FORMES CLINIQUES DE LA MYOPATHIE PROGRESSIVE PRIMITIVE, etc... (en collaboration avec P. Marie). — *Rev. de méd.*, 1885.

DEUX NOUVEAUX CAS DE MYOPATHIE PROGRESSIVE PRIMITIVE CHEZ LE PÈRE ET LA FILLE (en collaboration avec M. Troisier). — *Rev. de méd.*, 1889.

DE L'HYSTÉRIE DANS SES RAPPORTS AVEC LA CHIRURGIE. — *Rev. de chir.*, 1888.

A PROPOS DE DEUX TRAVAUX RÉCENTS SUR L'HYSTÉRIE TRAUMATIQUE. — *Progr. méd.*, 1888.

L'HYSTÉRIE CHEZ L'HOMME COMPARÉE A L'HYSTÉRIE CHEZ LA FEMME. — *Gaz. méd. de Paris*, 1885.

SUR LA PERTE DU RÉFLEXE ROTULIEN DANS LE DIABÈTE SUCRÉ (en collaboration avec P. Marie). — *Rev. de méd.*, 1886.

DE LA VALEUR SÉMÉIOLOGIQUE DES RÉFLEXES TENDINEUX. — *Gaz. des hôp.*, 1888.

DIAGNOSTIC DES CHORÉES. — *Gaz. des hôp.*, 1887.

SUR L'ANATOMIE PATHOLOGIQUE ET LA PATHOGÉNIE DU BÉRIBÉRI. — *Progr. méd.*, 1885, et broch. in-8°. Paris 1885, libr. du *Progr. méd.*

OBSERVATION DE CHORÉE MORTELLE AVEC AUTOPSIE. — *Fr. méd.*, 1886.

OBSERVATION D'ABCÈS DU CERVEAU. — *Fr. méd.*, 1886.

PUBLICATIONS DU *PROGRÈS MÉDICAL*

LES
AGENTS PROVOCATEURS
DE L'HYSTÉRIE

PAR

GEORGES GUINON
ANCIEN INTERNE DES HÔPITAUX

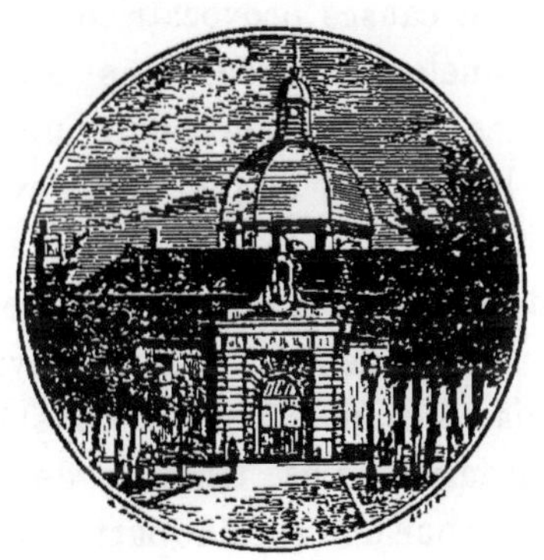

PARIS

AUX BUREAUX DU PROGRÈS MÉDICAL
14, rue des Carmes, 14

A. DELAHAYE ET LECROSNIER
ÉDITEURS
Place de l'École-de-Médecine

1889

AVANT-PROPOS

Je n'ai pas eu l'intention, en entreprenant ce travail, de traiter d'une façon complète de l'étiologie de l'hystérie. Le cadre dans lequel je me suis enfermé est beaucoup plus restreint. C'est seulement de quelques-unes des causes occasionnelles de cette maladie que je me suis proposé de parler. Cette question des causes provocatrices de l'hystérie est entrée depuis quelques années dans une phase toute nouvelle. Tous les jours on découvre un nouvel agent provocateur de la névrose auquel nos devanciers n'avaient pas accordé toute l'attention qu'il méritait. Non pas que tel agent dont l'influence à ce point de vue est admise aujourd'hui, n'ait pas de tout temps provoqué la maladie. Mais autrefois on connaissait peu l'hystérie, et surtout l'hystérie masculine. Les travaux de l'Ecole Française ont contribué pour une grande part à vulgariser la connaissance de cette affection, d'abord en ce qui concerne la femme, chez qui Briquet, Landouzy ont d'abord commencé à l'étudier et à la décrire d'une façon spéciale. Puis M. le professeur Charcot a poussé plus loin l'investigation ; il a dépeint magistralement les principaux symptômes de la maladie, a nettement délimité son domaine et lui a donné dans les cadres nosologiques sa juste et immuable place.

Mais jusqu'alors l'hystérie n'avait encore été étudiée que chez la femme. Si quelques novateurs, taxés de hardiesse et de témérité par beaucoup, avaient osé admettre l'existence chez l'homme de cette névrose, ils étaient complètement délaissés. Mais peu à peu, à mesure que les symptômes ont été plus nettement décrits et ont frappé les yeux d'une façon plus éclatante, il a bien fallu reconnaître que ces symptômes, que l'on était habitué à rencontrer chez la femme, s'observaient aussi chez l'homme. Briquet l'avait dit déjà et si la proportion qu'il donne (1 homme pour 19 femmes sur 20 hystériques), est peut-être un peu forte, du moins l'affirmation n'en persiste pas moins. Mais après lui, il a fallu attendre près de vingt ans pour que la question soit remise à l'étude. Il est vrai que depuis on s'en est fort occupé et presque exclusivement en France, tout au moins au début. Qu'il nous suffise de citer les travaux de M. Ollivier, la thèse de Klein et d'autres ; les publications de M. Bourneville et de ses élèves ; les études de MM. Debove, Raymond, Dreyfus, Batault et quelques autres, et enfin et surtout les leçons si complètes en la matière de M. le professeur Charcot, publiées en 1885, dans lesquelles il synthétise toutes les connaissances acquises jusqu'à ce jour et y ajoute le résultat de son observation en même temps que des considérations toutes nouvelles au point de vue de l'étiologie.

A partir de ce moment l'hystérie chez l'homme est connue ; on l'admet sans conteste et l'on s'aperçoit peu à peu que, en même temps qu'elle est fort vulgaire, les causes qui la provoquent sont souvent spéciales. M. Char-

cot et bien d'autres après lui, quoique ses idées à ce
sujet aient rencontré çà et là une opposition très vive,
admettent que le *traumatisme* et l'état nerveux qui
en résulte, le shock nerveux (*nervous shock* des auteurs
anglais), constituent un facteur très important dans
l'étiologie de l'hystérie. Puis on s'est aperçu peu à peu
que bon nombre de symptômes attribués depuis fort
longtemps à diverses intoxications (alcool, plomb, etc.),
étaient en réalité des symptômes d'hystérie, et l'on a fini
par reconnaître le rôle que jouaient ces intoxications dans
le développement de la maladie.

Tous les jours des faits nouveaux sont publiés qui viennent ajouter des noms nouveaux sur la liste déjà longue
des agents provocateurs de l'hystérie. C'est pourquoi il
me semble que l'on n'est pas encore en droit aujourd'hui
de clore cette liste. Avoir la prétention d'être complet en
la matière, et de le rester plus tard, me semble au moins
téméraire. Cela n'est pas dans ma pensée et n'y a d'ailleurs jamais été. Et quand même j'aurais eu cette idée un
instant, je n'eusse pas manqué d'être convaincu par les
faits eux-mêmes de son inanité. J'avais déjà presque
terminé ce travail lorsque mon maître et ami, M. P. Marie,
attira mon attention sur deux malades de son service
atteints d'hystérie manifeste, et tous deux intoxiqués
d'une façon chronique par le sulfure de carbone. Se basant
sur les analogies très étroites qui unissent ces cas aux
autres cas bien connus d'hystérie survenue sous l'influence
d'une intoxication, il a bien fallu faire jouer à l'empoisonnement sulfo-carboné chronique un rôle dans le développement de la névrose, tout comme au plomb ou à l'alcool.
Au dernier moment j'ai donc dû enregistrer l'existence

d'un nouvel agent provocateur de l'hystérie, dont il n'avait encore été fait mention nulle part.

Si j'avais pu concevoir un instant l'idée que nous connaissons aujourd'hui toutes les causes provocatrices de l'hystérie, cet exemple aurait suffi à lui seul pour me la faire abandonner. Mais je suis persuadé au contraire que la liste est loin d'être close. Des recherches nouvelles amèneront la découverte de faits nouveaux, si l'on peut s'exprimer ainsi. Car en réalité ce ne sont pas les faits qui sont nouveaux, mais bien plutôt l'interprétation qui en est différente. Il est certain que de tout temps le plomb, l'alcool ou le sulfure de carbone ont été les agents provocateurs d'accidents nerveux. Seulement ces accidents nerveux que l'on mettait autrefois sur le compte de l'intoxication elle-même et qui passaient pour en être les symptômes, sont rapportés aujourd'hui à la véritable origine dont ils dérivent. Ce ne sont plus que les symptômes de l'hystérie développée sous l'influence provocatrice de l'intoxication. Mais il fallait pour cela parfaitement connaître les signes de l'hystérie. C'est chose faite aujourd'hui ; on ne laisse plus passer un phénomène hystérique sans en reconnaître la véritable nature. Cela explique l'apparente nouveauté de ces faits, qui ne sont en somme pas plus neufs que l'alcoolisme ou le saturnisme eux-mêmes, mais qui faussement interprétés hier, sont aujourd'hui clairement élucidés.

Ainsi donc, sans vouloir prétendre dresser une liste complète et définitive des AGENTS PROVOCATEURS DE L'HYSTÉRIE, je me suis simplement proposé d'étudier ici quelques-uns d'entre eux et en particulier les plus importants et les plus récemment découverts.

1º J'établirai tout d'abord que l'hystérie peut se développer sous l'influence provocatrice de causes diverses, telles que l'émotion, le traumatisme et le shock nerveux, l'action de la foudre et des tremblements de terre, certaines infections et maladies aiguës ou infectieuses, quelques maladies chroniques et en particulier les affections du système nerveux, le surmenage, les intoxications rapides ou lentes.

2º Par l'examen des faits que je citerai chemin faisant, qu'ils me soient personnels ou que je les emprunte à divers auteurs, je montrerai qu'il s'agit bien là de cette maladie nerveuse, appelée depuis si longtemps hystérie, et de rien autre chose.

3º Je m'efforcerai de prouver ensuite que ces divers agents ne constituent que des causes occasionnelles et qu'en réalité ils ne peuvent créer à eux tout seuls de toutes pièces l'hystérie.

4º Seulement il arrive souvent, ainsi qu'on le verra, que la cause provocatrice imprime aux accidents hystériques un cachet un peu spécial tenant à la cause elle-même et différent suivant chacune d'elles.

5º Puis je montrerai qu'au point de vue purement clinique on peut faire quelques distinctions parmi ces cas d'hystérie survenue sous l'influence bien nette d'un agent provocateur : ceux où le développement de la maladie se fait brusquement, ceux où il a lieu d'une façon lente et à plus ou moins longue échéance. De plus, aux cas où l'influence d'un seul agent suffit pour provoquer l'apparition de la maladie, j'opposerai d'autres cas où le cumul de plusieurs causes est nécessaire pour la faire éclore d'une façon éclatante.

6° Enfin, dans un dernier chapitre, je traiterai du mode d'action de ces causes, du mécanisme par lequel elles semblent provoquer l'hystérie ou les manifestations hystériques, suivant les cas.

Mais avant d'entrer tout à fait au cœur du sujet, qu'il me soit permis d'adresser ici l'hommage de ma reconnaissance à mon très honoré maître, M. le professeur Charcot, qui m'a aidé dans cette circonstance comme dans bien d'autres, de ses conseils et de l'appui de sa haute expérience, et qui a mis libéralement à ma disposition ses malades, ses notes, et les précieux trésors de sa bibliothèque.

Je prie mes autres maîtres dans les hôpitaux, MM. les professeurs Bouchard, Cornil, Lannelongue et Brouardel, MM. Blachez, Le Dentu, Terrillon, Landouzy, Troisier et Schwartz d'agréer l'expression de ma plus vive gratitude pour les enseignements de toute sorte qne je n'ai cessé de recueillir auprès d'eux.

Je remercie aussi mon cher maître et ami, Pierre Marie, dont l'amitié dévouée et les conseils éclairés m'ont été d'un grand secours en mainte occasion.

PREMIÈRE PARTIE

Certains agents sont capables de provoquer l'hystérie et il existe réellement entre eux et cette maladie un rapport de cause à effet.

Cette proposition *à priori* ne répugne nullement à l'esprit. La notion de cause provocatrice est courante en pathologie générale et dans le cas particulier dont je m'occupe ici, elle est facile à démontrer en s'appuyant sur les faits et l'observation clinique. Mais en ce qui concerne les causes provocatrices de l'hystérie, il s'en faut de beaucoup qu'un bon nombre d'entre elles aient été de tout temps considérées comme telles. Il est certain que les plus vieux auteurs qui ont écrit sur ce sujet citent au chapitre : étiologie de l'hystérie, l'émotion morale, les chagrins, par exemple. Au contraire l'alcoolisme, le saturnisme ne se trouvent mentionnés comme causes que depuis fort peu de temps. Et cependant il est bien évident que depuis que l'on ingère des boissons alcooliques, depuis que l'on manie la céruse ou le minium, il doit y avoir des alcooliques et des saturnins qui sont devenus hystériques. Pour établir la notion de cause provocatrice, il suffit d'observer convenablement les faits et de les interpréter sainement. Toute manifestation reconnue hystérique et dûment étiquetée comme telle, qui présentera avec un fait psychique ou patho-

.ogique une relation étroite de cause à effet, pourra être considérée comme provoquée par ce fait psychique ou pathologique.

Je ne préjuge ici nullement de la qualité de la cause. On
verra dans une autre partie de ce travail ce qu'il faut penser
à ce sujet. Je cherche seulement pour l'instant à établir
qu'il existe entre certains agents et l'hystérie un rapport de
cause à effet indéniable et que ces agents peuvent être légitimement dénommés provocateurs de la névrose. Ils sont d'ailleurs très divers, ainsi qu'on le verra par l'étude, appuyée sur
des faits, de quelques-uns d'entre eux.

CHAPITRE PREMIER

Émotions morales simples.

Je serai bref en ce qui concerne le rôle des *émotions morales* dans le développement de l'hystérie. Leur influence a
été de tout temps admise et est maintenant de connaissance
banale. On trouve le fait mentionné dans tous les traités classiques de pathologie et il n'est guère besoin, à l'heure actuelle,
de faits nouveaux pour en démontrer le bien fondé. Qu'il
nous suffise de citer deux faits, pris presque au hasard à deux
auteurs séparés l'un de l'autre par une période de cinquante
années, et presque identiques tous deux. Guillerot (1), dans
une thèse datée de 1837, rapporte l'observation d'une femme
qui devint hystérique à la suite de la grande émotion qu'elle
ressentit un jour qu'elle fut surprise par son mari en flagrant
délit d'adultère. D'autre part le 26 mai 1887, dans la discussion qui suivit, à la Société clinique de Paris, une communication de M. Paul Berbez sur un cas d'hystérie survenue à la
suite d'un soufflet reçu, M. Rendu (2) cita l'observation d'un
étudiant en médecine qui, à propos d'un grand chagrin éprouvé
en apprenant que sa fiancée l'avait trompé, présenta tous les
signes de l'hystérie.

Si aujourd'hui on admet qu'une secousse morale vive peut
provoquer l'apparition de l'hystérie, c'est surtout en raison de
l'ébranlement violent, du trouble subit apporté dans le fonctionnement normal des centres nerveux et laissant après lui

1. Guillerot (P.-H.). — *De l'imagination et de son influence sur la santé et les
maladies. Thèse de Paris, 1837.*
2. *Comptes rendus de la Société clinique de Paris,* 1887, et *France médicale.*

des modifications fonctionnelles telles que l'hystérie va apparaître, si elle n'a pas déjà fait explosion au moment même où l'émotion a été ressentie. Mais il n'en a pas toujours été ainsi et dans le cas que je citais plus haut, Guillerot attribue le développement des accidents nerveux, non pas à ce trouble fonctionnel « mais à une imagination exaltée par l'amour et la jalousie ». Il est bien certain que l'émotion est d'autant plus vive que l'imagination est plus exaltée ; mais cela ne suffit pas entièrement.

Sous le nom de *shock par impressions morales*, Leyden (1) décrit les effets psychiques et somatiques dus aux émotions violentes, sans en préjuger d'ailleurs la nature, depuis la simple pâleur de la face accompagnée d'un peu de tremblement des mains, jusqu'aux troubles graves qui peuvent quelquefois déterminer subitement la mort. Il est très remarquable qu'au moins une des trois observations qu'il cite, celle qui est empruntée à Lavirotte (2), est assurément un exemple de paralysie avec aphonie hystérique.

Parmi les émotions morales les plus vives, celles qui sont produites par la peur, tiennent certainement la première place (3). Aussi n'est-il pas rare d'entendre dire aux hystériques que « leur maladie leur est venue à la suite d'une peur ». Peur de n'importe quelle nature du reste, peur du soldat dans la bataille, peur de l'enfant qui prend pendant la nuit les objets qui l'entourent pour des spectres et des revenants, peur de l'individu qui rencontre sur son chemin un épileptique en proie à un accès. Toute frayeur, en qualité d'émotion morale vive, amène dans notre organisme des modifications fonctionnelles considérables par trouble du système nerveux, et par l'ébranlement qui en résulte peut être une cause d'hystérie. Il faut dire cependant que la violence de l'émotion n'est pas toujours en rapport avec l'intensité de l'effet produit et qu'il suffit quel-

1. Leyden. *Traité clinique des maladies de la moelle épinière*, traduction française de Richard et Viry, 1879, p. 432.
2. Lavirotte. *Observations sur l'effet de la colère. Gaz. des Hôp.*, 1868.
3. Mosso (A.). — *La peur*, 1 vol. in-18, Paris, 1886.

quefois d'une impression assez peu vive pour provoquer des manifestations hystériques très accusées. Il est vrai que si la peur peut provoquer l'hystérie, on peut dire du moins, en manière de consolation, qu'elle la guérit quelquefois aussi. Les exemples abondent de phénomènes hystériques disparus sous l'influence d'une émotion. A côté du cas, cité partout, du fils de Crésus, qui, muet depuis de longues années, recouvra subitement la parole, en voyant un soldat ennemi lever l'épée sur son père, on pourrait en rapporter une infinité d'autres. Je n'en citerai qu'un, qui a trait à une des grandes hystériques de la Salpêtrière, morte aujourd'hui après avoir porté jusqu'à l'âge de soixante-quatre ans, longtemps après la cessation des attaques, tous les stigmates de l'hystérie. Cette femme, atteinte de paralysie hystérique, était en train de laver du linge pour le compte d'une autre personne, lorsque, voulant verser de l'eau de Javelle sur son linge, elle s'aperçut tout à coup que le liquide qu'elle répandait à profusion était de l'huile. La crainte d'une réprimande, le saisissement furent tels que la malade guérit subitement de sa paralysie.

Je reviendrai plus longuement sur cette question des accidents nerveux dus à la peur ou à une émotion morale quelconque en traitant du mode d'action de divers agents provocateurs de l'hystérie ou des accidents hystériques, dans un prochain chapitre. Pour le moment je me borne à constater ce fait, à savoir que la peur, l'émotion vive peuvent produire l'hystérie, de même que dans d'autres circonstances la modifier profondément ou même la guérir. Si je ne cite ici presque aucune indication de travaux relatifs à ce sujet, c'est que le fait me semble être de connaissance assez vulgaire. On trouvera d'ailleurs au chapitre V de la 2ᵉ partie la nomenclature spéciale des travaux touchant cette question du développement des troubles nerveux consécutivement à une impression morale.

Quelquefois une seule émotion suffit pour provoquer l'éveil de la névrose. Mais il n'en est pas toujours ainsi. Souvent c'est une série plus ou moins longue d'émotions répétées qui la fait apparaître. Ceci m'amène à dire quelques mots de l'hystérie développée sous l'influence de *l'éducation*. On comprend que ce doit être là un gros chapitre de la question de l'hystérie de l'enfance et de l'adolescence. Aussi tous les auteurs qui ont traité ce sujet, en ont-ils fait mention en y attachant plus ou moins d'importance. Le fait est indiqué dans presque tous les traités classiques français et étrangers. Il a été mentionné par Briquet (1), Paris (2), Casaubon (3), par Charcot (4), Peugniez (5), Klopatt (6), Goldspiegel (7), et à l'étranger par Steiner (8) et Müller (9), pour ne citer que ces deux noms, et par Brodie. « On ne peut, dit cet auteur, rendre un plus grand service aux classes aisées de la société, qu'en expliquant aux parents combien le système ordinaire d'éducation tend à engendrer la prédisposition à ces maladies. » (10) (Il s'agit des accidents hystériques.)

Par quels procédés une éducation mauvaise peut-elle arriver à provoquer l'hystérie chez des enfants? Il y a tout d'abord les mauvais traitements matériels, les coups. Mais ici la chose est un peu complexe ; il s'agit en effet non pas seulement d'émotions morales, de frayeurs répétées, mais de traumatismes. Deux agents provocateurs de l'hystérie entrent donc en jeu. L'exaltation d'une imagination poussée à l'extrême par les pratiques religieuses des couvents ou des écoles, peut être souvent le point de départ de l'hystérie, particulièrement chez les jeunes filles. Rappelons à ce propos l'histoire de la possédée de Louviers, qui, à force de craindre le malin esprit, avait fini par le voir toutes les nuits dans sa chambre. La

1. Briquet. — *Traité de l'hystérie*, 1 vol. in-8°, Paris, 1859.
2. Paris. — *De l'hystérie chez les petites filles*, Th., Paris, 1880.
3. Casaubon. — *L'hystérie chez les jeunes garçons*, Th., Paris, 1881.
4. Charcot. — *Leçons sur les maladies du système nerveux*, t. III, p. 326 et suiv.
5. Peugniez — *De l'hystérie chez les enfants*. Th., Paris, 1885.
6. Klopatt. — *Etude sur l'hystérie infantile*, Helsingfors, 1888.
7. Goldspiegel. — Même sujet. Th., Paris, 1888.
8. Steiner. — *Jahrb. für Kinderheil*, t. XIV, p. 205.
9. Müller. — *Allg. Zeitsch. fur Psychiatrie*, Bd 30, p. 380.
10. Brodie. — *Leçons sur les affections nerveuses locales*, trad. franç. de Douglas Aigre, Paris, 1880, p. 51.

pauvre fille en était devenue hystérique (1). L'époque de la
première communion, les pratiques religieuses répétées et
quelquefois fatigantes auxquelles donne lieu cette cérémonie,
jouent à ce point de vue un rôle funeste chez bien des enfants.
J'ai rapporté ailleurs (2) le cas d'un petit garçon atteint de tics
convulsifs et d'idées fixes, chez qui la première manifestation
de la maladie provenait de l'excitation réellement maladive
qu'avaient développée chez lui les exercices religieux de la
première communion. De même l'hystérie peut, elle aussi,
être provoquée par ce fait et il n'est même pas très rare d'en
rencontrer des exemples.

Les peurs que presque tout le monde fait aux enfants, sous
prétexte de les empêcher de mal faire, par crainte de la puni-
tion, peuvent être également l'occasion du développement
d'accidents hystériques. « Ce détestable mode d'éducation,
dit avec raison Mosso (3), n'a pas encore disparu : on fait toujours peur aux enfants avec Croquemitaine, avec des histoires
de monstres imaginaires, de revenants, de loups-garous, de
magiciens et de sorciers. A tout moment on dit aux enfants :
« Celui-ci va te manger, celui-là va te mordre, appelez le
chien, voici le ramoneur », et cent autres peurs qui leur font
venir de grosses larmes et dénaturent leur gentil caractère en
rendant leur vie inquiète, en les troublant par d'incessantes
menaces, par une torture qui les laisse timides et faibles. » On
pourrait ajouter : et qui n'est pas chez bon nombre d'entre
eux sans influence sur le développement d'accidents nerveux
de nature hystérique. Il y a là véritablement un préjugé à
déraciner ; mais la tâche n'est pas facile et ce n'est pas demain
que les bonnes d'enfants cesseront de faire peur aux petits
êtres qui leur sont confiés.

On peut faire la même remarque au sujet de cette habitude

1. *Procès-verbal fait pour délivrer une fille possédée par le malin esprit à
Louviers* (1591).— Bureaux du *Progrès médical*; *Bibliothèque diabolique* (collec-
tion Bourneville), 1883.

2. Georges Guinon. — Article *Tic convulsif* du *Dictionnaire encyclopédique des
sciences médicales*.

3. Mosso. — *Loco cit.*, p. 143.

que l'on a dans certains milieux de bourrer à satiété l'esprit
des enfants de contes fantastiques, surnaturels, dans lesquels
les sorciers et les revenants jouent les principaux rôles. « Rien
n'est ausssi favorable au développement de l'hystérie, chez les
jeunes garçons en particulier, dit M. le professeur Charcot,
que cette croyance au merveilleux et au surnaturel. » Bara-
toux(1) a signalé une épidémie d'hystérie chez six enfants d'une
même famille bretonne, que l'on avait saturés de contes pleins
de sorciers et de maléfices. Les pratiques absurdes des spirites peuvent, en troublant profondément l'imagination des
jeunes sujets, être l'occasion de l'invasion de l'hystérie. M. le
professeur Charcot raconte dans son traité des maladies du système nerveux, l'histoire de trois enfants d'une même famille
chez qui l'hystérie survint à la suite de pratiques de spiritisme. Je la résume brièvement ici.

Observations I, II et III.

*Hystérie développée chez trois frères et sœur à la suite de pratiques
de spiritisme.*

(Charcot, *Leç. sur les mal. du syst. nerv.*, t. III, p. 226. *Spiritisme et hystérie.*)

Famille X... Le père un peu détraqué vu son désir immodéré
de devenir *médium*, a eu pendant son enfance une période de
délire qui a duré six mois.

La mère est nerveuse. Sa propre mère est morte d'une affection
cérébro-spinale et avait des attaques d'hystérie.

Trois enfants : Julie, treize ans et demi, nerveuse, a eu ses règles
quelquefois ; elles ont cessé depuis. Jacques, douze ans, tic de la
face. François, onze ans, pâle et anémique, rhumatisant.

A la suite de pratiques réitérées de spiritisme, favorisées par
les parents qui y prenaient grande part, Julie devient médium. La
première fois qu'elle sert d'intermédiaire entre les assistants et les
esprits, elle ébauche une attaque d'hystérie. La seconde fois
l'attaque est complète et depuis lors les crises surviennent très
fréquentes; on en compte jusqu'à vingt et trente par jour. Les

---

1. Baratoux. — *Les possédés de Plédran. Prog. méd.* 1881, n° 23, p. 550.

deux autres enfants, François et Jacques ne tardent pas à être pris à leur tour.

État actuel. —Julie : attaques d'hystérie avec prédominance du clownisme, se répétant plusieurs fois par jour. Pas d'anesthésie, pas d'ovarie. Zones hystérogènes nombreuses : sous les seins, aux flancs, aux mollets, aux malléoles et au coude droit. Rétrécissement notable du champ visuel à droite ; dyschromatopsie par inversion du champ visuel des couleurs.

François : attaques constituées d'abord par une période de délire courte puis par une phase tonique et des grands mouvements avec cris. Ces attaques se reproduisent de une à cinq fois par jour. Plaque d'anesthésie sur la face, variable d'ailleurs dans ses limites. Hyperesthésie généralisée du reste de la peau. Abolition du goût, de l'odorat, diminution de l'ouïe. Absence du réflexe pharyngien. Rétrécissement du champ visuel avec dyschromatopsie.

Jacques : une à quatre attaques par jour. Plutôt petites attaques, constituées par des grimaces, quelques paroles incohérentes, quelquefois un arc de cercle. Pas de stigmates permanents.

Ces trois observations sont assez démonstratives et l'influence des pratiques du spiritisme sur le développement de la névrose est assez caractéristique. Il est bon d'ailleurs d'ajouter que ces trois malades, dont deux étaient si gravement atteints, ont guéri tous trois, après avoir été complètement séparés de leurs parents et isolés du milieu où ils vivaient.

Que faut-il conclure de tout cela au point de vue pratique ? C'est que chez des enfants quelque peu nerveux et impressionnables, l'éducation doit être surveillée avec beaucoup plus d'attention que chez tous les autres. On doit leur éviter les mauvais traitements, les frayeurs, se bien garder d'exalter leur imagination par l'exagération des pratiques religieuses, et par la mise en œuvre du merveilleux et du surnaturel. Chez eux, en effet, tout cela peut provoquer un beau jour l'hystérie, car on ne peut nier que, dans le cas cité, par exemple, il n'y ait entre les pratiques spirites et l'éclosion de la névrose un rapport intime de cause à effet.

On peut ranger aussi à côté des émotions morales, un autre agent provocateur de l'hystérie. Je veux parler de l'*imitation*. Le fait est aujourd'hui assez connu, pour que je me dispense d'y insister longuement. Les relations d'épidémies d'hystérie abondent, depuis l'histoire des convulsionnaires et des épidémies de grande chorée ou danse de saint-Guy jusqu'aux faits récents, tels que celui que rapporte Armaingaud (1). Il s'agissait dans ce cas d'une petite épidémie d'hystérie observée à Bordeaux dans un couvent de jeunes filles. On pourrait citer cent autres faits analogues.

Si je place ici cet agent provocateur de la névrose, c'est qu'il me semble que dans les cas d'hystérie développée par suite d'imitation, le fait psychique de l'émotion causée par la vue d'autres hystériques est ce qui prédomine. L'imitation d'ailleurs dans ces faits-là n'est pas absolument servile. L'émotion ressentie par le sujet contagionné, l'idée fixe et obsédante qui l'envahit à la suite de la vue des convulsions d'autrui et qu'il se sent disposé à mettre en action, jouent ici le plus grand rôle. C'est précisément le fait d'être enfermé avec des hystériques, d'en avoir peur continuellement, qui met leur cerveau dans l'état voulu pour que la contagion puisse avoir lieu. L'imitation elle-même et par suite la maladie ne viennent qu'en second lieu et sont absolument subordonnées à cet état. Donc rien de plus naturel que de placer dans cette classification, d'ailleurs absolument sans prétention, des agents provocateurs de l'hystérie, l'imitation à côté des émotions morales.

TENTATIVES D'HYPNOTISATION

J'ai parlé plus haut des pratiques du spiritisme et des effets désastreux que la mise en œuvre du merveilleux pouvait exercer sur l'évolution psychique et nerveuse des enfants. S'il y a danger à vouloir faire d'un enfant un médium, le péril n'est pas moins grand à vouloir faire d'un adulte un hypnotique, quel que soit le but que l'on se propose en faisant des tentatives dans ce sens. S'il s'agit de pure curiosité ou d'amu-

____

1. Armaingaud. — *Relation d'une petite épidémie d'hystérie observée à Bordeaux dans une école de jeunes filles. Journ. de méd. de Bordeaux*, 1879, p. 170.

sement, ainsi qu'on le verra dans une des observations qui suivent, la personne qui se livre à des tentatives de ce genre est, à n'en pas douter, grandement coupable. S'il s'agit d'un essai thérapeutique entrepris par un médecin, celui-ci devra toujours avoir présent à la pensée que l'hypnotisme n'est pas un état sans danger.

Je suis loin d'adhérer en effet aux théories des médecins de Nancy qui identifient le sommeil normal et l'hypnotisme et admettent que tout individu sain est hypnotisable. Je crois ce que mon maître M. Charcot m'a enseigné et que je suis bien obligé de croire parce que je l'ai maintes fois vérifié et constaté. Je ne suis point d'avis que l'hypnotisme est un état normal. Combien de fois ne m'est-il pas arrivé pendant les deux années que j'ai passées à la Salpêtrière d'essayer d'hypnotiser certains malades et d'être forcé d'y renoncer, devant l'inanité et l'insuccès absolus de mes tentatives. Et, cependant, on ne le nie nulle part, il est certain que les hystériques, toute opinion à l'égard des théories de la nature de l'hypnose étant mise à part, sont les sujets les mieux disposés à se laisser imposer des suggestions. Je le crois d'autant mieux pour mon compte qu'à la Salpêtrière on n'admet l'hypnotisme que chez les grands hystériques. Je ne parle ici bien entendu que du grand hypnotisme, dont les diverses manifestations bien observées et bien étudiés n'ont jamais été rencontrées que chez des hystériques, et non du petit hypnotisme, qui ne possède pas de caractéristiques somatiques sûres, où la bonne foi du médecin peut à chaque instant être surprise, et dont les manifestations éminemment variables et incertaines ne peuvent servir de base à des déductions déjouant toute critique.

Tous les médecins admettant aujourd'hui la fréquence de la névrose hypnotique chez les hystériques, peuvent chercher à la développer chez eux dans un but thérapeutique, afin de faire disparaître par la suggestion hypnotique une manifestation plus ou moins grave de l'hystérie. On ne devra jamais recourir à ce moyen que dans certains cas tout à fait graves et lorsque la maladie est assez accentuée chez le sujet pour qu'il n'ait pas grand'chance de la voir s'aggraver à la suite des tentatives d'hypnotisation. Il est certain en effet que LES TENTATIVES D'HYPNOTISATION RISQUENT D'AGGRAVER CONSIDÉRABLEMENT UNE HYSTÉRIE LÉGÈRE. Le fait suivant vient à l'appui de cette affirmation d'une façon tout à fait frappante.

OBSERVATION IV (INÉDITE)

Hystérie manifestée seulement par de la toux légère et du hoquet. — Tentatives répétées mais infructueuses d'hypnotisation. — Production d'attaques hystéro-épileptiques d'une violence, d'une durée et d'une fréquence extrêmes.

La nommé S... (Caroline). âgée de vingt et un ans. entre le 20 janvier 1885, à la Salpêtrière, salle Pinel, n° 25, service de M. le Dr JOFFROY (1).

Pas de renseignements touchants les *antécédents héréditaires* de la malade.

Antécédents personnels. — Fièvre typhoïde à quatorze ans. Réglée très tard, à l'âge de dix-huit ans, elle l'a toujours été d'une façon irrégulière, ne voyant que tous les quatre ou cinq mois et perdant très peu. Pas de leucorrhée dans les intervalles.

Les accidents nerveux débutèrent il y a deux ans environ, en 1883. Elle avait été prise d'une toux spasmodique hystérique. Cette toux aboyante revenait par crises, d'un quart d'heure de durée environ, se répétant trois à quatre fois dans la journée. Quelque temps après, outre cette toux, survinrent des vomissements fréquents. se produisant un quart d'heure ou une demi-heure après chaque crise de toux, tantôt aqueux, tantôt bilieux.

Trois mois après, à la toux et aux vomissements s'ajoute un hoquet, persistant pendant la plus grande partie de la journée, et s'arrêtant la nuit, ainsi que tous les autres phénomènes.

Vers le mois de mai 1883, elle entra dans le service de M. le professeur Charcot, où elle resta assez longtemps. Elle ne peut préciser exactement la durée de ce séjour à l'hôpital, ni la durée des accidents. On lui trouva alors une hémianesthésie gauche et une douleur ovarienne permanente. Elle a été traitée par les douches froides et le bromure de potassium à hautes doses. Enfin, elle

---

1. J'adresse ici mes plus sincères remerciements à M. le docteur Joffroy, qui a bien voulu me communiquer cette observation et m'autoriser à la publier ici.

a fini par quitter l'hôpital bien portante, débarrassée de tous les symptômes morbides pour lesquels elle était entrée.

Elle se place alors comme domestique pendant quelques mois et au bout de ce temps est reprise de son hoquet.

Elle est soumise alors à des tentatives répétées d'hypnotisation, dans le but de faire disparaître par la suggestion le hoquet dont elle était atteinte. Mais ces tentatives restent absolument infructueuses. On n'en insiste que davantage et toujours sans succès. Enfin un beau jour la malade, sous l'influence des pratiques hypnotiques, fait une grande attaque d'hystéro-épilepsie d'une violence extraordinaire.

A partir de ce jour les attaques hystéro-épileptiques se répètent régulièrement tous les jours quelquefois deux fois par jour. Elle entre alors à l'hôpital Cochin chez M. le Dr Bucquoy, puis après un court séjour dans cet hôpital, traitée sans résultat par les douches froides et le bromure de potassium, elle se présente à la Salpêtrière.

État actuel. — Les attaques reviennent actuellement tous les cinq ou six jours. En venant de l'hôpital Cochin à la Salpêtrière, elle en a eu une en pleine rue.

C'est une jeune femme de petite taille, de complexion moyenne, plutôt maigre. Elle porte sur différentes parties du corps des coups, des traces de contusions.

Sensibilité. — Analgésie dans toute la moitié gauche du corps, avec perte de la sensibilité au contact, à la pression, à la température.

Réflexe plantaire aboli.

Anesthésie des muqueuses linguale, buccale, pharyngienne et nasale.

Organes des sens. — L'ouïe semble diminuée. Elle n'entend pas le tic-tac d'une montre très rapprochée de l'oreille.

Achromatopsie à gauche : le vert est vu gris sale, le jaune rouge, le noir gris.

Perte de l'odorat à gauche.

Abolition du goût.

Persistance des réflexes rotuliens.

Hyperesthésie ovarienne gauche.

Un point hystérogène sous le mamelon gauche

Pendant son séjour à l'hôpital la malade a été soumise à l'hydrothérapie et au bromure de potassium (4 à 6 gr. par jour,) sans aucun succès. Elle a tous les jours une et quelquefois deux attaques très violentes d'hystéro-épilepsie. En général l'attaque survient le matin vers 10 heures, la malade a parfaitement conscience de l'approche du mal et se fait d'avance attacher. Elle devient morose, fatiguée ; a fréquemment mal à la tête.

Au mois de juin 1885 on soumet la malade à la faradisation et on remarque qu'il se produit du côté anesthésié des oscillations dans la sensibilité, qui reparaît, mais pour disparaître ensuite. Les plaques sensibles persistent un court espace de temps après l'électrisation. Il se produit même quelques phénomènes de transfert. La sensibilité disparaît au niveau de la main et de l'avant-bras gauche, tandis qu'elle reparaît sur les parties homologues du côté gauche. Rien de semblable à la face. Pas de transfert au niveau des membres inférieurs, d'ailleurs les choses reviennent en l'état au bout d'une minute environ et c'est le côté gauche qui reste définitivement anesthésique.

Pendant le reste de son séjour à l'hôpital la malade a eu presque tout le temps, c'est-à-dire pendant plus de deux ans, une à deux attaques par jour, présentant toujours la même violence extraordinaire et la même durée considérable (une heure, souvent une heure et demie). A une certaine époque, il y eut des phénomènes bizarres pendant l'attaque, à savoir une sorte de convulsion du diaphragme secouant l'estomac et produisant un bruit de clapotage stomacal qui s'entendait à distance. Elle a eu également quelques crises de vomissements.

En 1887, les attaques commencent à diminuer de fréquence et de violence.

En 1888, une accalmie notable se produit et aujourd'hui (décembre 1888) les attaques ne surviennent plus qu'à chaque époque menstruelle, très régulièrement. Les règles durent quatre à cinq jours, mais les attaques se prolongent un peu plus et à chaque époque la malade a à peu près une attaque par jour pendant huit à dix jours.

Dans ce cas, on ne peut dire que les tentatives d'hypnotisation ont provoqué l'hystérie, puisque la malade était déjà notoirement hystérique auparavant, que l'on avait constaté chez elle de l'ovarie, une hémianesthésie et que de plus elle souffrait de toux et de hoquet hystériques, mais on peut dire que ces manifestations de la névrose étaient relativement bénignes comparées à celles qui suivirent les tentatives d'hypnotisation. Je fais remarquer ceci en passant et à dessein : cette malade notoirement hystérique n'a jamais pu être hypnotisée. C'est utile à constater et à opposer à l'opinion de ceux qui prétendent que tout individu sain est hypnotisable et que l'hypnotisme n'est qu'une manifestation normale, physiologique. Que dire de cela, quand on voit des malades aussi prédisposés que le sont les hystériques à la névrose hypnotique, résister à des tentatives répétées d'hypnotisation?

Mais chez cette malade si les diverses manœuvres employées n'ont pas eu pour résultat de produire l'hypnotisme, elles en ont amené un qu'on ne cherchait nullement et dont la malheureuse femme se serait bien passée. Fatiguée, énervée par les pratiques incessantes auxquelles on la soumettait, elle a fini par avoir des attaques de nerfs terribles. J'étais interne à la Salpêtrière, chez M. le professeur Charcot, lorsque cette malade était chez M. Joffroy et tous les jours j'entendais les cris épouvantables dont elle emplissait, pendant son attaque, l'infirmerie de l'hospice. Cela a été ainsi pendant toute cette année-là (1885), tous les jours, et l'observation constate que cet état s'est prolongé encore longtemps ensuite. L'influence funeste des tentatives d'hypnotisme sur la marche et les manifestations de la maladie, est absolument indéniable dans ce cas. C'est grâce à elles et à leur intempestive et obstinée répétition que les attaques se sont produites, confinant cette malheureuse dans un hospice pendant plus de deux ans.

Il faudra donc bien réfléchir avant d'essayer d'hypnotiser un malade dans le but de le débarrasser d'une manifestation hystérique compatible en somme avec l'existence ordinaire, telle qu'un hoquet par exemple, comme cela eut lieu dans le cas précédent. En fait, on peut dire que l'hypnotisme est inoffensif ou susceptible d'emploi thérapeutique chez les seuls grands hystériques, ceux qui n'ont rien à perdre et au contraire tout à gagner à une intervention quelconque. Mais en général chez les petits hystériques, je crois que les tentatives d'hypnotisation, même dans un but thérapeutique sont absolument contre-indiquées. Je ne songe même pas à considérer l'hypothèse où elles seraient pratiquées par un autre individu qu'un médecin.

Les magnétiseurs de profession, qu'ils pratiquent dans une

baraque de foire, dans un café ou un salon, ou sur une scène de théâtre dans quelque grande ville. ne travaillent pas en général dans un but thérapeutique. Je dis : pas en général, car il existe des magnétiseurs guérisseurs dont bon nombre ont eu leur heure de célébrité. Ils font la plupart du temps bien pis, ceux-là; ils ne se contentent pas, à l'aide de leurs pratiques, d'ailleurs couronnées ou non de succès, d'aggraver une hystérie déjà existante, ils provoquent l'éclosion de la névrose tout entière chez des individus qui n'en avaient jusque-là présenté aucun symptôme. Les cas de ce genre ne sont pas extrêmement rares. Le suivant est tout à fait caractéristique (1).

Observation V

Hystérie développée sous l'influence de tentatives d'hypnotisation exercées en dehors de tout but thérapeutique par un magnétiseur de foire.

(Seglas. Soc. méd. psych. 1888.)

Mme P..., née R..., âgée de trente-huit ans, se présente à la consultation de la Salpêtrière, le 31 août 1888,

Antécédents héréditaires. — Mère : nerveuse sans attaques, souffrait souvent de ses nerfs « qui se nouaient sur l'estomac ». Plusieurs personnes de sa famille présentaient les mêmes symptômes.

Antécédents personnels. — Née à sept mois ; développement normal, mais santé toujours faible ; apprenait bien à l'école ; pas de maladies nerveuses de l'enfance ; aurait eu deux fièvres typhoïdes (?) à quatre ans et à quatorze ans ; menstruation à quatorze ans ; toujours sujette aux crampes d'estomac, dès l'âge de sept ans ; parfois elle se trouvait mal et tombait comme en défaillance ; deux crises de nerfs avec mouvements convulsifs, sans cause connue, à dix-huit ans et à vingt ans.

Le 7 août 1888, se trouvant à la fête d'Aubervilliers, Mme P... est entrée dans la baraque d'un magnétiseur. Elle a d'abord assisté à des tentatives d'hypnotisme faites sur d'autres personnes, et ce qui l'a le plus impressionnée, c'est de les voir en état de catalepsie. Aussi n'osa-t-elle pas se faire endormir de suite ; elle était d'ailleurs avec son mari, mais le lendemain elle revint sans

---

1. Séglas.—*Des dangers de l'hypnotisme. Soc. méd. psychol.*,29 octobre 1888.

son mari avec d'autres ouvrières, et cette fois voulut se faire hypnotiser. Le magnétiseur voulut l'endormir par la fixation du regard : jamais, dit-elle, elle n'a dormi et prétend avoir toujours eu conscience de ce qui se passait autour d'elle. Au lieu de dormir elle se sentait devenir raide, ne pouvait plus remuer ; deux fois ses yeux ont tourné et elle est même tombée à la renverse. On la tirait de cet état en lui soufflant sur les yeux. Elle est retournée chez le magnétiseur cinq fois en trois semaines ; « *c'était plus fort qu'elle* » ; toujours les choses se sont passées de même. La première fois, le magnétiseur a cru qu'elle dormait, et même, comme elle ne sortait pas de l'état dans lequel l'avaient plongée les tentatives d'hypnotisme, il a dit qu'elle était plus forte que lui. Les autres fois, elle l'a désillusionné en lui disant qu'elle n'avait pas dormi ; il a répondu qu'il le savait bien, mais que peu lui importait, parce qu'il agissait sur elle par suggestion mentale.

Il a, d'ailleurs, voulu lui faire des suggestions : il lui a dit qu'il allait la brûler avec une lame de couteau. Elle n'a pas senti de brûlure, dit-elle, mais elle avait très peur cependant du couteau, et cela a provoqué les raideurs dont nous avons déjà parlé. Il lui dit aussi « que de loin comme de près, elle ne ferait que ce qu'il voudrait, quand même elle ne le voudrait pas ». Il aurait encore dit à d'autres personnes qui le répétèrent à la malade, « qu'elle était un sujet remarquable, et que si elle n'était pas mariée, il l'emmènerait avec lui ».

Pendant toute cette période et dès sa première visite, la malade devint très triste, se figurant toujours être sous la domination du magnétiseur. Elle travaillait encore un peu, mais très mal : elle n'avait plus de goût à rien, elle ne vivait plus ; ses idées s'embrouillaient ; elle ne savait plus compter ; elle ne pouvait plus penser à rien et *ne songeait qu'à s'en aller.* Elle ne mangeait presque plus. *Pendant ce temps elle eut deux crises de raideurs.*

Enfin, un jour elle partit subitement de chez elle et s'en alla à Vincennes rejoindre le magnétiseur chez lequel elle resta deux jours, au bout desquels, devant la responsabilité qu'il encourait, il lui conseilla de retourner chez elle. Le mari de la malade avait d'ailleurs déposé une plainte chez le commissaire de police. Toute la nuit qui suivit sa rentrée et toute la matinée du lendemain, elle eut des attaques. Son mari la fit alors entrer à l'hôpital de Saint-Denis, où elle est restée huit jours. Là, on aurait, à ce qu'elle raconte, cru qu'elle dormait. On lui appuyait sur la tête et elle tombait dans le même état que chez le magnétiseur : on lui faisait des suggestions auxquelles elle obéissait quoique ne dormant pas, mais, dit-elle, sa volonté était annihilée. Cependant une fois comme on lui disait d'empoisonner un des médecins, elle refusa d'obéir. Elle assure n'avoir jamais dormi ; d'un autre côté les attaques de raideurs qui se présentaient trois ou quatre fois par jour devenant de plus én plus fortes, son mari la fit sortir et l'amena à la Salpêtrière.

Elle entra dans la salle de consultation soutenue par son mari et marchant à petits pas, les yeux fermés, comme une somnambule, ou plutôt comme une aveugle. Elle ne se souvient pas de tout cela, mais sait seulement qu'elle était très impressionnée. Elle ne sort de cet état que pour tomber dans des sortes de crises, que provoque, d'ailleurs, le moindre attouchement ou la moindre parole qu'on lui adresse. Tout d'un coup elle se raidit dans l'extension : cette raideur porte surtout sur les muscles du tronc, du cou, et des bras, moins aux jambes ; pas de chute. La pression des muscles ou des nerfs (nerf cubital), le choc des tendons, pas plus que l'excitation de la peau, n'augmentent cette raideur, d'ailleurs peu accentuée. On peut la vaincre assez facilement et placer les membres supérieurs dans différentes attitudes, dans lesquelles la malade s'immobilise comme si elle était en catalepsie. Mais à ce moment elle rougit, et semble faire manifestement des efforts pour garder la position qu'on donne à ses membres qui sont toujours plus ou moins raides. Les attitudes données au membre n'influent pas sur l'expression de la physionomie. Pendant tout ce temps, les paupières restent fermées, et sont agitées d'un clignotement continuel. Cet état de raideur dure environ une à deux minutes, pour recommencer après un très court intervalle, pendant lequel la malade reste toujours, cependant, immobile et les yeux fermés. Dans cet état, on peut, en insistant, obtenir d'elle quelques réponses ; mais elle parle avec effort, par phrases entrecoupées. Ainsi, elle nous dit que : « Le magnétiseur... lui a fait peur... en lui disant... qu'il allait la brûler... et il l'a fait tomber... comme... en... catalepsie... avec... une lame de couteau... sur les mains. » Et, à ces paroles, elle se raidit dans une espèce de pose cataleptiforme. Il en est de même lorsqu'elle dit : « Ce qui m'a fait... encore... le plus peur... c'est de voir... la... catalepsie. » Elle nous dit aussi que quand les raideurs la prennent, elle souffre beaucoup du cœur et du dos.

Après avoir observé la malade un certain temps, je dis devant elle, d'un ton très convaincu, que je connaissais des moyens certains pour remédier à cet état et le faire cesser presque instantanément. Alors, au moment où la malade commençait à se raidir, je lui soufflai brusquement sur les yeux. La raideur disparut aussitôt et la malade ouvrit les yeux. La même chose ayant réussi à plusieurs reprises et voyant que la malade était suggestionnable à l'*état de veille*, je lui fis plusieurs suggestions, lui disant qu'elle n'avait plus rien à craindre du magnétiseur, qu'elle était désormais réveillée, que ses crises disparaîtraient très vite, surtout si elle prenait très régulièrement le traitement que je prescrivais (vin de gentiane, teinture de Mars tartarisée, douches froides).

Les suggestions à l'état de veille produisirent un effet, sinon complet, au moins satisfaisant, car la malade n'eut plus peur de l'action du magnétiseur, fut plus calme, moins triste ; les attaques aussi, pendant huit jours, diminuèrent de fréquence, de longueur et d'intensité. Elles se réduisaient à un simple sentiment de défaillance, mais sans raideurs.

L'amélioration survenue dans l'état mental se maintint, mais au bout de ces huit jours, les attaques se reproduisirent comme devant, constituant désormais le point saillant de la maladie.

Toutes les attaques sont précédées d'une aura : battements de cœur, douleur sous le sein gauche, puis constriction à la gorge. Elles se présentent sous deux formes, ne différant guère qu'au point de vue de l'intensité.— 1° La malade, debout, lève la tête et se courbe légèrement en arrière ; les bras et les jambes se raidissent légèrement dans l'extension, pas de chute. Cette raideur est assez peu accentuée et prédomine aux membres supérieurs. On peut la vaincre très facilement et si l'on place les membres dans d'autres positions, ils s'y maintiennent toujours légèrement raides. L'expression de la physionomie ne correspond pas aux attitudes que l'on donne aux membres. Pas d'hyperexcitabilité neuro ni cutano-musculaire. Les yeux sont fermés. Il y a des battements continuels des paupières. La malade entend ce que l'on dit : par exemple si on lui dit de marcher, elle marche comme une aveugle, gardant la position imprimée aux bras.

D'autres fois, l'attaque se présente sous la forme suivante : la malade, debout, se courbe en arrière et forme un arc de cercle très accentué ; elle se raidit dans l'extension, les muscles du cou, du tronc, des bras, des jambes, sont absolument contracturés et on ne peut vaincre leur résistance, même en déployant une certaine force. Ils sont le siège de petites secousses. La face rougit, les yeux sont fermés, les paupières animées de battements répétés. Il n'y a pas d'hyperexcitabilité neuro ou cutano-musculaire. La malaxation des muscles diminue la contracture et permet alors de donner aux membres une nouvelle position qu'ils conservent comme dans les attaques du premier genre.

Toutes ces attaques peuvent cesser par le souffle sur les yeux et aussi par la suggestion, surtout celles de la première espèce. Après l'attaque, la malade est très fatiguée, brisée ; cela n'existait pas au début. Quoiqu'elle prétende être consciente, elle ne se rappelle que très confusément ce qui s'est passé pendant l'attaque.

Ces attaques sont spontanées ou provoquées. Au début, un attouchement quelconque, un mot les provoquait ; aujourd'hui il faut pour cela l'excitation de certaines zones. Celles dont l'excitation amène le plus sûrement l'attaque est la zone sous-mammaire gauche, puis une zone inter-scapulaire du côté gauche de l'épine, puis le clou; il y a aussi deux zones ovariennes, l'une droite, l'autre gauche, mais plutôt hypéresthésiques qu'hystérogènes. D'ailleurs, même en pressant sur ces dernières, si l'on a soin en même temps de faire à la malade des suggestions appropriées, l'attaque ne se produit pas. Souvent aussi elle peut éviter ou retarder l'attaque en résistant à l'aura, depuis que nous lui avons dit que c'était possible. La suggestion agit aussi sur les zones douloureuses, car un moment, à la suite de nos suggestions, il n'existait plus que la zone sous-mammaire gauche. Mais pour cela comme pour les attaques, l'effet des suggestions fut passager et les symptômes morbides ne tardèrent pas à reparaître, d'autant plus que nous ne voyions pas la malade d'une façon suivie. Nous ajouterons que la sensibilité générale paraît à peu près intacte; peut-être y a-t-il une légère diminution de la sensibilité à droite; le sens musculaire est normal. La vision des couleurs est conservée. Le champ visuel n'a pu être examiné, la malade tombant en attaque sitôt qu'elle fixe un objet.

M. Séglas a fait suivre cette observation de quelques considérations sur les dangers des tentatives d'hypnotisation pratiquées par des gens ignorants ou peu scrupuleux et des charlatans. Il est bien certain que ces gens-là sont comparables à de véritables criminels et qu'il y aurait réellement une question d'hygiène à faire disparaître ce danger pour la santé publique. De toutes parts à l'étranger ce grave péril est signalé. En Belgique, l'Académie royale de médecine (1) s'est occupée de la question et, sauf quelques médecins qui, se ralliant aux théories de l'École de Nancy, considèrent l'hypnose comme un état normal et par conséquent sans aucun danger, la plupart des membres de cette Société considèrent qu'il y a lieu d'interdire les séances publiques d'hypnotisme. En Alle-

1. *Ac. roy. de Méd. de Bruxelles*, 1888, Masoin, Semal, Rommelaëre, etc.

magne, on voit condamner pour coups et blessures un magnétiseur qui endort un jeune homme d'un sommeil cataleptique
qui dure dix-huit heures. Soit dit en passant, il s'agissait là
d'une attaque de catalepsie produite par les pratiques hypnotiques plutôt que de la catalepsie hypnotique vraie, puisque
le magnétiseur a dû laisser son sujet pendant dix-huit heures
dans cet état.

En France, M. Charcot avait depuis longtemps donné
l'alarme dans ses leçons et flétri l'usage intempestif de l'hypnotisme en dehors de certains cas spéciaux, tels que grandes
hystériques n'ayant rien à perdre mais tout à gagner à des
tentatives thérapeutiques qui seraient périlleuses pour d'autres. Récemment, depuis le travail de Séglas, Gilles de la Tourette a fait à la Société de médecine légale une communication montrant les dangers de l'hypnotisme. A sa conclusion,
qui demandait l'interdiction **des** séances publiques ou privées
d'hypnotisme, toute la Société s'est ralliée à l'unanimité.
Pourquoi cette mesure n'est-elle pas encore prise? Et cependant on est loin de connaître tous les fâcheux résultats qui
proviennent de la liberté de ces pratiques. Le monde les
cache plus volontiers qu'il ne les publie et, souvent, les malades honteux ou sous l'influence des magnétiseurs coupables,
souffrent en silence, sans se plaindre à qui de droit, du tort
qui leur a été causé.

Quand encore il ne s'agit que d'une seule personne, le mal,
si grand qu'il soit, est encore relativement moindre. Mais les
séances publiques d'hypnotisme ont généralement pour
résultat d'exciter une curiosité malsaine chez un grand nombre d'individus. Alors ce n'est plus seulement un malheureux
qui est rendu malade, mais des séries entières, des familles.
Je rapporte plus bas un fait qui contient à cet égard des enseignements dont on devrait bien tirer parti. On y voit, à la suite
du passage d'un magnétiseur dans une petite ville, tous les
habitants en émoi. Les élèves du collège essaient de s'hypnotiser entre eux et comme on les empêche dans l'intérieur de
l'établissement de se livrer à ces pratiques dangereuses, on

voit ces pauvres enfants, pris d'une rage incompréhensible, attendre la sortie des classes pour se livrer à cet exercice et se magnétiser dans la rue. L'un d'eux fut, paraît-il, endormi par deux de ses camarades sous une porte cochère et cela pendant plusieurs jours de suite. Qu'en résulta-t-il ? L'apparition de l'hystérie chez cet enfant. Si l'on en croit le récit que fit le père du petit malade, nombre de cas semblables se produisirent à Chaumont après le passage du magnétiseur ; plusieurs personnes de la ville, quelques élèves du lycée furent pris d'attaques, à la suite de tentatives d'hypnotisme. On ne saurait, en vérité, autoriser des représentations produisant des résultats semblables sur la santé publique.

OBSERVATION VI (INÉDITE)

Hystérie survenue chez un jeune lycéen à la suite de tentatives d'hypnotisme.

Le nommé Deb... (Georges), âgé de douze ans, élève dans un lycée de province, est entré à la Salpêtrière le 2 février 1887, dans le service de clinique de M. le professeur CHARCOT (1).

Antécédents héréditaires. — Père et mère bien portants.

Un frère et deux sœurs bien portants.

Antécédents personnels. — Rougeole à l'âge de cinq ans.

Il y a quatre mois, en octobre 1886, il est tombé le genou sur du fer, d'où arthrite du genou gauche qui a nécessité un repos au lit pendant un mois.

Actuellement, à son entrée à l'hôpital, le père donne les renseignements suivants : son fils est distrait, joueur, amateur passionné de gymnastique ; il n'aime pas les travaux intellectuels. Caractère insouciant, se laissant facilement entraîner.

A la fin du mois de novembre 1886, un professeur de magnétisme passe à Chaumont et y donne une représentation, où il fait des expériences de fascination, comme disent les Chaumonais. Il met toute la ville en émoi ; à la suite de cette séance, quelques-uns des habitants essaient de se magnétiser les uns les autres. Notre petit

1. Observation relevée sur le registre de la clinique des maladies nerveuses (année 1886-87).

malade n'assista pas à cette séance ; mais plusieurs de ses camarades de collège y allèrent et essayèrent ensuite de s'endormir au
collège même ; le proviseur y mit bon ordre. Les externes
continuèrent cependant à essayer de s'endormir dans la rue
même, à la sortie des classes. Notre petit malade fut magnétisé
sous le porche de l'Hôtel de l'*Ecu*, par deux de ses camarades
B... et T..., qui arrivèrent à l'endormir en le fixant du regard pendant dix à quinze minutes. Les manœuvres furent d'abord répétées
presque tous les jours pendant une semaine ; mais beaucoup moins
souvent ensuite, car l'enfant ne se laissait plus faire. Lorsqu'il était
endormi, on lui suggérait des actes absurdes, comme de se pro-
mener tout nu sur la place de la Banque de France à Chaumont,
ou d'aller acheter du cheval dans un magasin de nouveautés.

C'est alors que l'enfant fut pris d'attaques d'hystérie qui survenaient presque tous les jours, entre 9 et 11 heures et qui inquié-
tèrent beaucoup ses parents.

La séance de magnétisme avait d'ailleurs produit un grand effet
sur la population de Chaumont : plusieurs personnes de la ville,
quelques élèves du même lycée, furent pris d'attaques comme
notre petit malade ; le jeune frère de ce dernier, âgé de quatre
ans, commençait même à en faire autant.

M. Deb..., nous amène alors son fils à la Salpêtrière, où il entre
le 2 février 1887.

Etat actuel. — Le petit malade est très pâle et présente un souffle anémique intense dans les vaisseaux du cou, mais non à la
base du cœur. Il mange bien, et a conservé tout son appétit.

Aucune malformation appréciable.

Toutes les tentatives qu'on fait pour provoquer chez lui l'hypnotisme échouent : c'est ainsi qu'on essaie sans résultat, à plusieurs
reprises, la fixation prolongée du regard, la pression des globes
oculaires, la fixation d'un objet brillant.

La sensibilité tactile est normale, de même que la sensibilité à
la douleur ; on ne trouve nulle part de plaque d'anesthésie. La sensibilité à la température est aussi intacte, de même que le sens
musculaire.

Le champ visuel est normal, aucun trouble dans les sens spéciaux du goût, de l'odorat, de l'ouïe et de la vision.

Les réflexes sont normaux, ni exagérés, ni diminués ; le réflexe
pharyngien est conservé.

Depuis son entrée dans le service l'enfant a toutes les nuits des
rêves à haute voix.

Dans la nuit du 5 au 6 février 1887, son voisin de salle, qui
est un homme sérieux, pense qu'il a eu une attaque ; il a beau-

coup remué la tête pendant une dizaine de minutes, puis s'est enfoncé la tête sous les draps de son lit, après s'être écrié : « Non, non, ne monte pas dans mon lit pour me donner des coups de couteau ! »

Son autre voisin, qui est un enfant de treize ans, l'a aussi vu s'agiter et l'a entendu proférer ces paroles.

A son réveil l'enfant ne se souvient de rien.

7 *février*. — A 4 heures de l'après-midi, au moment où il se préparait à manger, il voit son voisin, petit hystérique de treize ans, qui est pris d'une attaque. Il est alors pris lui-même de convulsions épileptoïdes qui durent environ vingt à trente secondes.

Ses voisins l'entendent toujours parler et se débattre la nuit ; il a toujours des rêves pénibles.

10 *février*. — A 8 heures 3/4 du matin, légère attaque qui ne dure qu'une demi-minute environ ; il raidit les bras et se renverse en arrière.

22 *février*. — L'enfant est toujours à peu près dans le même état ; ses attaques sont toujours de courte durée, deux ou trois minutes tout au plus, et n'arrivent que tous les quatre ou cinq jours.

Douches trois fois par semaine ; sirop d'iodure de fer.

27 *février*. — Les attaques ont un peu augmenté de durée et de fréquence ; elles surviennent tous les deux jours en moyenne et durent trois ou quatre minutes ; dans chaque attaque, l'enfant fait de grands mouvements ; il fait l'arc de cercle complet en arrière.

2 *mars*. — Deux attaques dans la journée, vers 4 heures et vers 8 heures du soir. Comme prodromes de chaque attaque, il éprouve des sifflements d'oreilles et des battements dans les tempes.

3 *mars*. — L'enfant a maintenant des attaques presque tous les jours. Il n'a pas bien dormi la nuit, ayant souffert de coliques. Le 3, à 11 heures 1/2 du matin, sentant les prodromes d'une attaque (battements dans les tempes et sifflements d'oreilles), il se met sur son lit tout habillé. Il a alors une attaque qui a duré douze minutes et qui a été observée : il perd connaissance, ses yeux se convulsent en haut ; sa mâchoire inférieure est animée de mouvements successifs et rapides d'abaissement et d'élévation ; il mord ses draps, les déchire avec les dents. Puis les jambes se fléchissent et s'étendent tour à tour avec une certaine lenteur ; le tronc se tourne ensuite alternativement d'un côté et de l'autre, et fait quelquefois un tour presque complet autour de son axe longitudinal. Il exécute alors quatre ou cinq arcs de cercle en arrière bien accentués, ne reposant plus sur son lit que par l'occiput et la plante des pieds : Les bras

s'étendent ensuite perpendiculairement au tronc dans l'attitude du crucifiement, attitude qui persiste quelques secondes.

Tous ces mouvements ont duré dix minutes, après quoi ils cessent et pendant deux minutes l'enfant reste en repos, semble dormir et rêver ; il parle un peu et répond à des questions imaginaires : « Non, dit-il, je ne veux pas manger, je veux m'en aller de l'hôpital, je veux aller à l'Hippodrome voir les courses de taureaux. » (Un de ses voisins lui avait parlé de cela quelques heures auparavant.) — Enfin, l'enfant ouvre les yeux, revient complètement à lui : il semble fatigué et éprouve un peu de céphalalgie.

1er *avril*. — L'enfant prend maintenant régulièrement des douches, quatre ou cinq par semaine. Depuis une quinzaine de jours, les attaques ont diminué de durée et de fréquence ; il n'en a plus qu'une en moyenne par semaine.

5 *avril*. — Il n'a plus qu'une attaque de très courte durée, lorsqu'il voit une autre attaque se produire ou lorsqu'il est un peu contrarié.

Il sort le 7 avril 1887.

Ce fait se passe de commentaires. L'hystérie est indéniable. Comme cela arrive le plus souvent dans ces cas, ce sont les attaques qui ont été le principal symptôme observé. Il en était de même dans les observations I, II et III où il s'agissait d'enfants atteints d'hystérie à la suite de pratiques de spiritisme. Ces trois faits et celui-ci méritent tout à fait d'être mis en parallèle. On sait que chez les enfants, l'hystérie, si elle est attaquée tout à fait à son début, est en général une affection relativement bénigne et susceptible de guérison. On reconnaît cela à l'absence ou à la moindre ténacité des stigmates. Les attaques peuvent quelquefois être très violentes, mais le plus souvent la névrose cède au traitement approprié. M. le professeur Charcot (1) a montré combien il était indispensable dans ces cas de séparer complètement les petits malades de leurs parents, qui sont la plupart du temps tout à fait inaptes à appliquer le traitement voulu, surtout le traitement psychique.

L'isolement, l'hydrothérapie, les toniques ont eu raison de

1. Charcot. — *Leçons sur les maladies du système nerveux*, t. III, leçon citée.

l'hystérie chez le jeune Deb... et il est reparti chez lui à peu près complètement guéri. Mais est-ce à dire pour cela qu'un jour ou l'autre une cause occasionnelle quelconque, qui eût peut-être été ultérieurement sans influence sur l'éclosion de la névrose, ne viendra pas, maintenant qu'elle a fait son apparition une bonne fois chez cet enfant, la réveiller dans l'avenir. Voilà ce dont est coupable le magnétiseur de Chaumont, en première ligne, car sans les représentations qu'il avait données, les petits camarades de Deb... n'auraient pas eu l'idée de pratiquer sur lui des tentatives d'hypnotisation et n'auraient point provoqué chez lui l'apparition de l'hystérie.

Les dangers des tentatives d'hypnotisation sont grands. La provocation de l'hystérie n'est pas le seul péril à craindre, mais parmi les méfaits dont on peut les accuser, celui-là seul pourrait suffire à faire interdire les séances publiques, à savoir qu'elles sont capables d'occasionner la névrose, et doivent être, pour cette raison, rangées au nombre des agents provocateurs de l'hystérie.

CHAPITRE II

Shock nerveux

A) TRAUMATISME

On donne le nom de *shock nerveux* (*nervous shock*) à l'état
dans lequel se trouve un individu qui vient d'être victime d'un
traumatisme ou d'une secousse matérielle quelconque, plus
ou moins violente, mais s'accompagnant toujours d'émotion
vive, état caractérisé par une série de symptômes tant psychiques que somatiques. On appelle *hystéro-traumatisme* l'hystérie développée sous l'influence du traumatisme et de cet état
qui en dérive, le shock nerveux. Le shock nerveux est tout
différent de ce qu'on appelle le shock traumatique, accident
toujours grave des grandes blessures et souvent mortel, tandis que le shock nerveux ne présente aucune gravité en lui-
même, en ce qui touche la vie du malade, du moins.

L'historique de cette question (1) présente aujourd'hui un
certain intérêt, surtout pour nous autres Français, en raison
des discussions sans nombre auxquelles elle a donné lieu, principalement à l'étranger. On sait que le premier qui se soit
occupé des maladies nerveuses dues aux traumatismes causés
par les accidents de chemin de fer est Erichsen (2). Pour lui les

1. Voir à ce sujet : Charcot. — *Leç. sur les mal. du syst. nerv.*, t. III, passim.
Berbez (Paul). — *Traumatisme et hystérie*, Th. Paris, 1887.
Gilles de la Tourette. — *Soc. de méd. légale*, avril 1888.
Georges Guinon. — *L'Hystérie dans ses rapports avec la chirurgie. Rev. de chir.*
1888, nº 11.
2. Erichsen (John Eric). — *On railway and other injuries of the nervous system.*
Londres, 1866.

troubles observés chez les malades de ce genre dépendent de lésions organiques de la moelle épinière ou du cerveau. Il se fonde pour émettre cette affirmation, sur une autopsie dans laquelle on trouve en effet des lésions destructives des centres nerveux.

Avant lui, la plupart des accidents dus au traumatisme étaient mis sur le compte de la commotion cérébrale ou médullaire, sans plus de commentaires. Car il n'est pas admissible que les faits d'hystéro-traumatisme datent du jour où on a commencé à en distinguer la nature et la qualité. De tout temps il y a eu des accidents nerveux consécutifs au shock et on retrouve même dans les anciens auteurs des cas décrits avec assez de justesse d'observation pour que l'on puisse aujourd'hui rétrospectivement les ranger à leur véritable place et leur donner le nom qui leur convient réellement, celui d'accidents d'hystérie ou de neurasthénie provoqués par le traumatisme. On trouve dans les cliniques de Robert (1) l'histoire de plusieurs malades bien intéressants à ce point de vue. « Dans quelques cas la commotion cérébrale, dit cet auteur, a un autre résultat. Les malades perdent l'usage d'un sens. J'ai vu une femme qui, à la suite de cet accident, avait totalement perdu la faculté de nommer les choses ; j'ai vu également un maçon qui avait été privé de l'usage de la parole : cet homme était à l'hôpital Beaujon depuis cinquante-cinq jours ; il ne se plaignait pas de céphalalgie bien intense, mais il ne pouvait dire un seul mot ; la sœur me demanda de l'employer comme infirmier, j'y consentis ; un matin il descendait l'escalier avec une infirmière qui portait une grande marmite de potage, cette femme glissa sur l'escalier et fut inondée par le potage chaud ; notre homme était présent, il se prit à rire comme un fou et recouvra aussitôt la parole. Quelle est l'altération pathologique qui a pu pendant deux mois priver cet homme de l'usage de la parole, et qui a ensuite disparu spontanément et brusquement sous l'influence d'une cause aussi légère ? Evi-

1. Robert (A.-C.).— *Conférences de clinique chirurgicale faites à l'Hôtel-Dieu pendant l'année* 1858-59, in-8°, Paris, 1860, p. 430.

demment cela est imposible à dire. » C'est incontestablement
d'un cas de mutisme hystérique d'origine traumatique qu'il
s'agissait là. La guérison sous l'influence d'une émotion vive,
fait auquel je faisais allusion plus haut, en est une preuve
évidente.

Mais depuis le travail d'Erichsen, on a publié d'autres faits
d'accidents hystéro-traumatiques, sans les rapporter bien
entendu à leur véritable origine. Leudet cite des cas qu'il met
sur le compte de la congestion de la moelle à la suite de chutes
ou d'efforts et qui semblent bien devoir rentrer dans le
cadre de l'hystérie traumatique. Le malade qui fait le sujet
de l'observation IV de son premier travail (1) avait, outre un
certain degré de paraplégie, des convulsions épileptiformes et
de la contracture des membres. L'observation II, rapportée
dans la clinique de l'Hôtel-Dieu de Rouen (2) paraît être un cas
d'hystérie fruste, monosymptomatique, consécutive à un accident de chemin de fer. L'observation IV (3) a trait à un
homme qui, le lendemain d'une chute sur le dos, présente des
signes de paralysie qui guérit spontanément, avec amblyopie
persistante. Cinq ans plus tard, le même malade, à la suite d'une
nouvelle chute, est repris de paraplégie, avec anesthésie des
membres inférieurs et supérieurs, de la poitrine et du dos.

Kussmaul (4) cite un cas décrit par Wertner. Une jeune
fille de treize ans tombe sous une voiture et n'a que quelques
écorchures de la peau. Mais elle perd subitement la parole.
Tout est tenté pendant treize mois sans succès. Un beau jour
la jeune fille se précipite dans les bras de sa mère en disant à
haute voix : « Maman, je parlerai encore ! » Elle était guérie.
On peut rapprocher ce cas de celui de Robert, que je citais quelques lignes plus haut.

Je puis citer ici un fait bien curieux qui montre que si les
cas de ce genre n'étaient pas autrefois rapportés à leur véri-

1. Leudet. — *Arch. gén. de méd.*, 1860, série VI, vol. I, p. 257.
2. Idem. — *Clinique médicale de l'Hôtel-Dieu de Rouen*, 1874, p. 386.
3. Idem. — *Ibidem.* p. 392.
4. Kussmaul. — *Les troubles de la parole*, p. 200.

table cause, ou plutôt mis dans les cadres nosologiques à leur véritable place, ils n'en existaient pas moins et étaient soumis à l'observation journalière du clinicien. M. le professeur Charcot a bien voulu rechercher pour moi dans ses notes l'observation d'un malade qu'il avait examiné en 1872 et pour lequel il avait à cette époque porté le diagnostic d'épilepsie. Et cependant alors M. Charcot s'occupait depuis longtemps de pathologie nerveuse et ce n'était pas de la veille que son attention avait été attirée sur les divers accidents convulsifs qui font partie du cortège symptomatique des diverses affections nerveuses. Voici ce dont il s'agit. En 1872, le 31 janvier, M. Charcot fut prié par Maurice Raynaud de vouloir bien venir voir dans son service à l'hôpital Saint-Antoine un malade qui lui semblait intéressant et difficile à débrouiller. M. Charcot ne vit ce malade qu'une fois et prit séance tenante la petite note suivante que je reproduis fidèlement. L'observation est intitulée : Epilepsie de cause spinale, provoquée et arrêtée. « Je me rappelle très bien ce malade, me disait M. Charcot en me donnant l'observation, on pourrait aujourd'hui l'étiqueter sans hésiter : accidents hystéro-traumatiques, attaques d'hystérie probablement à forme d'épilepsie partielle, consécutifs à un éboulement. »

OBSERVATION VII (INÉDITE)

Accidents hystéro-traumatiques développés chez un individu pris dans un éboulement près de deux ans auparavant.

31 janvier 1872. Hôpital Saint-Antoine, salle Saint-Lazare, malade du service de M. Raynaud, vu par M. CHARCOT.

Homme de trente ans environ, pris dans un éboulement au fort d'Issy pendant la guerre, sans suite.

Ramassé sur la voie publique, il y a quelques jours, ayant perdu connaissance dans la rue.

Paraplégie presque complète, sans rigidité permanente des membres. Le malade peut mouvoir ses membres dans le lit.

Anesthésie à peu près complète jusqu'à 4 ou 5 centimètres au-dessus de l'aine. Anesthésie profonde.

Ne se plaint de douleurs que momentanément, dans les os.

Rien aux membres supérieurs.

Rien à la vessie.

Une douleur locale à la pression au milieu du dos.

J'ai remarqué au moment de la visite une trémulation dans la cuisse droite. suivie de raideur du membre. La tête alors se tourne à gauche. Yeux fixes, rougeur de la face. Le membre supérieur se raidit un peu. Cela dure deux ou trois minutes. Il tousse un peu, passe sa main sur sa poitrine, et tout revient à l'état normal sans transition, Il ne se souvient de rien. Pas de grimace de la face ; pas d'écume aux lèvres. La pupille se dilate au début.

Il paraît que le malade a tous les jours, quatre, cinq et six attaques semblables, en apparence spontanées.

En soulevant le membre inférieur droit, et en lui imprimant quelques secousses, la cuisse se met à trémuler, la jambe et la cuisse se raidissent et l'attaque commence. La trémulation s'étend aux deux membres inférieurs, puis alors la tête se tourne, la face rougit, etc... en un mot, on assiste au spectacle d'une attaque, absolument semblable aux attaques spontanées.

J'ai renouvelé l'expérience cinq à six fois, et plusieurs fois, en fléchissant brusquement le gros orteil, j'ai vu le membre inférieur droit se déraidir, et l'attaque être arrêtée immédiatement au moment où le genou pouvait être fléchi.

Quand on emploie ces moyens d'arrêt artificiels on constate, lors du retour à l'état normal, la même petite toux qui se manifeste lorsque l'attaque, commencée spontanément, finit de même.

Dans l'intervalle des accès, l'état cérébral est normal.

Voilà une observation, qui certes pourrait paraître aujourd'hui bien incomplète. Elle n'en est pas moins fort intéressante et fort instructive. Pourquoi donc l'attention de M. Charcot n'a-t-elle pas alors été attirée du côté de l'hystérie, que lui-même avoue reconnaître aujourd'hui rétrospectivement en se remémorant ce malade ? C'est que tout d'abord l'hystérie masculine n'était pas monnaie courante à cette époque comme elle l'est actuellement. De plus l'on ne savait pas que le traumatisme peut être un agent provocateur de cette névrose. Il l'était cependant hier comme aujourd'hui. Les faits de ce genre en font foi.

Je reviens après cette digression à l'historique des travaux divers concernant les accidents nerveux consécutifs au traumatisme.

En France, on trouve dans un mémoire de Tardieu(1) quelques mots sur ce sujet, mais la question n'y est nullement examinée d'une façon complète et sous tous les points de vue. Un peu plus tard, M. le professeur Charcot, sans traiter, il est vrai, de l'hystéro-traumatisme tel qu'on le conçoit aujourd'hui, signalait déjà en 1878, l'influence que peut exercer le traumatisme sur le développement des accidents hystériques (2). On peut dire qu'à partir de ce moment-là, pendant une période de temps relativement assez longue, ce point de pathologie nerveuse a été jusqu'à un certain point laissé dans l'oubli.

En Allemagne Leyden soutenait que les troubles nerveux dus au traumatisme résultaient de lésions matérielles (3). Il consacre dans son livre un court chapitre aux commotions de la moelle suites d'accidents de chemin de fer et il se range à l'opinion émise par Erichsen, citant d'ailleurs d'autres faits non moins probants en ce qui touche la possibilité de la réalisation de lésions matérielles par le traumatisme, mais à propos desquels la déduction et la généralisation à tous les cas étaient évidemment un peu hasardées. Nous verrons d'ailleurs plus loin comment il est revenu sur cette opinion depuis la publication des nombreux travaux français, anglais et américains.

En 1884 parurent deux mémoires importants touchant les troubles nerveux consécutifs aux traumatismes et non accompagnés de lésions organiques. Il s'agit en particulier dès ce moment, non seulement d'accidents et de traumatismes de toutes sortes, mais d'accidents de chemin de fer. Car il est remarquable que c'est surtout à propos de faits de ce genre

1. Tardieu. — *Blessures par imprudence, homicide et coups involontaires. Ann. d'hyg. publ. et de méd. légale*, 1871, 2ᵉ série, XXXV.

2. Charcot. — *De l'influence des lésions traumatiques sur le développement des phénomènes d'hystérie locale. Progrès médical*, 3 mai 1878.

3. Leyden. — *Traité clinique des maladies de la moelle épinière*, Paris, 1879, p. 425.

que la question a été soulevée. Cela est d'ailleurs facile à comprendre. Les grands accidents de chemin de fer sont toujours terribles et causent aux personnes qui en sont victimes une frayeur immense, sans compter qu'ils font en une fois un grand nombre de victimes. Aussi dès longtemps les troubles nerveux dans ces accidents ont-ils été signalés, tout d'abord chez les mécaniciens et les chauffeurs, qui y sont naturellement le plus exposés. Dans un livre publié en 1857, à peine vingt ans après l'inauguration de la première ligne ferrée en France, Duchesne (1) signalait déjà les manifestations nerveuses dues à la peur chez les mécaniciens ou chauffeurs victimes d'accidents. Il cite deux ou trois cas, sans donner de détails, il est vrai, mais qui n'en ont pas moins d'importance. Un mécanicien, qui avait, par négligence, laissé prendre le feu à l'armature de bois de sa chaudière « fut saisi d'accidents nerveux considérables et obligé de prendre le lit où il fut retenu pendant plus de huit jours ». Un autre fut pris de tremblement nerveux. Un troisième présenta quelques-uns des phénomènes caractéristiques du shock nerveux et son cas eût peut-être été intéressant si on avait pu le suivre plus longtemps. Je cite ici textuellement : « Quelques secondes s'étaient à peine écoulées, que les tampons des deux locomotives se heurtaient rudement. La locomotive qu'il montait se dressa sur les roues de derrière pour retomber bientôt et d'aplomb sur ses six roues. *Le mécanicien et le chauffeur eurent seulement quelques contusions* et plusieurs wagons furent endommagés. *Le mécanicien et le chauffeur,* enchantés d'avoir échappé à un si grand danger, *travaillèrent gaîment jusqu'à cinq heures du matin pour réparer le dégât ; ils burent et mangèrent comme les autres ouvriers.* Enfin le mécanicien rentra à son domicile et se coucha. Dix minutes étaient à peine écoulées et au moment où, brisé par la fatigue, il songeait à s'endormir, que le souvenir de l'accident revint à son esprit ; il eut alors une sueur froide, avec un tremblement

1. Duchesne (F.-A.).—*Des chemins de fer et de leur influence sur la santé des mécaniciens et des chauffeurs,* 1 vol. in-18, Paris, 1857.

nerveux de tous les membres, ses dents se choquaient avec
violence et il fut plus d'une demi-heure dans ce triste état.
Il s'endormit enfin, mais son sommeil fut court et très
agité. »

D'autre part les victimes des accidents de chemins de fer,
lorsqu'elles ont eu à souffrir du fait de la catastrophe, qu'elles
aient eu quelque membre fracturé ou qu'elles soient atteintes
de troubles nerveux tenaces et les empêchant de travailler,
demandent des indemnités aux compagnies. Des médecins
sont chargés de faire des expertises et de leurs décisions
dépend souvent le jugement d'un tribunal et la concession
aux malades de grosses indemnités payées par les compagnies.
La question des maladies consécutives au traumatisme, présente donc, outre son importance intrinsèque en pathologie
et en clinique, un grand intérêt au point de vue médico-légal.
C'est d'ailleurs par ce côté qu'elle s'est dès ce moment imposée
à l'attention des médecins.

Ce sont tout d'abord les Américains, gens pratiques, qui
ont étudié ce sujet. M. Walton (1), retour de France, où il
était venu se familiariser avec les maladies nerveuses sous les
auspices de M. le professeur Charcot, trouve chez ses malades
d'Amérique, les signes de l'hystérie et rapporte avec raison à
cette maladie les divers accidents nerveux qu'il constate
comme conséquence du traumatisme. En même temps que
lui, M. Putnam (2) étudie les mêmes malades et arrive aux
mêmes conclusions.

D'autre part, en ·Angleterre, Page (3) publiait l'année suivante un très intéressant travail sur la commotion de
de la moelle sans lésions organiques. Les conclusions de l'auteur anglais ne sont pas absolument conformes aux précédentes. Il rapporte surtout à la neurasthénie les accidents

1. Walton. — *Hysterical anæsthesia brought on by a fall. Boston med. and
surg. Journ.* 1884, 11 décembre, et *Arch. of med.* 1882, t. X.

2. Putnam.— *The medico-legal significance of hemianæsthesia after concussion
accidents. Am. Journ. af neurol. and psych.* 1884, août.

3. Page. — *Injuries of the spine and spinal cord without apparent mechanical lesion, and nervous shock.* Londres, 1885.

constatés. Cependant il avait observé, fait bien caractéristique, que consécutivement aux traumatismes et en particulier aux accidents de chemin de fer, il se produit quelquefois certaines paralysies tout à fait analogues à celles qui se développent dans le mesmérisme. On voit qu'il n'était pas loin de la vérité.

Pendant ce temps, en Allemagne, un courant d'idées totalement différentes s'établissait. On fut bien obligé de renoncer à l'opinion première de Leyden, qui attribuait tous les accidents nerveux traumatiques à des lésions organiques. Mais on se refusa cependant à les ranger à leur véritable place, c'est-à-dire dans l'hystérie. Dans un mémoire plein de faits d'ailleurs très intéressants et fort bien observés, ayant trait pour la plupart à des chauffeurs, chefs de trains, ouvriers, victimes d'accidents de chemin de fer ou autres traumatismes, MM. Oppenheim et Thomsen (1) veulent faire une névrose spéciale des accidents tels qu'hémianesthésie, anesthésies sensorielles, retrécissement du champ visuel, qu'ils ont rencontrés chez leurs malades. Ils se basent pour appuyer leur thèse sur un certain nombre d'arguments dont voici les principaux : Tout d'abord l'hémianesthésie chez ces malades est tenace et non mobile et fugace comme cela a lieu, suivant eux, dans l'hystérie. En second lieu, l'état mental des traumatisés, loin d'être changeant et plutôt gai, comme ils s'imaginent qu'il en est toujours chez les hystériques, se rapproche bien plus de la dépression, de la mélancolie. Je ne discuterai pas la valeur de ces arguments ; je me contente de les produire ici pour les réduire, dans le chapitre suivant, à leur véritable valeur.

C'était à l'École française qu'il était donné, après avoir de loin entrevu la vérité, de juger définitivement ce point litigieux. Non pas que ses adversaires admettent tous aujourd'hui ses conclusions, mais du moins, bon nombre d'entre eux, et non des moins illustres, en ont reconnu la légitimité. En 1885, dans ses leçons sur l'hystérie chez l'homme, sur les

1. Oppenheim et Thomsen. — *Arch. de Westphal.* Bd XV. Heft 2 et 3.

paralysies hystéro-traumatiques, M. le professeur Charcot (1)
prouva, pièces en mains, que l'hystérie est souvent provoquée
par un traumatisme et il en fournit des exemples indéniables
et bien faits pour entraîner la conviction. Il démontra que la
plupart des accidents nerveux tels qu'anesthésies sensitivo-
sensorielles, attaques de nerfs, paralysies, contractures, etc.,
que l'on rencontre chez les traumatisés, ne sont en réalité
que des accidents hystériques, identiques à tous points de vue
à ceux bien connus et dès longtemps désignés sous ce nom,
qui se produisent sous l'influence de toute autre cause. Il est
depuis cette époque, plusieurs fois, lui (2) ou ses élèves (3),
revenu sur ce sujet et toujours les résultats de la clinique
journalière sont venus confirmer ses précédentes affirmations.

A la suite des travaux français un certain nombre de médecins allemands sont revenus sur leurs premières idées et
reconnaissent aujourd'hui que c'est bien à l'hystérie qu'il faut
rattacher la plupart des troubles nerveux sans lésions qui succèdent au traumatisme. C'est ainsi que dans un travail lu à la
Société de médecine interne de Berlin, le 16 janvier 1888,
M. Oppenheim (4), malgré quelques petites restrictions, se
range à l'opinion admise en France depuis plusieurs années.

1. Charcot.— *Leçons sur les maladies du système nerveux*, t. III (*De l'hystérie
chez l'homme et des monoplégies et de la coxalgie hystériques.* — Leçons publiées en 1885 dans le *Progrès médical.*)

2. Du même.—*Progr. méd.* 1887 et *leçons du mardi à la Salpétrière. Policlinique* 1887-88, passim.

3. Berbez (Paul). — *Hystérie et traumatisme.* Th. Paris, 1887.

Du même. — *L'hystéro-traumatisme. Gaz. des hôp.* 1887 6 août, n° 95.

Georges Guinon. — *A propos de deux travaux récents sur l'hystéro-traumatisme. Progr. méd.* 1888, n° 44.

Du même. — *L'hystérie dans ses rapports avec la chirurgie. Rev. de chir.*
1888, n° 11.

Thyssen.—*Contribution à l'étude de l'hystérie traumatique.* Th., Paris, 1888.

4. Oppenheim. — *Wie sind die Erkrankungen des Nervensystems auszufassen,
welche sich nach Erschütterung des Rückenmarkes, insbesondere Eisenbahnunfällen, entwickeln?* Berlin, 1888, et *Bull. méd.* 1888, n° 8.

Du même.—*Ueber das Wesen und den nosologischen Charakter der sich nach
Eisenbahnunfällen entwickelnden Erkrankungen des Nervensystems. Berl.
aertzl. corrpdbl.* 5.

M. Bernhardt (1) est également de cet avis, et dans la discussion qui suivit ces communications, M. Leyden (2) vint encore appuyer de sa haute autorité les conclusions nouvelles de ses collègues.

Il ne faudrait pas croire cependant que l'on a absolument cessé toute opposition à la théorie de l'hystéro-traumatisme. Tout récemment encore M.Thomsen (3) s'occupant particulièrement des troubles psychiques consécutifs aux traumatismes, rejette l'idée d'hystérie et continue à faire de ces accidents une névrose spéciale distincte et ayant sa place à part en nosologie.

Il en est de même de M. Strümpell (4). Pour cet auteur on doit distinguer deux groupes dans les affections nerveuses consécutives aux traumatismes : les névroses traumatiques générales, et les névroses traumatiques locales. Ces dernières rentrent suivant lui dans l'hystérie, bien qu'il donne de l'hystérie, mot qui d'ailleurs lui semble tout à fait mal choisi et digne de disparaître de la terminologie médicale, une définition différente de la signification ordinairement attribuée à ce mot. Ce sont des paralysies, des contractures, des algies hystériques, non accompagnées de troubles psychiques. La névrose traumatique générale, qui participe à la fois des signes de l'hystérie et de la neurasthénie, comprend les cas où, à côté de troubles psychiques tels que mélancolie, hypocondrie, affaiblissement de la volonté, de la faculté de travailler de tête, se montrent des anesthésies sensitives et sensorielles, du rétrécissement du champ visuel, des douleurs subjectives, du tremblement, des contractures, etc... N'eût-il pas été plus simple, au lieu de vouloir créer un type morbide nouveau pour désigner ces cas-là, de les considérer tout simplement

1. Bernhardt. — *Beitrag zur Frage von der Beurtheilung der nach heftigen Körperverschütterungen in speciälen Esenbahnunfällen, auftretenden nervösen Störungen. Deutsch. med. Wochschft*, 29 mars 1888, et *Soc. de méd. int. de Berlin*. 26 fév. 1888.

2. Leyden. — *Soc. de méd. int. de Berlin*. Séance dn 6 fév. 1888.

3. Thomsen. —*Vier Fälle von traumatischer und Reflexpsychose.Charité-Annalen*, 1888, XIII Jahrg.

4. Strümpell. — *Ueber die traumatischen Neurosen. Berl. Klin*. 1888. Heft 3.

comme des combinaisons d'hystérie et de neurasthénie ? Mais je reviendrai sur ce point dans un autre chapitre et n'y insisterai pas ici.

Pour la même raison, je mentionnerai seulement ici le travail de M. le professeur Grasset (de Montpellier) (1) qui veut faire de l'hystérie traumatique une hystérie spéciale, distincte des autres hystéries, me réservant d'en discuter plus loin les conclusions.

Voilà donc où en est aujourd'hui la question. On voit que si cette notion que l'hystérie peut être provoquée par le traumatisme n'est pas admise universellement, elle compte cependant aujourd'hui bon nombre de partisans. Les cas de ce genre sont d'ailleurs loin d'être rares. On en a déjà publié un bon nombre. Je ne saurais les citer tous ici, mais je renvoie le lecteur à l'index bibliographique placé à la fin de ce travail où j'ai consigné le plus grand nombre de cas que j'ai pu réunir. Tout auditeur assidu des leçons cliniques de la Salpêtrière a déjà pu facilement se convaincre de ce fait. Le nombre des malades de ce genre que M. Charcot a présentés à son cours pendant ces trois dernières années est considérable, et l'on peut dire que c'est grâce à la persévérance de ce maître dans l'affirmation de son opinion basée sur des exemples accumulés, que l'on doit d'avoir vu ses idées, longtemps révoquées en doute, prendre racine peu à peu partout et être admises enfin de compte par ceux-là mêmes qui les avaient le plus vivement combattues.

C'est qu'en effet ces cas sont non seulement fréquents, mais encore des plus variés. Il est prouvé aujourd'hui qu'il n'est pas besoin de grands traumatismes ni de secousses extrêmement violentes pour produire l'hystérie. En réalité *la nature du traumatisme* importe peu. Il est certain que les accidents de chemin de fer comptent pour beaucoup dans la statistique des cas d'hystéro-traumatisme, étant donné que les collisions, les déraillements font toujours supporter du même coup leurs effets à un nombre notable d'individus, voyageurs, em-

1. Grasset (J.).— *Leçons sur l'hystéro-traumatisme,* recueillies et publiées par L. Bourguet, interne des hôpitaux, in-8° de 37 pages, Montpellier, 1889.

ployés, etc... Mais il est bon de savoir aussi que tout autre traumatisme peut produire le même résultat. Aujourd'hui que l'on ne considère plus l'hystérie comme l'apanage exclusif du sexe féminin et de quelques hommes efféminés en présentant tous les attributs (1), on comprend combien doit être fréquente cette maladie dans la classe ouvrière dont les membres sont plus particulièrement exposés à chaque instant à toute espèce de traumatisme. A ce point de vue, les conclusions de M. Klein ne sont pas tout à fait conformes à la réalité des choses. En effet, il admet que l'hystérie, si elle n'est pas rare chez l'homme, doit se rencontrer de préférence dans les classes élevées et intelligentes. Mais à cette époque (1880) M. Klein a pu relever seulement quatre-vingts cas d'hystérie mâle. Aujourd'hui, les cas étant beaucoup plus nombreux, cette erreur, purement de statistique, doit disparaître pour faire place à la vérité. C'est ainsi que les observations d'hystéro-traumatisme déjà publiées ont trait pour la plupart à des ouvriers. Un maçon tombe de son échafaudage (2), un cocher est précipité du haut de son siège (3), un monteur en bronze se donne un violent coup de marteau sur les doigts (4), un conducteur de voiture à bras est renversé par terre dans un embarras de voitures (5). Je n'en finirais pas si je voulais citer les cas divers où c'est dans l'exercice de la profession que le traumatisme a été appliqué.

D'autres fois, c'est un accident tout à fait en dehors des habitudes professionnelles, une brûlure (6), par exemple, la morsure d'un chien, enragé ou non (7). Il n'est pas jusqu'aux manœuvres chirurgicales qui ne puissent, chez un sujet prédisposé, produire, en leur qualité de véritables traumatismes,

---

1. Voir, à ce sujet, Klein. — *De l'hystérie chez l'homme.* Th. Paris, 1880.
2. Charcot. — *Mal. du syst. nerv.* t. III, leç. 20 et 21, Cas de Pin...
3. Idem. — *Ibidem.* Cas de Porcz.
4. Idem. — *Leçons du mardi à la Salpêtrière. Policlinique* 1887-88, p. 344.
5. Idem. — *Mal. du syst. nerv.* t. III. *Appendice*, 11.
6. Idem. — *Loc. cit.* leç. 8, p. 117. Berbez (Paul). — *Thèse citée.*
7. Idem. — *Leçons du mardi*, etc. 1887-88, p. 311.

un de ces accidents hystériques. C'est ainsi que M. Charcot rapporte dans ses leçons un cas de contracture hystérique survenue chez un homme en conséquence de l'application d'un appareil à fractures (1).

Dans d'autres cas ce n'est pas le traumatisme appliqué par l'opération elle-même, qu'il faut incriminer, mais les traumatismes pour ainsi dire accessoires, si j'ose m'exprimer ainsi, dus aux aides ou au manuel opératoire nécessaire à employer. Il faut quelquefois incriminer l'action du chloroforme lui-même dans le développement des accidents hystériques consécutifs à une opération. Mais ces cas ne rentrent pas dans l'hystéro-traumatisme vrai dont je m'occupe ici, mais dans ceux d'hystérie consécutive à une intoxication. (V. 1re partie, chap. V.) J'ai pu observer un cas de ce genre, dans lequel le véritable traumatisme opératoire était une simple incision au niveau du périnée et où la manifestation hystérique a été provoquée par le traumatisme exercé sur la cuisse par l'un des aides qui la tenait écartée vigoureusement.

Observation VIII (Inédite)

Hystéro-traumatisme opératoire.

Le nommé Doy.... Ferdinand, âgé de trente-trois ans, ébéniste, entre le 10 novembre 1888 à l'hôpital Necker, salle Civiale, lit n° 7, service de M. le professeur Guyon (2).

Antécédents héréditaires. — Le père du malade est mort assez âgé, d'un refroidissement. Sa mère, qui était nerveuse et colère, est morte d'un coup de sang.

Il a une sœur, actuellement bien portante, qui a eu autrefois des convulsions pendant le séjour d'un tænia dans l'intestin. Ces convulsions cessèrent après l'expulsion du ver solitaire.

1. Charcot. — *Mal. du syst. nerv.* t. II, leç. 25.
2. Je prie M. le professeur Guyon, qui m'a permis de voir son malade et d'en publier l'observation, d'agréer ici mes plus sincères remerciements. Merci aussi à mon excellent collègue Récamier, interne du service, qui a bien voulu me communiquer les notes qu'il possédait sur ce malade, auxquelles je n'ai fait qu'adjoindre quelques renseignements que j'ai pris moi-même.

Tout le reste de sa famille lui est inconnu.

- *Antécédents personnels.* — Il ne se rappelle pas avoir fait de maladies pendant son enfance. Chaude-pisse à 18 ans, pas très grave, mais longue. Réformé du service militaire pour rétrécissement de l'urèthre. Fièvre typhoïde à vingt-quatre ans. Le malade, fils d'un ébéniste, était ébéniste lui-même, lorsqu'il fut reconnu doué d'une voix de baryton superbe. On l'envoya au Conservatoire avec une bourse et il y remporta un premier prix de chant. Il exerça la profession d'« artiste lyrique » de vingt à trente ans et fut pensionnaire de l'Opéra pendant quatre ans. A la suite de spéculations et d'entreprises théâtrales malheureuses, il perdit beaucoup d'argent et fut obligé de reprendre son ancien métier d'ébéniste, qu'il exerce encore aujourd'hui. En 1882 il aurait eu quelques accès de fièvre intermittente pendant un séjour à Anvers dans le voisinage des marais de l'Escaut.

Il entre à l'hôpital le 10 novembre pour une infiltration d'urine datant de huit jours, et comprenant déjà toute la largeur du périnée. On fait l'opération séance tenante, sans chloroforme. Le malade n'avait aucun trouble de la motilité à ce moment ; il était monté lui-même dans son lit. Le lendemain matin il s'aperçoit que sa jambe droite est complètement paralysée.

A l'examen, impotence musculaire absolue ; sens musculaire et articulaire abolis. Réflexes tendineux abolis.

Anesthésie complète de la peau sur toute l'étendue du membre, à la douleur, au contact, à la température, limitée supérieurement au niveau de la racine de la cuisse par une ligne circulaire passant par le grand trochanter.

Peu de temps après, un jour environ, la faiblesse gagna le membre supérieur qui présenta également un certain degré de parésie. Il y avait donc à ce moment une véritable hémiplégie. Pas de détails touchant la sensibilité du membre supérieur à ce moment. Mais cette hémiplégie ne persista point, en ce sens que le membre supérieur reprit rapidement ses forces.

Le membre inférieur, au contraire, reste dans le même état pendant quinze jours, sans qu'il se fasse le moindre retour du mouvement ou de la sensibilité. Le seul incident fut l'apparition d'une rougeur fugace (quatre-vingt-quinze heures) le lendemain de la paralysie, sur le côté du tronc et le membre supérieur correspondant au côté paralysé. Quinze jours plus tard, retour progressif de la sensibilité et de la motilité.

Le 12 décembre je vois ce malade et j'en fais l'examen complet au point de vue des symptômes de l'hystérie. Sa paralysie est presque complètement guérie et c'est à peine s'il subsiste une

légère différence dans la sensibilité cutanée des membres inférieurs des deux côtés. La force est sinon normale, du moins sensiblement analogue à celle du membre opposé.

Il n'existe plus qu'un léger rétrécissement du champ visuel
pour le blanc, fort peu accentué d'ailleurs. Il aurait été plus
accentué au début de la maladie. Pas de dyschromatopsie, ni de
polyopie monoculaire.

L'odorat est perdu à droite.

Le goût est à peu près nul ou du moins très retardé et très
faible, sur la presque totalité de la surface de la langue.

L'ouïe est normale à droite et à gauche.

La langue est un peu déviée à droite, mais très légèrement et
n'est pas déformée en crochet. Il est impossible de savoir si le
malade a eu à un certain moment une déviation des traits due
à un peu d'hémispasme glosso-labié passager. Ce fait n'aurait rien
d'étonnant, attendu que le malade a été quelques jours hémiplégique.

Anesthésie du pharynx complète.

Pas de tremblement. Le malade nie toute intoxication alcoolique.

Il n'a jamais eu la vérole.

Rien au cœur. Pas d'athérome.

C'est un homme nerveux, émotif, pleurant facilement et se mettant facilement en colère.

Il a eu une existence assez mouvementée.

Il est marié depuis longtemps et a une petite fille de onze ans
bien portante. Sa femme est bien portante également.

Qu'il s'agisse là d'hystérie, cela ne me semble pas douteux.
Le malade présente un certain nombre de stigmates bien
nets et de plus cette paralysie avec *anesthésie en gigot* est, on
le sait, caractéristique des monoplégies hystériques. C'est un
cas bénin, puisque, presque sans aucun traitement, la paralysie s'est guérie progressivement. Cependant certains stigmates
persistent encore un mois après le début de l'accident et il
se peut qu'un jour, sous l'influence d'une émotion, d'un traumatisme quelconque, cet homme voie se réveiller son hystérie.

Mais ce qu'il y a de plus intéressant dans ce cas, c'est la
nature du traumatisme qui a donné lieu à l'éclosion de l'hystérie. Les exemples d'hystéro-traumatisme opératoire ne sont

pas fréquents et je ne connais guère, dans la littérature médicale, de fait de ce genre autre que celui de M. Charcot, dont je parlais plus haut. Néanmoins c'est un élément étiologique de l'hystérie qu'il ne faut pas passer sous silence. On en doit conclure qu'il faudra quelquefois prendre certaines précautions dans l'application des traumatismes opératoires, je ne dis pas chez les gens nerveux en général, car ce serait aller trop loin que chercher à prédire des conséquences impossibles à prévoir, mais du moins chez les hystériques. J'ai déjà dit ailleurs quelques mots à ce sujet (1), je n'y insisterai donc pas plus longuement ici.

De tous ces exemples on peut conclure que la nature du traumatisme n'a en réalité qu'une médiocre influence sur le développement des accidents hystériques, et que tout traumatisme, quel qu'il soit, peut provoquer l'hystérie.

En ce qui concerne l'*intensité du traumatisme*, il importe de savoir que la plus légère violence, le moindre coup, suffisent aussi bien que les plus grands traumatismes, pour provoquer l'apparition des symptômes. Si la nature du trauma importe peu, son intensité ne signifie pas grand'chose non plus. On ne peut pas toujours juger bien nettement, si l'on se contente des réponses des patients, de l'intensité du traumatisme. Tout d'abord l'examen peut être fait longtemps après l'accident, et d'autre part il faut savoir que le malade est toujours porté à en exagérer l'importance. Mais dans les accidents de chemin de fer, par exemple, les faits sont faciles à constater. Ce ne sont pas nécessairement les victimes qui ont eu les plus graves blessures qui deviennent hystériques dans la suite. On pourrait presque dire que c'est le contraire qui est vrai et à ce point de vue, il n'y a réellement que peu de proportion entre l'intensité des effets et celle de la cause. Le malade qui doit plus tard souffrir de manifestations de ce genre, ne reste généralement pas sur le carreau après le sinistre. Il peut le plus souvent regagner sa destination, soit en montant dans un autre train, soit même quelquefois à pied,

1. Georges Guinon.— *Loc. cit.*, *Rev. de chir.*, 1888.

ainsi que le fait a été constaté lors du terrible accident arrivé en 1881 à Charenton sur la ligne du chemin de fer de Paris-Lyon-Méditerranée (1). Il se soigne alors des quelques contusions dont il a été atteint et c'est alors que l'incident hystérique fait son apparition. On verra plus loin (2e partie, chapitre V) la raison de ce phénomène, qui peut paraître au premier abord extraordinaire, mais qui est en somme tout à fait naturel si l'on songe au mécanisme suivant lequel se réalisent la plupart des accidents hystéro-traumatiques.

On ne saurait se faire une idée de l'inattendu et de la bizarrerie des traumatismes dont l'influence peut provoquer l'apparition des accidents hystériques. Je résume ici l'observation d'une femme qui se présenta à la policlinique de M. le professeur Charcot en janvier 1888. Elle est extrêmement intéressante à ce point de vue.

OBSERVATION IX

Paralysie hystérique de la main développée chez une femme qui avait donné de cette même main un soufflet de violence modérée à son enfant.

(Charcot, *leçons du mardi...*, 1887-88, p. 111.)

Femme de trente et un ans, mariée, mère de trois enfants.

Antécédents héréditaires. — Père atteint de gravelle et de douleurs articulaires. Mère morte d'une maladie de cœur, avait des douleurs articulaires. Grand-père maternel épileptique.

Il y a un an, la malade donna du revers de la main un soufflet à son enfant. Le coup n'était pas très violent. Mais presque immédiatement après l'application de la gifle, la malade ressentit quelque chose de spécial dans la main, de l'engourdissement, une sorte d'insensibilité, en même temps qu'elle éprouvait une cer-

---

1. Vibert. — *Étude médico-légale sur les blessures produites par les accidents de chemin de fer*, in-8o, 118 pages, Paris, 1888. — Si je n'ai pas mentionné l'ouvrage de M. Vibert en parlant de l'historique de cette question, c'est que cet auteur n'avait pas connaissance, lorsqu'il l'écrivait, des travaux parus depuis 1885 sur l'hystérie traumatique. Il est d'ailleurs depuis revenu sur ses conclusions (Voy. *Séances de la Soc. de méd. légale*, 1888).

taine difficulté à accomplir les mouvements d'extension du poignet.

Puis peu à peu il se développa une paralysie de la main avec anesthésie superficielle et profonde en forme de gant, limitée par une ligne passant à deux ou trois travers de doigt au-dessus du pli cutané du poignet. Il y a également perte du sens musculaire.

Il n'y a pas de stigmates hystériques tels qu'hémianesthésie, rétrécissement du champ visuel, etc... Mais la malade a des attaques de nerfs et de l'ovarie.

Dans ce cas il est bien certain que l'on aurait été plutôt porté à considérer l'enfant comme victime du traumatisme ; et voilà que c'est la mère qui a donné le soufflet qui est paralysée. C'est qu'en effet, si l'on veut bien y réfléchir, une gifle constitue un traumatisme aussi bien pour celui qui la reçoit que pour celui qui la donne, et pour peu que celui-ci se trouve, ce qui est arrivé dans le cas présent, dans une colère violente, il est tout prêt à subir non seulement le choc local, mais encore le shock nerveux qui peut en résulter. L'émotion qui a accompagné le traumatisme a été ici la colère. Ailleurs, et le plus souvent, ce sera la peur, mais non toujours, ainsi que cette observation le démontre.

Maintenant, doit-on admettre qu'il existe entre le trauma et le shock nerveux d'une part et les accidents hystériques d'autre part, un rapport de cause à effet ? Il me semble qu'il est à peine besoin de discuter ce point de la question. Tous les auteurs admettent l'influence du traumatisme comme cause provocatrice des troubles nerveux, quelle que soit d'ailleurs leur opinion sur la nature de ceux-ci. Il n'y a évidemment pas là une simple coïncidence. Est-il possible d'imaginer qu'il y ait simple coïncidence entre la paralysie de la main chez la malade de l'observation précédente et le traumatisme infligé à cette main par le soufflet qu'elle a appliqué ? Ce n'est guère probable. Il est absolument certain que c'est le contraire qui est vrai, si l'on songe aux phénomènes psychiques qui ont relié les deux faits: le traumatisme et le trouble nerveux. S'ils ne sont pas très apparents et très nets dans ce cas, ils le sont dans bien d'autres et c'est là précisément un côté de la question que j'aurai l'occasion de traiter plus loin en parlant du mécanisme de la production des accidents hystéro-traumatiques.

Il existe un fait dont on pourrait se servir comme argument à l'appui de l'existence réelle d'un rapport de cause à effet entre le trauma et les accidents nerveux. Ces mêmes troubles qu'un traumatisme a produits, un autre traumatisme peut les faire disparaître. On sait depuis longtemps que l'hystérie peut guérir à la suite de violences. Amann (1) raconte qu'une hystérique, qui avait des convulsions tétaniques avec extase, fut guérie par son père avec des coups. Je me souviens d'une petite jeune fille, atteinte de monoplégie brachiale hystéro-traumatique avec mutisme et soignée à l'hôpital Saint-Antoine, dans le service de M. Troisier, dont j'avais à cette époque (1886) l'honneur d'être l'interne et qui, battue par une de ses camarades de salle, recouvra subitement la voix et le mouvement sous l'influence tant de l'émotion que de la violence qu'elle subissait.

Mais point n'est besoin de chercher de nouvelles preuves pour démontrer qu'il y a plus qu'une coïncidence entre le traumatisme et les accidents nerveux qui lui font suite. Les faits sont aujourd'hui trop nombreux et trop bien étudiés pour laisser le moindre doute à cet égard. Je n'insisterai donc pas plus longuement sur ce point, me bornant à renvoyer le lecteur aux travaux déjà parus sur la question.

B) TREMBLEMENTS DE TERRE.

Il n'est pas d'accidents qui s'accompagnent d'émotions plus fortes, de frayeur plus vive que ceux qui sont dus à ces

1. Cité par Mosso. — *La peur*, p. 164.

grands troubles telluriques. Je faisais remarquer plus haut, à propos des collisions ou des déraillements de chemin de fer, que ce n'étaient pas toujours les victimes des traumatismes les plus considérables qui étaient les plus malades au point de vue des troubles nerveux. C'est encore plus vrai pour les tremblements de terre que pour les accidents de chemin de fer. En effet, souvent, dans les tremblements de terre le traumatisme se borne à fort peu de chose. La secousse matérielle n'est pas d'une violence énorme et bien des gens résisteraient à un traumatisme beaucoup plus violent en tant que secousse corporelle, qui tombent malades à la suite des oscillations de tremblement de terre. Je ne parle pas ici bien entendu des grands blessés, sur qui une maison ou un pan de mur s'écroule et qui présentent de nombreuses et graves lésions chirurgicales. Il est bien certain que ces traumatisés peuvent devenir hystériques comme les autres, s'ils ne meurent pas de leurs blessures. Mais ceux-là sont plus intéressants à étudier qui n'ont eu d'autre ébranlement matériel que la secousse elle-même.

Il est évident que chez ceux-là c'est l'émotion qui joue le plus grand rôle dans la production de l'état de shock nerveux nécessaire pour la réalisation des troubles névropathiques. La frayeur occasionnée par ces sortes de sinistres est en effet immense. Il suffit d'entendre parler les personnes qui se sont trouvées dans le midi de la France à l'époque où se sont produits dans cette région des tremblements de terre dont le souvenir est encore présent, pour se convaincre de ce fait. Qu'après d'aussi fortes émotions on assiste au développement d'accidents nerveux, cela n'est point fait pour étonner. Aussi a-t-on signalé l'existence de troubles nerveux chez les individus victimes de tremblements de terre. La littérature médicale n'est cependant pas riche en faits de ce genre. Dans les quelques recherches que j'ai entreprises à ce sujet je n'ai pu parvenir à relever de cas biens complètement décrits et pouvant se rapporter à l'hystérie sans conteste.

On trouve dans deux travaux américains publiés en 1886

et 1887, la description des accidents de toute nature qui suivirent les tremblements de terre de Charleston. Ces mémoires
sont dus à Peyre Porcher (1) et à Guitéras (2). Le second de
ces deux auteurs divise les résultats nuisibles dus aux tremblements de terre en effets mécaniques, tels que blessures, fractures, etc., effets nerveux et infectieux. Ces derniers sont dus
à ce fait que les habitants des villes, quittant leurs demeures,
vont camper dans la campagne et que de l'agglomération, des
vices d'hygiène et de la misère qui en provient, résultent des
épidémies plus ou moins graves. C'est d'ailleurs surtout de
cette dernière catégorie de faits que s'occupe l'auteur. Quant
aux troubles nerveux, il les désigne sous la dénomination d'hystéroïdes, sans plus amples explications. Il a remarqué un fait
qui est bien en rapport avec ce qu'on observe habituellement
chez les individus en état de shock nerveux. Il raconte que
ses malades disent avoir ressenti au moment des secousses les
impressions les plus bizarres et il traite ces narrations des
malades d'illusions ou de mensonges forgés après coup. Il est
possible qu'il se soit trouvé des menteurs parmi les individus
que Guitéras a examinés. Mais cela est aussi fort probable, les
affirmations des malades pouvaient bien être de la catégorie
des petits romans que les individus atteints de shock nerveux
se construisent sur leur accident, grâce à l'amnésie qui fait
partie des symptômes du shock et à l'état mental qui le caractérise, et qu'ils débitent, il est bon de le savoir, avec la plus
parfaite bonne foi du monde. Quoi qu'il en soit, je n'ai pas
trouvé dans ce travail la relation d'un cas bien net et
bien probant en fait d'hystérie développée par shock
nerveux.

Il en est à peu près de même du travail de Peyre Porcher,
quoique l'auteur se soit étendu un peu plus longuement sur
les troubles nerveux qu'il a observés dans la même circons-

1. Peyre Porcher.— *Influence of the recent earthquake shocks in Charleston
pon health. Med. news. Philadelphia*, 1886, n° 24

2. Guitéras.— *Influence of the recent earthquakes in Charleston upon health.
Med. news. Philadelphia*, 1887, n° 2.

tance. Il décrit le cas d'un homme solide qui présenta une
série de troubles nerveux que l'on peut rapporter à la neurasthénie. Il a noté des attaques d'hystérie et il cite à ce propos
le cas d'une jeune femme soignée par un de ses confrères.
Mais nous ne savons pas si l'hystérie chez ses malades était
antérieure aux tremblements de terre ou si elle s'est développée sous leur influence. Quoique l'auteur ait rapporté toutes
les sensations bizarres, d'origine subjective, auxquelles étaient
en proie ses malades, il ne nous donne nulle part la description de l'état mental particulier dans lequel ils se trouvaient
à ce moment.

Cet état mental n'a rien d'absolument spécial en lui-même.
C'est l'état psychique des individus atteints de shock nerveux,
avec les idées obsédantes se rapportant à leur accident. Il
mérite néanmoins d'être noté en ce sens qu'il permet de rattacher les cas de ce genre aux cas déjà connus de shock nerveux, dans lesquels l'état mental et l'émotion jouent en somme
un rôle autrement plus important dans la genèse des accidents
consécutifs que la secousse ou le traumatisme même.

Je vais donner maintenant l'histoire d'une jeune femme
examinée par M. le professeur Charcot qui a pris son observation lui-même et a bien voulu me la mettre entre les
mains pour la publier ici. Comme on va le voir, dans la série
des accidents nerveux qui ont suivi les secousses de tremblements de terre (il s'agit ici du tremblement de terre qui s'est
produit à Nice en 1887) l'état mental a été particulièrement
noté avec soin et il ne tient pas au milieu d'eux une médiocre
place. Ce fait permet de ranger ce cas parmi les cas d'hystéro-
traumatisme ou plus strictement d'hystérie développée sous
l'influence du shock nerveux.

Observation X (Inédite)

Paraplégie développée à la suite de la frayeur éprouvée pendant le tremblement de terre de Nice (1887)(1).

Madame X..., Anglaise, âgée de dix-sept ans, mariée depuis trois mois, examinée le 11 mars 1887 par M. le professeur Charcot.

Blonde rousse, très lymphatique ; plutôt maigre.

Autrefois très émotive. Aux leçons de piano de Lecouppey, souvent elle était prise de tremblement. Elle est descendue une fois la nuit de son lit. Elle n'a jamais eu en somme d'accidents hystériques bien nettement caractérisés.

On n'a pu obtenir aucun renseignement au point de vue de l'hérédité.

A Nice, le mercredi 2 mars, à 6 heures du matin, première secousse de tremblement de terre. Elle descend en robe de chambre dans la rue ; puis remonte pour faire ses malles. Une demi-heure après, deuxième secousse. Elle descend encore et remonte. A 9 heures, troisième secousse. Cette fois elle descend l'escalier en sautant plusieurs marches à la fois, ce qu'elle peut faire, ayant été habituée dès l'enfance aux exercices gymnastiques.

Peu de temps après elle monte en chemin de fer et arrive à Paris le jeudi soir 3 mars, après vingt-six heures de route. Pendant ce temps l'idée du tremblement de terre hante continuellement son esprit ; elle croit sentir les secousses. Elle tremble quelquefois des mains, ce qu'elle faisait déjà autrefois, dit-elle, et en même temps elle est secouée par des sanglots (*whimping*) comme les enfants qui vont pleurer.

Le lendemain vendredi, elle reste à Paris. Rien de nouveau ne se produit. Cependant *son esprit est continuellement occupé par le souvenir du tremblement de terre et dans l'appartement elle est poursuivie par cette idée obsédante que rien n'est solide et que peut-être le plafond va lui tomber sur la tête.* Son mari, pour la distraire, la conduit au théâtre. Là elle a été tout le temps obsédée par la préoccupation de l'instabilité et la crainte de voir le plafond tomber.

En revenant à l'hôtel, vers minuit, elle monte péniblement l'escalier jusqu'au premier étage, où elle demeure. Sur le palier elle

1. Cette malade a été observée par M. le professeur Charcot qui a bien voulu me communiquer les notes qu'il avait prises sur elle et m'autoriser à les publier ici.

est prise pour la première fois d'une de ces « *syncopes* » dont elle sera reprise plusieurs fois (douze fois) dans la suite. Elle sent une oppression épigastrique et se voit envahie par l'obscurité. Elle appelle son mari et s'affaisse entre ses bras. Il la porte dans sa chambre et à partir de ce moment, il lui est impossible de se tenir debout et de marcher, en raison de ce phénomène connu sous le nom de « *giving way of the legs* » — Donc : perte de connaissance et, au réveil, paraplégie.

Depuis ce jour elle reste couchée sur un lit ou sur un canapé et il lui est toujours impossible de se tenir debout et de marcher.

Plusieurs « syncopes » et au sortir de ces syncopes, elle tremble et sanglote (*whimping*) sans laisser couler de larmes.

Une fois elle s'est levée la nuit comme une somnambule. Son mari l'a laissé faire « pour voir » et alors la malade s'est affaissée sur elle-même et s'est réveillée.

Lors du tremblement de terre, à Nice, elle était sur le point d'avoir ses règles, qui ne sont pas venues. Elle n'a vu que trois ou quatre gouttes de sang. Depuis lors, les seins se sont gonflés et la malade se demande si elle n'est pas enceinte.

Examen au lit. — Membres inférieurs : elle peut les lever au-dessus du lit, moins cependant à gauche qu'à droite. Elle peut donner un coup de pied, mais assez difficilement. Les membres ne sont ni flasques, ni raides. Elle résiste au niveau du genou aux mouvements passifs de flexion, assez bien d'abord, puis cède au bout d'un certain temps. Il en est de même pour le pied. A la fin de l'expérience, il se produit deux ou trois petites secousses et la jointure cède.

Les réflexes rotuliens sont plutôt exagérés, avec peut-être une certaine tendance à la trépidation spinale.

Il n'existe aucun trouble de la sensibilité. Les réflexes au chatouillement de la plante des pieds sont conservés. Pas d'anesthésie à la piqure ni au froid.

Pas de modifications des notions de position, ni aucun trouble de la sensibilité musculaire. Seulement, si elle essaye de marcher elle dit ressentir des picotements.

Si on veut la faire lever, il faut la soutenir par le tronc. Au début elle était molle et abandonnée de la partie supérieure de son corps. Aujourd'hui elle se tient mieux du haut. Mais les membres inférieurs s'affaissent, et il y a quelques mouvements de pied contradictoires. Ces mouvements contradictoires des membres inférieurs augmentent quand la malade fait des efforts pour marcher.

Il semble qu'elle serait assez forte pour se tenir debout et pour marcher. Mais elle a perdu la notion du mécanisme de la station et de la marche.

Rien du côté de la vessie et du rectum.

Appétit bon.

Nuits un peu agitées; mais elle aurait toujours été ainsi.

Tel est l'état neuf jours après l'accident. Comme on l'a vu, après la peur, il y a eu une incubation de près de quarante heures, du mercredi 6 heures du matin au vendredi minuit.

La malade affirme n'avoir rien senti de particulier dans les membres inférieurs. *Elle dit avoir rêvé plusieurs fois du tremblement de terre toutes les nuits.*

Le lendemain même 12 mars, la malade entre dans un établissement hydrothérapique, sans se séparer de son mari et commence les douches.

Le 13 mars, elle commençait déjà à marcher sur les genoux, « à quatre pattes ».

Le 15 mars, M. le professeur Charcot revoit la malade qui pouvait déjà depuis le matin marcher absolument sans appui. L'occlusion des yeux n'apportait aucun trouble à la station debout et à la marche.

Ainsi la modification heureuse s'est produite en trois ou quatre jours. Cela tient sans doute à ce que la maladie a été attaquée lorsqu'elle était encore tout à fait récente. Il est probable que si on l'avait laissé durer plus longtemps, elle eût été beaucoup plus tenace.

N'est-ce point là un bel exemple de ces *paralysies émotives, Schrecklähmungen* des auteurs allemands? Car, à dire vrai, on peut jusqu'à un certain point laisser de côté l'influence des secousses de tremblement elles-mêmes, en tant qu'agents traumatiques. C'est évidemment chez cette femme l'émotion qui a dominé la scène. C'est à elle, au shock nerveux qu'elle a déterminé, qu'est due en grande partie la paralysie.

Quant à la question de savoir si cette paraplégie était réellement de nature hystérique, on nous objectera peut-être l'absence de la plupart des stigmates que l'examen fait en ville, en consultation, n'a pas permis de noter. Mais il y a chez cette femme de quoi conclure à l'hystérie. Nous savons d'abord qu'elle était émotive et cette extraordinaire sensibilité à l'égard de la musique qu'elle a manifestée dans son jeune âge à propos de ses leçons de piano, nous fait voir un terrain évidemment bien préparé, quoique on n'ait pu obtenir aucun renseignement en ce qui touchait les antécédents héréditaires. En outre, depuis l'accident, la malade était sujette à des syncopes, qui se sont reproduites douze fois en peu de temps et qui n'étaient en réalité que de petites attaques d'hystérie. Enfin elle a eu pendant cette même période de temps une légère crise de somnambulisme. En voilà bien assez, semble-t-il, pour admettre que cette femme était une hystérique. Mais ce n'est pas tout. Cette paraplégie, à peu près complète pendant plusieurs jours, s'est très rapidement guérie sous l'influence du traitement hydrothérapique. Elle avait, il est vrai, été prise à temps, c'est-à-dire dès le début du mal. Ainsi que le notait M. Charcot dans l'observation, si on l'avait laissé durer, il est probable qu'elle aurait été plus tenace. Là n'est point la question ; telle qu'elle était, elle a cédé à trois jours de traitement et ce fait est encore un argument de plus en faveur de la nature hystérique de la maladie.

Il faut noter aussi chez cette malade l'état mental, comme je le disais plus haut. Ce cas est en effet un exemple frappant des idées obsédantes ayant rapport à l'accident, qui hantent d'une façon anormale et véritablement morbide, le cerveau des individus atteints de shock. Elle avait continuellement la sensation d'instabilité, elle avait peur de voir le plafond de son appartement, du théâtre où elle se trouvait, lui tomber sur la tête, ainsi qu'elle avait vu le fait se produire à Nice pendant les secousses de tremblement de terre. De plus toutes les nuits elle rêvait de tremblement de terre plusieurs fois. Ces idées obsédantes se retrouvent chez tous les sujets en état de shock et on verra que dans bien des cas elles ne sont pas d'une médiocre influence sur le développement des accidents consécutifs. En tous cas elles font partie de la symptomatologie du shock nerveux, et à ce point de vue, il n'est pas inutile de les avoir notées ici et d'en avoir dûment constaté la présence.

On peut donc conclure dans ce cas à l'existence de l'hystérie développée à la suite du shock nerveux consécutif à un tremblement de terre. Je n'ai pas d'autre fait de ce genre à signaler. Mais il est certain qu'il doit s'en produire et s'ils sont relativement rares, cela est dû bien probablement à la rareté dans nos régions de phénomènes telluriques semblables.

C) CHOC DE LA FOUDRE.

Ce n'est pas d'aujourd'hui que l'attention est attirée sur les effets produits sur le système nerveux par l'action de la foudre. Les travaux anciens sur les effets de l'électricité atmosphérique abondent, s'étendant à l'envi sur la forme des brûlures, la cause de la mort, etc... Mais ce ne sont pas ces questions-là qui doivent être abordées ici. Dans ces divers travaux cependant un certain nombre de troubles nerveux sont notés, et on trouve dans un excellent mémoire de Stricker (1) quelques indications à ce sujet. L'auteur rapporte la presque totalité des cas publiés à cette époque (1860). Mais l'ancienneté de la plupart de ces observations ne permet pas d'y démêler grand'-chose. Stricker, dans ses conclusions, parle de dépression alternant avec de l'excitation, de faiblesse musculaire, de dyspnée, de ralentissement du pouls. Mais tout cela n'est pas bien net.

Cependant, deux ans auparavant, Knapp (2) avait publié l'histoire fort intéressante d'un homme atteint de paralysie à la suite de choc de la foudre. On la trouvera résumée plus loin.

Leyden (3), dans son traité des maladie de la moelle, consacre un chapitre spécial au « shock causé par la foudre ». Mais,

---

1. Stricker (Wilhelm).—*Die Wirkung des Blitzes auf den menschlichen Körper* Virch. Arch., 1860, t. XX, p. 45.

2. Knapp. — *Ein Fall von Störung in den Nervenfunctionen der oberen Extremitäten, entstehenden durch einen Blitzschlag*..... Virch. Arch., 1858, t. XV, p. 378.

3. Leyden. — *Mal. de la moelle*, trad. française, p. 433.

bien entendu, dans ce livre, il ne s'agit pas d'hystérie. Leyden décrit rapidement les divers accidents nerveux et en particulier les paralysies qui sont le résultat de l'action de la foudre. Mais pour lui ce sont là, aussi bien les accidents guéris en deux heures, que ceux qui durent des mois, comme la mort elle-même d'ailleurs lorsqu'elle survient au moment du choc de l'éclair, ce sont là, dis-je, des manifestations du shock. Il ne s'agit pas en général, dit-il, de lésions matérielles, et la guérison complète finit presque toujours par s'établir.

Ross (1) admet aussi le choc de la foudre comme cause de commotion de la moelle et de shock, mais sans plus s'expliquer d'ailleurs sur la nature ni la forme des accidents observés, dont il ne fait aucune catégorie à part.

C'est en 1876 qu'il est fait, pour la première fois, du moins à ma connaissance, dans la littérature médicale, mention d'hystérie consécutive au choc de l'électricité atmosphérique. Le cas est dû à Oxley (2) et a été communiqué au quarante-quatrième congrès de la British medical Association tenu à Sheffield en 1876. Il s'agit dans ce cas d'une petite fille de huit ans qui fut atteinte, à la suite du choc de la foudre, d'une paralysie des membres inférieurs, probablement accompagnée de contracture, si l'on en juge d'après la description résumée des comptes rendus. Quelque temps après l'établissement de cette paraplégie survint une anorexie invincible qui persista assez longtemps. La guérison fut complète en trois mois.

L'histoire de cette petite malade n'est évidemment pas très complète. Les renseignements manquent sur son hérédité, sur son état antérieur. Peut-être était-elle déjà hystérique. A dire vrai, cela est bien peu probable. Mais en tout cas on peut dire que la foudre a, dans cette occasion, provoqué sinon

---

1. Ross (James). — *Handbook of the diseases of the nervous system.* London, 1885.

 2. Oxley. — *Paralysie hystérique chez une petite fille de huit ans, causée par la foudre. Brit. med. Ass.* 44ᵉ congrès. Sheffield, 1876.

l'hystérie du moins un accident hystérique. C'est déjà quelque chose et je dois dire que, ne possédant pas personnellement de cas d'hystérie consécutive au choc de la foudre, c'est à la suite de la lecture de cette observation qu'il m'est venu à l'idée de rechercher s'il ne s'en trouverait pas d'autres analogues dans la littérature médicale.

Mes efforts n'ont pas été vains, comme on va le voir. Parmi nombre d'observations passées en revue, j'ai laissé de côté toutes celles, et elles sont nombreuses, dans lesquelles le doute peut encore être permis, quoique cependant on ne puisse s'empêcher en les lisant, de penser à l'hystérie (1). Je me suis contenté de celles qui sont par elles-mêmes suffisamment probantes et pour qui, si l'on peut ainsi parler, le diagnostic s'impose rétrospectivement.

Le fait suivant me semble rentrer dans cette catégorie. Il est emprunté au travail déjà cité de Knapp.

Observation XI (Résumée)

Paralysie très probablement de nature hystérique développée par le choc de la foudre.

(Knapp, *Ein Fall von Störung in den Nervenfunctionen der oberen Extremitäten, entstehenden durch einen Blitzschlag... Virch. Arch.* 1858, t. XV, p. 378.)

Un homme de cinquante ans, robuste, cherche pendant un orage un refuge contre la pluie sous un arbre. Il a les mains derrière le dos et s'appuie ainsi contre le tronc. L'arbre est frappé de la foudre. L'homme doit être porté chez lui et reste un jour au lit. Douleurs en ceinture, douleurs dans les deux bras, puis paralysie avec perte de la sensibilité au niveau des deux membres

---

1. Voir à ce sujet : Stricker. — *Loc. cit.*

Boudin. — *Histoire physique et médicale de la foudre Ann. d'hyg. publ.*, 1854 et 1855.

Durand (A). — *Des effets de la foudre sur l'homme.* Th. Paris, 1854.

Dillner. — *Ueber die Wirkungen des Blitzes auf den menschlichen Körper* Inaug. Diss. Leipsick, 1865.

Gerhardt (C.) — *Ein Fall von Erkrankung durch Blitzschlag. Charité-Annalen*, 1888, XIII Jahrg.

supérieurs. Les douleurs en ceinture disparaissent en quelques semaines ; mais les douleurs, l'anesthésie et la paralysie persistent dans les deux bras. Après une séance d'électrisation, les douleurs disparaissent, les mouvements reviennent et au bout de peu de temps (trois mois environ) le malade est guéri.

Il semble bien probable qu'il s'agit dans ce cas d'une paralysie hystérique. Les troubles de la sensibilité, la localisation aux deux membres supérieurs, la guérison rapide par la faradisation tendent à faire admettre rétrospectivement ce diagnostic, qui n'est pas donné par l'auteur. Pour expliquer la localisation des douleurs et de la paralysie dans ce fait, Knapp s'appuie sur le passage et la direction du courant électrique. Celui-ci aurait d'abord frappé l'arbre, puis passant dans l'un des deux bras dont la main s'appuyait au tronc, aurait traversé la poitrine pour revenir ensuite à l'arbre par le bras du côté opposé. Quoi qu'il en soit de cette explication, il est bien évident que c'est le choc de la foudre qui a produit la paralysie dans ce cas, et cette paralysie est très vraisemblablement de nature hystérique. C'est à ce point de vue que j'ai reproduit cette observation, malgré son manque de détails qui lui ôte beaucoup de valeur. Mais il faut dire qu'elle date de 1858.

L'observation qu'on va lire est beaucoup plus caractéristique. Elle se trouve relatée dans un travail de Nothnagel sur les effets de la foudre (1). Je la reproduis textuellement.

Observation XII

Paralysie hystérique de la main droite développée par le choc de la foudre.

(Nothnagel, *Zur Lehre von den Wirkungen des Blitzes auf den thierischen Körper. Virchow's Arch.* 1880, t. LXXX, p. 345.)

Le 23 janvier 1880 entre à la clinique un forgeron de trente-six ans. Il donne les renseignements suivants.

1. Nothnagel.— *Zur Lehre von den Wirkungen des Blitzes auf den thierischen Körper. Virchow's Archiv.* 1880, t. LXXX, p. 345.

Le 22 juin 1873, à 10 heures du soir, il revenait d'une partie de plaisir pendant un orage, lorsqu'il fut frappé par un éclair. Il reprit connaissance à 3 heures du matin. Il se sentait parfaitement bien alors, sauf qu'il ne pouvait pas se servir de sa main droite. Celle-ci était complètement insensible, presque incapable d'aucun mouvement et lui semblait froide. Sur le dos de la main droite se trouvait une plaque brune de la grandeur d'un thaler, qui n'existait pas auparavant. Le malade décrit son état d'alors comme absolument semblable à celui qu'il présente aujourd'hui. Il fut pendant dix semaines électrisé par un aide-chirurgien qui employait localement les courants induits et traité aussi par des frictions, sans que la moindre amélioration se produisît. Un jour subitement, pendant qu'on continuait toujours tranquillement à l'électriser, en l'espace de deux jours, la sensibilité et le mouvement revinrent et il fut depuis cette époque complètement guéri et capable de travailler, jusqu'au 24 octobre 1879. Ce jour-là, étant à son travail de forgeron, lorsqu'il voulut soulever un marteau, sa main se paralysa de nouveau subitement et devint insensible comme en 1873. Il se fit de nouveau électriser ; mais comme il ne s'ensuivait aucune amélioration, il entra à la clinique le 23 janvier 1880.

État actuel. — L'examen ne montre chez cet homme grand, bien fait et très musclé, aucun phénomène anormal dans les fonctions des appareils respiratoire, circulatoire, digestif et urinaire. Le sensorium est parfaitement normal. Aucun trouble dans le domaine des nerfs craniens, ni de ceux des extrémités supérieures et inférieures.

Les troubles les plus accusés se manifestent au niveau de la main droite.

Inspection et palpation. — Les doigts sont un peu plus pâles à droite qu'à gauche. La peau paraît un peu plus froide sur la main et à la partie inférieure de l'avant-bras de ce côté. Il existe une atrophie notable des muscles interosseux et des éminences thénar et hypothénar. (Le malade raconte que cette atrophie existait déjà il y a sept ans et qu'elle a disparu lorsque les troubles moteurs et sensitifs ont été guéris. Je me contente de mentionner ici, sans en discuter la vraisemblance et la valeur, l'opinion du malade qui prétend que cette atrophie existait déjà le lendemain de son accident.) Du côté de la flexion, les muscles de l'avant-bras droit sont un peu plus faibles, mais il n'existe pas là d'atrophie. La mensuration des avant-bras, pratiquée en deux points correspondants donne à gauche 30 centimètres 1/2, à droite 31 1/2.

Motilité. — Les mouvements sont normaux à droite et à gauche dans l'épaule et le coude. Ils semblent cependant un peu plus faibles pour le coude. La pronation et la supination sont notablement plus faibles à droite qu'à gauche, mais cependant encore bonnes. En faisant étendre horizontalement le bras entier, il se produit un certain degré de tremblement, que le malade dit avoir depuis de longues années, et qu'il attribue à son métier et aux poids considérables qu'il soulève. Tous les mouvements du poignet sont très faibles et la paralysie motrice est encore plus accentuée en ce qui concerne les doigts dont l'extension et l'écartement sont à peine possibles. Le malade ne peut pas non plus fermer le poing, exercer la moindre pression avec sa main. Les mouvements du pouce sont complètement impossibles.

Examen électrique. — Par l'excitation directe ou indirecte, par les courants galvaniques et faradiques, les muscles de l'avant-bras se contractent aussi bien à droite qu'à gauche, seulement les muscles de la main manquent de telle sorte que par exemple, par l'électrisation du nerf radial la main s'étend sur le poignet et les doigts se mettent en griffe. Quand on place l'anode du courant galvanique sur le sternum, et la cathode au point d'électrisation du nerf cubital au coude, on obtient le résultat suivant.

KSZ	Droite	12 E.	Gauche	14 E.
ASZ	»	18 E.	»	14 E.
AOZ	»	18 E.	»	20 E.
KOZ	»	29 E.	»	28 E.

La sensibilité électro-musculaire manque complètement au niveau de la main. Elle existe à l'avant-bras.

Sensibilité. — Elle est normale sur tout le corps, sauf au niveau de la main droite. Celle-ci est complètement anesthésique ; le malade ne sent absolument rien. On peut lui planter une aiguille dans la main, lui appliquer les courants induits les plus forts ou le pinceau électrique, lui placer de la glace ou de l'eau chaude, lui appuyer sur la main de tout le poids du corps avec le talon de la botte ; lorsqu'il a les yeux fermés, il n'accuse aucune espèce de sensation et ne se doute même pas que l'on touche sa main.

Les limites de cette anesthésie sont tout à fait caractéristiques. Elle comprend la main tout entière et cesse un peu au-dessus du pli du poignet par une ligne droite circulaire, au niveau des apophyses styloïdes des deux os de l'avant-bras.

Les yeux fermés, le malade est incapable de dire quelle position l'on donne passivement à ses doigts. Il se plaint d'une sensation subjective d'engourdissement et de refroidissement de la main droite.

Jusqu'au 28 janvier le malade est traité par les courants galvaniques et faradiques, ceux-ci placés exactement sur la main, ceux-là sur les nerfs du bras et la moelle, sans qu'il survienne la moindre modification dans son état.

Le 28 janvier à midi, j'avais fait l'essai de l'aimant pour un cas d'hémianesthésie d'origine cérébrale. Il me vint à l'idée d'en faire usage également pour ce malade. J'avoue que je n'en attendais pas grand'chose de bon.

Donc à midi 3/4 on place les deux pôles d'un gros aimant presque contre le bord cubital du dos de la main droite. Vers 1 heure 1/2 le malade se plaint de fourmillements à la place où se trouve l'aimant. Celui-ci reste en place jusqu'à 5 heures 1/2. A ce moment j'examine le malade de nouveau et je m'aperçois qu'à cette même place il sent maintenant une forte piqûre d'épingle. A 7 heures 1/2 du soir, l'aimant n'ayant pas été réappliqué de nouveau, le quatrième et le cinquième doigts avaient sur leur face dorsale recouvré le même degré de sensibilité.

Le lendemain matin, la sensibilité revenue la veille s'était maintenue et même étendue un peu. De plus, le quatrième et le cinquième doigts pouvaient se mouvoir, et exercer une pression assez forte.

L'aimant fut appliqué de nouveau chaque jour pendant plusieurs heures en différents points de la main et en quelques jours la sensibilité revint peu à peu. Elle était normale le 1ᵉʳ février. La motilité suivit la même marche, de sorte que le 2 février, sensibilité et motilité étaient revenues à l'état normal. Pas de traces de diminution de la sensibilité par transfert au niveau de la main du côté opposé.

Le 5 février on pouvait facilement constater que les espaces interosseux paraissaient moins excavés au niveau du dos de la main droite. Cela se remarquait surtout entre le pouce et l'index.

Le malade se sentant guéri, demanda à reprendre son travail et quitta la clinique le 7 février.

Après avoir relaté l'histoire de ce cas fort intéressant et fort bien observé, l'auteur le fait suivre de quelques réflexions. Il insiste sur la marche bizarre de cette paralysie, sur cette rechute après sept ans et il conclut qu'il ne s'agit évidemment là que de troubles fonctionnels. Il existe, dit-il, entre cette paralysie et les paralysies hystériques des analogies frap-

pantes : l'invasion brusque, la guérison rapide et complète,
nous ajouterions aujourd'hui : la forme et les limites de
l'anesthésie. Mais il ne saurait admettre que l'hystérie puisse
être en cause chez un homme robuste comme celui-là. « Da-
« bei brauche ich übrigens wohl kaum zu betonen, dass von
« Hysterie bei unserem urkfrätigen Schmied nicht die Rede
« war. »

Il me semble au contraire que c'est là un cas de paralysie
hystérique aussi bien observé que possible. L'auteur avait
même décrit cette anesthésie en forme de gant que cinq ans
plus tard M. Charcot devait donner comme caractéristique des
anesthésies accompagnant les monoplégies hystériques. Tout
concourt d'ailleurs dans ce cas à faire admettre la nature hystérique du mal : le début brusque à la suite d'un shock aussi
violent que la foudre, la disparition presque spontanée lors
de la première atteinte, la rechute à la suite d'un effort violent
(soulèvement d'un marteau de forgeron) la limite de l'anesthésie, la perte du sens musculaire, la conservation des réactions électriques, la guérison par l'usage d'un agent esthésio-
gène tel que l'aimant. On y trouve même la description de
cette atrophie musculaire généralement bénigne qui accompagne quelquefois les paralysies hystériques et qui, après avoir
été longtemps niée, est aujourd'hui admise depuis les travaux
de M. Charcot (1) et de ses élèves (2). Que l'on ait eu affaire
à un forgeron solide et bien bâti, ce n'est pas là une raison,
on le sait aujourd'hui, pour ne pas admettre l'hystérie.

Je ferai observer en passant que dès le lendemain de son
accident, le malade en remarquant la tache brune du dos de
sa main, avait cru voir cette main déjà atrophiée. Il y a là un
élément psychique sur lequel j'attire dès maintenant l'attention, car il n'est pas d'une médiocre valeur lorsque l'on tente
d'interpréter la pathogénie et le mode de développement
des accidents de ce genre.

1. Charcot. — *Leç. sur les mal. du syst. nerv.*, t. III, *Appendice*.
2. Babinski. — *De l'atrophie musculaire dans les paralysies hystériques.
Arch. de Neurol.*, 1886, n°⁸ 34 et 35.

Ici pourraient s'arrêter ces quelques considérations sur le rôle de la foudre comme agent provocateur de l'hystérie. Cependant je veux, avant de terminer, citer encore un cas publié par Onimus (1), dans lequel une paralysie du bras fut consécutive au choc d'un courant électrique d'origine tellurique, pour montrer combien l'interprétation de ces faits peut être difficile, lorsqu'ils ne sont pas observés avec tout le soin et la minutie que l'on peut aujourd'hui exiger du clinicien en pareille matière. Je reproduis à peu près textuellement l'observation, telle qu'elle se trouve dans les comptes rendus de la Société de Biologie.

OBSERVATION XIII

Paralysie par courant électrique d'origine tellurique.
(Onimus. *Soc. de Biol.* 1887 et 1888.)

Nous avons eu l'occasion d'observer à Nice des phénomènes paralytiques survenus à la suite d'un choc électrique produit par le tremblement de terre... Il s'agit d'un homme vigoureux, artilleur, qui, d'un fort bâti sur une haute montagne, expédiait une dépêche à un autre fort au moment où la troisième secousse avait lieu. L'index et le médius de la main droite étaient en communication avec les parties métalliques d'un appareil électrique, dont les fils conducteurs, sur une étendue de 600 mètres, sont enterrés à une profondeur de 1 m. 50.

Au moment où il voit les murs se soulever, il reçoit une secousse, ou mieux il éprouve une sorte d'éblouissement, et, pendant une dizaine de minutes, il reste étendu, immobile, sur son siège. Il dit ne pas avoir eu de phosphènes. Toute la journée il conserve un fort étourdissement, et les mouvements sont difficiles. Le lendemain la paralysie se localise nettement dans le bras, et actuellement encore, la faiblesse est considérable pour tous les muscles du bras droit. L'écriture même devient rapidement pénible par suite de la fatigue de la main. La contractilité électromusculaire reste cependant normale. Par contre la sensibilité est

1. Onimus. — *Paralysie par courant électrique d'origine tellurique. Comptes rendus de la Soc. de biologie.* Séances du 4 juin 1887 et du 26 mai 1888.

profondément altérée, surtout pour les doigts qui ont été en contact avec le manipulateur. Il faut jusqu'à 12 ou 15 millimètres d'écart pour que les deux pointes d'un compas soient distinguées à l'extrémité de l'index et du médius.

La marche n'est pas modifiée, quoiqu'il y ait une faiblesse générale ; mais ce dont le malade se plaint le plus, c'est de douleurs violentes sur le sommet de la tête et de ce qu'il appelle des trémulations, c'est-à-dire des contractions fibrillaires qui existent dans tous les muscles du corps, mais surtout dans ceux du bras droit et dans le côté gauche de la face. La paupière gauche est, de plus, atteinte de parésie avec blépharospasme. Les pupilles sont égales des deux côtés et elles se contractent régulièrement.

Tous ces symptômes, cette paralysie alterne, cet affaiblissement généralisé du système musculaire. et surtout ces contractions fibrillaires, indiquent évidemment une commotion violente du système nerveux. Celle-ci ne paraît pas beaucoup différente des commotions produites par des appareils électriques très puissants, mais elle paraît plus profonde et avoir une durée bien plus longue.

Un an plus tard, Onimus revoyait son malade et communiquait à la Société de Biologie les résultats de son observation, de la façon suivante :

… Actuellement, quatorze mois après l'accident, il reste encore quelques symptômes de cette parésie. La force musculaire est toujours moindre dans le bras droit que dans le bras gauche, quoique la contractilité électro-musculaire soit à peu près la même des deux côtés ; il y a un an elle était très affaiblie. La sensibilité est également restée un peu obtuse de ce côté ; mais si on la compare à ce qu'elle était autrefois, il y a un grand progrès.

Les soubresauts et les contractions fibrillaires n'existent plus ; ces symptômes ont disparu à peu près trois mois après la commotion. Il ne reste plus que très rarement un peu de blépharospasme.

Les deux manifestations pathologiques sur lesquelles il insiste sont des maux de tête très fréquents, alors qu'autrefois il ne souffrait jamais de ce mal, et une sorte de crampe des écrivains ; car, lorsqu'il écrit, au bout de très peu de temps il survient de la raideur dans les doigts et une douleur fixe au poignet. Il sent dans le bras une fatigue générale, surtout s'il veut soulever un poids.

Enfin de temps en temps il éprouve des étourdissements, mais ceux-ci sont plus légers et plus rares que lorsque nous l'examinions il y a un an.

Ainsi voilà un malade chez lequel, à la suite d'un choc électrique, se produit une monoplégie du membre supérieur droit, avec une sorte d'hémispasme facial gauche. A la lecture des quelques lignes reproduites ci-dessus, on peut à la rigueur penser à une paralysie hystérique, l'auteur ne donnant pas de diagnostic. Mais ni la limite de l'anesthésie, ni ses caractères, ni l'état du sens musculaire ne sont notés, pas plus que l'examen de la sensibilité sur d'autres points du corps. En ce qui concerne la face, nous ne savons quel est l'état de la langue, des lèvres et de la commissure labiale. Pas de mention non plus de l'examen des sens spéciaux, pas de recherche des points douloureux ou hypéresthésiques, en un mot des stigmates hystériques dont la présence ou l'absence, dans un cas semblable, eussent cependant été bonnes à noter. Que sont ces maux de tête dont souffre le malade depuis son accident ? Nous n'en savons rien et cependant il eût été intéressant de connaître s'il ne s'agissait pas là par hasard de céphalée neurasthénique. Et ces étourdissements dont se plaint le sujet ? S'agit-il de vertiges, de pertes de connaissance, de petites attaques d'hystérie ? Je ne parle pas de la recherche des antécédents tant héréditaires que personnels ; il n'en est fait aucune mention.

Alors pour quelqu'un qui ne se contente pas du diagnostic de « paralysie par choc électrique » à quoi attribuer cet accident ? Il est impossible de discuter sur des observations semblables, surtout lorsqu'elles sont prises en 1887 et 1888. Ce sont des matériaux inutiles, qui encombrent la littérature médicale, déjà cependant si chargée, et dont personne ne saurait profiter. L'obligation absolue s'impose aujourd'hui, lorsqu'on a affaire à des cas de ce genre, de présenter une observation complète, remplie de ces mille détails, jamais oiseux, qui fournissent une base ferme à la discussion et permettent en somme d'établir un diagnostic solide.

Quoi qu'il en soit d'ailleurs de ce fait, je pense que l'observation précédente de Nothnagel suffit à bien montrer que l'hystérie peut être développée chez un individu à la suite du choc de la foudre. Rien que de très admissible dans cette proposition, du reste. On peut bien concevoir la peur causée par l'orage chez beaucoup d'individus et dire qu'en général le traumatisme, c'est-à-dire le choc électrique, quand il survient, atteint un sujet déjà sous l'influence d'une violente émotion. D'autre part, étant connus les effets de l'électricité sur le système nerveux en particulier, effets d'ailleurs utilisés couramment dans la thérapeutique neurologique, il ne répugne nullement à l'esprit d'admettre que le choc de l'éclair puisse produire dans le fonctionnement du système ce trouble profond qui a reçu le nom d'hystérie.

CHAPITRE III

Maladies générales et infectieuses.

J'arrive maintenant à une catégorie de faits tout différents de ceux dont il vient d'être question. Tandis que dans les cas précédents le shock nerveux jouait un rôle prépondérant dans le développement des accidents, ici il est en général relégué tout à fait au second plan, ou même, on peut le dire, complètement absent. Ce n'est pas à dire pour cela que l'état dans lequel se trouvent les sujets qui rentrent dans cette catégorie, ne présente pas une certaine analogie avec celui des individus atteints de shock nerveux. Je parlerai de cela plus loin. Pour l'instant je me contenterai de démontrer que l'hystérie peut être provoquée par quelques maladies générales aiguës ou chroniques, par suite de l'état d'ébranlement du système nerveux dans lequel se trouve tout sujet en proie à l'une quelconque de ces maladies.

L'existence de troubles nerveux consécutifs aux maladies générales a été notée de tout temps. Inutile d'insister sur ce fait, qui est de connaissance vulgaire. Mais parmi les accidents nerveux de ce genre, il en est de nature bien différente. Tout d'abord les accidents dus à une lésion organique matérielle doivent être mis de côté ici, qu'il s'agisse d'une altération des centres ou des conducteurs nerveux. Il y a pas mal de maladies qui s'accompagnent ou plutôt se compliquent de lésions du système nerveux, soit dans le cours de la maladie elle-même, soit surtout pendant la convalescence. La paralysie diphthéritique en est un exemple frappant. Mais parmi ces maladies, il en est aussi qui peuvent se compliquer

d'accidents nerveux ne relevant pas d'une lésion matérielle
des centres ou des conducteurs. C'est dans ces cas-là que l'on
trouve des faits d'hystérie provoquée par une maladie générale.

Il est bon de dire tout d'abord que la plupart du temps les
troubles nerveux consécutifs aux maladies se présentent sous
forme de paralysies. C'est ce qui explique que l'histoire des
paralysies consécutives aux maladies aiguës ait absorbé à
son profit presque toutes les autres faces de cette question,
bien plus large et bien plus importante, des troubles nerveux
provoqués par ces mêmes maladies. Les travaux abondent sur
ce point particulier du sujet. Peu d'entre eux traitent des
accidents hystériques développés à la suite de certaines
affections générales ou infectieuses, aiguës ou chroniques.
Dans les uns (1) on qualifie de névroses des accidents tels
que la paralysie diphthéritique par exemple, dont l'origine
organique ne devait être démontrée que plus tard d'une façon
péremptoire. Dans le travail le plus important et le plus
complet que je connaisse sur ce sujet, la thèse d'agrégation
de mon maître M. le D\ L. Landouzy (2), on ne trouve guère
mention que d'une paralysie hystérique consécutive à une
maladie générale, et encore est-elle empruntée à Trousseau (3). M. Landouzy est, il est vrai, bien qu'il admette
l'existence de paralysies réflexes dans certains cas donnés,
plutôt partisan en général de l'origine organique de ces
paralysies. Il repousse la théorie de Gubler (4), vraie cependant dans certains cas au moins comme interprétation patho-

1. Jung (Aug.).—*Die Neurosen nach acuten Krankheiten.* Inaug.Dissert.Bres-
lau, 1875.

2. Landouzy (Louis). — *Des paralysies dans les maladies aiguës,* Th. agrég.,
1880.

Voir aussi sur ce même sujet : Schneider.— *Des paralysies consécutives aux
maladies aiguës.*Th.Paris,1875.

3. Trousseau.— *Clinique médicale de l'Hôtel-Dieu,* 4e édit.,t. I, p.359 (cité par
Landouzy).

4. Gubler. — *Des paralysies dans leurs rapports avec les maladies aiguës et
spécialement des paralysies asthéniques diffuses des convalescents. Arch. gén.
de méd.* 1860-61.

génique, mais fausse et trop exclusive en ce sens que cet
auteur voulait l'appliquer à tous les cas. Gubler attribue à
l'asthénie qui accompagne toujours la convalescence des
maladies graves, toutes les paralysies consécutives à ces maladies. Il est bien évident que c'est vouloir trop généraliser.
Mais il est certain aussi que cette asthénie, comme on le verra
plus loin, et en particulier l'asthénie du système nerveux,
ne joue pas un médiocre rôle dans le développement des
accidents nerveux, spécialement en ce qui concerne les
troubles *sine materia.*

Il faut dire qu'à cette époque la notion des agents provocateurs de l'hystérie était encore à peu près dans les limbes
et que personne ne s'était attaché à rechercher particulièrement l'existence de l'hystérie à la suite de telle ou telle
affection générale. On avait bien assez à faire pour fixer
nettement le tableau symptomatologique de la névrose,
encore assez mal dessiné alors.

Aussi est-ce dans les travaux concernant l'hystérie en particulier, qu'il faut, avant la période tout à fait contemporaine,
aller chercher les éléments d'une semblable étude. On trouve
parmi les observations publiées, soit dans les monographies,
soit dans divers recueils ou thèses, des faits d'hystérie consécutive à des maladies plus ou moins graves. Dans chaque
cas en particulier cette étiologie est notée, mais le plus souvent sans que l'auteur y apporte une attention spéciale, de
sorte que la synthèse de tous ces cas, autrement dit ce chapitre de l'étiologie de l'hystérie, reste encore à peu près
complètement à faire.

On a bien dit, il est vrai, récemment, que l'hystérie pouvait
être provoquée par une maladie infectieuse (1), mais en
somme la question n'a pas été abordée de front et avec tous
les développements qu'elle comporte. Ce n'est pas que le
sujet soit facile, bien loin de là. On peut même dire que ses
limites sont à peu près impossibles à fixer. Dire que le rôle

1. Lunz. — *Ueber die Affectionen des Nervensystems nach acuten infectiösen
Processen. Arch. f. Psych.* XVIII, 3.

d'agent provocateur de l'hystérie est réservé à telle, telle et telle maladie, me semblerait bien hasardé. On peut demain observer un cas nouveau, où c'est une maladie jusque-là non encore soupçonnée à cet égard, qui a produit l'hystérie. En effet, ce n'est pas la maladie par elle-même qui joue le rôle de cause provocatrice, mais bien l'état où elle met l'individu qui en est atteint, état propice au développement de la névrose. Il en est des maladies comme du traumatisme qui est en somme insuffisant par lui-même à amener l'hystérie, mais qui produit l'état de shock nerveux, éminemment favorable à l'éclosion de cette dernière. On semble donc assez autorisé à dire que toute maladie grave peut provoquer l'apparition de l'hystérie.

Les cas de ce genre ne datent d'ailleurs pas d'hier. On en trouve un dans Sydenham, qui est bien caractéristique et que je reproduis textuellement.

OBSERVATION XIV

Petite hystérie consécutive à une maladie aiguë pour laquelle on employa un traitement débilitant.
(Sydenham, *Schedulæ monitoria*, t. I, p. 384.)

Un jour, je fus appelé pour voir un homme de condition et de beaucoup d'esprit qui, depuis peu de jours seulement, relevait d'une fièvre ; son médecin l'avait fait saigner, l'avait purgé trois fois, et lui avait défendu la viande. Comme je trouvai cet homme habillé et que je l'entendais raisonner sensément sur toutes choses, je demandai pour quel sujet on m'avait fait venir. Un de ses amis me dit d'attendre un peu et que je verrais bientôt de quoi il était question. M'étant donc assis et m'entretenant avec le malade, je m'aperçus que sa lèvre inférieure s'avançait par devant avec un mouvement fréquent, comme il arrive aux enfants qui boudent et qui se mettent à pleurer ; cela fut suivi d'un torrent de larmes accompagnées de soupirs et de gémissements qui allaient presque jusqu'à la convulsion ; mais peu de temps après, les larmes et les soupirs cessèrent entièrement. Je déclarai que le symptôme était uniquement l'effet de l'épuisement. Ayant ensuite continué à manger de la viande modérément, il n'eut jamais plus d'accidents semblables.

Comme on le voit, Sydenham attribuait dans ce cas les symptômes qu'il constatait à l'épuisement nerveux consécutif à une maladie fébrile traitée suivant une méthode débilitante. Il est bien évident que ce cas se rapporte à l'hystérie. Il a d'ailleurs été cité comme tel par les auteurs qui se sont occupés de l'hystérie chez l'homme et qui ont recherché dans les textes anciens des exemples rétrospectifs de cette névrose.

On trouve un certain nombre de cas analogues, mais plus complètement observés, disséminés çà et là dans la littérature médicale des quinze dernières années. Je les mentionnerai à part au fur et à mesure, suivant qu'ils se rapportent à telle ou telle des maladies que je vais maintenant passer en revue.

A) FIÈVRE TYPHOÏDE

J'ai parlé plus haut d'une observation de paralysie hystérique consécutive à une fièvre typhoïde, due à Trousseau (1) et qui est citée par M. Landouzy (2) dans sa thèse. Voici cette observation :

OBSERVATION XV

Paraplégie hystérique dans la convalescence d'une fièvre typhoïde.
(Trousseau, *Clinique.*)

Une jeune fille d'une douzaine d'années est atteinte d'une fièvre putride grave ; dans la convalescence elle est dans l'impossibilité de marcher. Le médecin ayant recommandé l'exercice en plein air, on promène la malade dans une petite voiture, et les accidents persistant, on l'emmène à la campagne. La situation ne s'améliorait pas, lorsqu'un jour qu'on avait enfermé par mégarde l'enfant dans sa chambre en retirant la clef, on fut surpris au retour de

1. Trousseau. — *Loc. cit.*
2. Landouzy. — *Loc. cit.*, p. 137.

trouver la porte ouverte et la malade debout, ayant marché pour se délivrer elle-même. Les parents crièrent au miracle ; malheureusement le miracle ne fut pas complet, car la paralysie se reproduisit dès le lendemain, et aujourd'hui, d'après les renseignements donnés au médecin qui m'a raconté ce fait, la malade ne marche toujours pas.

« Assurément, dit Trousseau, il ne s'agit pas ici d'une de ces paralysies consécutives à la fièvre putride : celles-ci ne cessent pas aussi brusquement, et quand elles ont cessé, elles ne reparaissent pas avec une aussi grande rapidité. Sans avoir vu la malade, je crois pouvoir dire que l'on a eu affaire à une de ces paralysies qui surviennent chez les hystériques. »

Il faut bien remarquer ici qu'en parlant des rapports de l'hystérie avec la fièvre typhoïde je ne fais en aucune façon allusion aux cas dans lesquels l'hystérie établie à l'état de protopathie, imprime à la marche de la maladie un caractère spécial. C'est de cas semblables que s'est occupé M. Huchard (1). S'ils sont fort intéressants en eux-mêmes, ils sortent complètement du cadre tracé ici. Quoiqu'ils se rapportent de beaucoup plus près à mon sujet, je ne traiterai pas non plus des cas de rappel de l'hystérie à l'occasion d'une fièvre typhoïde. Ce que je veux démontrer ici c'est que l'hystérie non manifestée encore antérieurement dans les antécédents personnels d'un sujet, peut être provoquée d'emblée par la dothiénentérie. A cet égard, les observations absolument indubitables et défiant toutes critiques, n'abondent pas. En voici une cependant, qui, quoique un peu complexe, en ce sens qu'à la fièvre typhoïde vient se surajouter une grossesse pénible, paraît cependant suffisamment probante. Elle est empruntée à la thèse de Furet (2).

1. Huchard.— *Études de clinique médicale. L'hystérie dans ses rapports avec divers états morbides.*

2. Furet. — *Contribution à l'étude de l'hystérie dans ses rapports avec divers états morbides.* Th. Paris, 1888.

OBSERVATION XVI (RÉSUMÉE)

*Hystérie survenue à l'occasion d'une fièvre typhoïde grave
suivie immédiatement d'une grossesse.*

(Furet, *Contribution à l'étude de l'hystérie dans ses rapports avec divers états
morbides*. Th. Paris,1888. Observation communiquée par M. le Dr Berbez.)

Eugénie B..., vingt-deux ans, domestique.

Antécédents héréditaires. — Tuberculose avec léthalité énorme
du côté de la famille de la mère.

Une tante maternelle hystérique. Quatre frères et sœurs morts de
convulsions.

Antécédents personnels.— Misère dans l'enfance. Réglée à quinze
ans, et régulièrement depuis.

Vient à Paris et contracte la fièvre typhoïde deux mois après.
Trois rechutes. Quitte l'hôpital avant rétablissement complet.

Presque tout de suite, grossesse pénible, marquée par des syncopes fréquentes.

Depuis l'accouchement, qui s'est fait normalement, énervement
constant. Pas d'attaques.

Entrée à l'hôpital le 26 septembre 1886.

Pas de lésions viscérales, sauf une métrite du col. Souffle anémique au cou.

Hémianesthésie droite pour tous les modes de la sensibilité.
Rétrécissement concentrique du champ visuel à droite avec achromatopsie. Abolition de l'ouïe et de l'odorat à droite.

Pas de zones hystérogènes.

Une tentative d'hypnotisation produit une attaque d'hystérie.
Il s'en produit quelquefois aussi sous l'influence d'une contrariété.

Un jour crise de dyspnée, suivie d'une période d'apnée presque
complète qui disparaît sans laisser de traces.

Le 18 janvier la malade devient tout à coup inerte et ne mange
plus. Elle est anesthésique totale, sourde, muette et aveugle. Elle
reste près de trois jours dans cet état et redevient spontanément
ce qu'elle était auparavant.

Le 30 janvier elle redevient anesthésique totale. L'application
de l'aimant produit une légère modification dans l'anesthésie.

Le 4 février contracture des pieds à la suite d'une attaque. L'aimant est toujours en place.

Le 11 on enlève l'aimant. La malade redevient anesthésique

totale et inerte des quatre membres, incapable de se mouvoir, même pour manger.

L'aimant remis en place, après avoir donné lieu à un certain degré de céphalalgie, produit une amélioration notable, qui va en augmentant peu à peu.

Enfin le 3 mars tout disparaît à la suite d'une attaque, et le 11 avril la malade sort de l'hôpital complètement guérie.

Ainsi en résumé, fièvre typhoïde grave, non pas tant par elle-même que par sa longue durée et par l'état d'affaiblissement dans lequel trois rechutes successives ont placé le sujet. On sait en effet que si cette forme de dothiénentérie est généralement suivie de guérison, elle s'accompagne toujours d'une convalescence longue, difficile, pendant laquelle le malade a bien de la peine à réparer lentement les pertes considérables que lui a fait subir la longue affection dont il sort. De plus, et c'est là que l'observation présente un côté qui prête un peu à la critique, à la suite de cette fièvre typhoïde, la malade étant à peine rétablie, puisqu'elle avait quitté l'hôpital avant le retour complet à l'état de santé, survient une grossesse pénible, traversée par des syncopes fréquentes. Ces syncopes étaient-elles déjà de petites attaques d'hystérie, ou étaient-ce véritablement des syncopes, dues à l'état de faiblesse et d'anémie dans lequel se trouvait le sujet? Les renseignements précis à ce sujet font défaut. Puis l'accouchement s'étant fait normalement, tout d'un coup éclatent une série d'accidents d'ordre manifestement hystérique, point n'est besoin de le démontrer, la lecture de l'observation étant suffisamment probante à ce point de vue.

On est en droit de dire que si la fièvre typhoïde n'a pas suffi à elle seule pour provoquer l'éclosion des accidents hystériques, et s'il a fallu pour arriver à ce résultat l'adjonction d'une grossesse pénible et d'un accouchement, du moins elle a contribué pour la plus grande part à mettre la malade dans un état d'épuisement considérable. Or c'est précisément grâce à cet état d'asthénie et de misère physiologique que la névrose a pu éclore. Il est donc permis de dire, bien que l'auteur qui donne l'observation précédente, Furet, n'ose pas s'avancer jusqu'à l'affirmer, que la fièvre typhoïde à joué dans ce cas, pour une grande part, le rôle d'un agent provocateur de la névrose.

M. le professeur Charcot a décrit un cas de paralysie hystéro-traumatique (1), très remarquable à beaucoup d'autres points de vue et sur lequel j'aurai pour cette raison à revenir plusieurs fois dans le courant de ce travail. Le malade manifestement hystérique, avait autrefois présenté à la suite d'une fièvre typhoïde une aphonie qui avait duré plusieurs mois. Quoiqu'on n'ait pu avoir de renseignements précis au sujet de cette aphonie, il est à peu près certain qu'il s'agissait là d'une manifestation hystérique, la première qu'ait jamais présentée le sujet, car il n'en est pas noté d'autres antérieures à celle-là dans l'observation fort circonstanciée que rapporte M. Charcot. Or c'est justement au sortir d'une grave maladie que ce premier symptôme d'hystérie a fait son apparition. Il me semble donc possible d'admettre que c'est à l'occasion de la fièvre typhoïde du malade que l'hystérie s'est manifestée, et que c'est par elle que cette dernière a été réellement provoquée.

Je ne multiplierai pas les exemples. Ceux-ci suffisent, du moins à ce qu'il me paraît, pour permettre d'affirmer que dans certains cas la fièvre typhoïde peut véritablement jouer le rôle d'agent provocateur de l'hystérie.

B) PNEUMONIE

Ici les observations réellement probantes sont encore moins nombreuses que pour la fièvre typhoïde. Mais les deux que j'ai pu relever et qu'on va lire, sont en revanche aussi par-

1. Charcot. — *Deux nouveaux cas de paralysie hystéro-traumatique chez l'homme* (Leçon recueillie par Babinski et Berbez). *Progr. méd.* 1887, n⁰ˢ 4 et 6. Cas de Lelog.....

faitement caractéristiques que possible. Pourquoi les cas publiés sont-ils aussi peu nombreux ? Il est fort probable, du moins je le pense, qu'ils ne doivent pas être d'une grande rareté en clinique. Mais vraisemblablement si chez bon nombre de malades on a noté la pneumonie dans une période de temps antérieure très rapprochée des premières manifestations hystériques, on n'a sans doute généralement pas voulu voir entre celles-ci et celle-là un rapport étroit de cause à effet.

Il en est cependant ainsi, on va le voir par la lecture des deux cas ci-dessous rapportés. Le premier est emprunté à Desterne (1). Voici l'observation résumée.

OBSERVATION XVII (RÉSUMÉE)

*Hystérie développée à la suite d'une pneumonie chez un individu
d'une mauvaise santé.*

(Desterne, *De l'hystérie chez l'homme et du traitement du paroxysme hystérique
par le chloroforme.*, Th. Paris, 1850, et *Union méd.*, 1848.)

Employé de commerce, vingt-cinq ans, mauvaise santé (scrofule, rhumatisme, fièvre intermittente), studieux, mélancolique. Mère et tante hystériques. Depuis dix ans il a des attaques de nerfs, tous les trois ou quatre mois. Elles sont plus fréquentes l'été.

Il y a en général des prodromes, de un jour à quelques heures ; sommeil agité, tristesse, impatience, céphalalgie, fourmillements le long du rachis, crampes, pandiculations, sécheresse de la langue, inappétence, palpitations, soupirs, dyspnée.

Paroxysme: intelligence habituellement conservée, face tuméfiée, cris étouffés, douleurs contusives de la tête et du thorax, agitation des membres, des globes oculaires sous les paupières abaissées, grincement des dents, sans écume, constriction de la gorge, dyspnée, palpitations. Durée de dix à quinze minutes ; insensibilité et faiblesse ; miction abondante ; mémoire d'abord confuse, puis nette de ce qui s'est passé.

Marche. — *Première attaque dans la convalescence d'une pneumonie* à la suite de vives contrariétés ; elle a commencé par quel-

---

1. Desterne. — *De l'hystérie chez l'homme et du traitement du paroxysme
hystérique par le chloroforme.*, Th. Paris, 1850 et *Union méd.*, 1848.

ques prodromes, crampes, douleur épigastrique, raideur du corps sauf les membres supérieurs (on crut au tétanos). Guérison le huitième jour. Pendant ce temps il y eut des crises accompagnées de délire et d'hallucinations.

Depuis, les attaques furent moins intenses. La dernière a eu lieu sans cause morale appréciable. Après un certain temps de malaise général il est pris de délire, mouvements désordonnés, douleurs temporales et de trismus qui persistent dans l'intervalle des crises tandis que l'intelligence revient (durée des crises: dix minutes), l'attaque dure une heure.

Le chloroforme qui est administré à son entrée, l'excite d'abord, puis le calme.

Le lendemain, céphalalgie, raideur des membres inférieurs, de la colonne vertébrale et des mâchoires, anesthésie, affaiblissement de l'ouïe et de la vue, tendance à la syncope. Quelques jours après, son état, après s'être amélioré progressivement, lui permit de sortir guéri.

Ainsi, ici, le fait est assez clair : *Première attaque dans la convalescence d'une pneumonie*. Ce n'est pas par l'effet d'un pur hasard que l'hystérie a justement choisi ce moment-là pour se manifester. Evidemment la pneumonie avait mis le malade dans une condition telle, que la névrose a pu éclater grâce à l'état de faiblesse générale où se trouvait le convalescent, et en particulier de faiblesse du système nerveux. La pneumonie a été là un véritable agent provocateur.

La rôle de la maladie aiguë n'est pas moins net dans le cas suivant, emprunté à M. le professeur Charcot (1), qui n'a pas manqué de faire remarquer le lien qui existait entre les deux affections.

OBSERVATION XVIII

Hystérie survenue dans la convalescence d'une pneumonie.
(Charcot, *Progr. méd.*, 1888, n° 4, p. 65.)

« Cette jeune fille a vingt-deux ans. La mère était rhumatisante et

---

1. Charcot. — *Arthralgie hystéro-traumatique du genou* (Leçon recueillie par P. Blocq). *Progr. méd.*, 1888, n° 4, p. 65.

diabétique, c'est le lieu de constater encore une fois les relations qui existent entre la famille arthritique et la famille névropathique. Elle-même a été chlorotique et mal réglée pendant trois ans, de dix-sept à vingt ans... Il y a un an, six mois avant la chute (on va voir plus loin de quoi il s'agit), elle eut une pneumonie ; on peut trouver dans cette cause débilitante l'occasion du développement des accidents qui suivirent. En effet pendant sa convalescence, elle fut prise de névralgie faciale droite à paroxysmes périodiques, puis de vomissements et d'hématémèses. On reconnut la nature hystérique de l'affection, et on prescrivit un traitement hydrothérapique. Lors de la première douche (le jet a-t-il été projeté sur la plaque hystérogène dorsale?) survient une attaque, et la chute sur le genou; cela il y a sept mois.»

« A la suite de cet accident » il se produisit une arthralgie du genou qui fut traitée pendant longtemps comme une affection organique de la jointure, et qui n'était, ainsi que M. Charcot le démontrait dans sa leçon, qu'un cas de maladie articulaire *sine materia*, de la nature des accidents hystéro-traumatiques.

Cette observation est encore plus démonstrative que la première. Tout d'abord elle est beaucoup plus récente et de plus elle a été prise par un homme qui n'a pas laissé échapper le rapport qui existait entre la pneumonie et les premières manifestations hystériques constatées. Je ne saurais donc mieux faire que de conclure avec lui que la pneumonie constitue une cause débilitante, qui peut fournir à l'hystérie l'occasion de se manifester — en un mot que la pneumonie peut être rangée au nombre des agents provocateurs de l'hystérie.

Il existe toute une catégorie de troubles nerveux consécutifs à la pneumonie et aussi à la PLEURÉSIE. Ce sont d'une part des accidents convulsifs, d'autre part des accidents moteurs. Je veux parler de l'épilepsie et des hémiplégies et paralysies pneumoniques et pleurétiques (1). Qu'il y ait dans les cas de ce genre qu'on a publiés en très grand nombre, des cas d'hystérie, cela est possible et même très probable. Mais d'une

1. Voir à ce sujet : Lépine.— Th. Paris, 1870.
Landouzy. — Th. agrég. citée.
Berbez — *Rev. de méd.*, 1886.
Bataille. — *Traumatisme et névropathie*. Th. Paris, 1887.

façon générale, le syndrome que Lépine le premier a décrit
sous le nom d'hémiplégie pneumonique n'est certainement
pas de nature hystérique. Il s'agit là d'un trouble nerveux
particulier, très probablement organique dans bon nombre
de cas, dont les allures ni la marche ne sauraient faire penser
un instant à l'hystérie. Cela est vrai surtout en ce qui concerne
les paralysies. Pour ce qui est de l'épilepsie pleurétique et
pneumonique, une affirmation aussi catégorique serait peut-être
bien osée. Malheureusement les quelques cas que j'ai eus sous
les yeux ne sont pas suffisamment probants. Et puis d'ailleurs
pourquoi vouloir nier la possibilité du développement de l'épilepsie à la suite d'une maladie aiguë, aussi bien que d'un
traumatisme ou d'une émotion morale vive? On sait très bien
que le mal comitial reconnaît très souvent un de ces facteurs
comme cause occasionnelle. Ce n'est pas seulement l'hystérie
que peuvent provoquer le traumatisme, l'émotion ou les maladies aiguës. Chacun sait combien les coups sur la tête sont
regardés comme fréquents dans l'étiologie de la paralysie
générale, de l'épilepsie, etc...

Je crois donc que, à la suite des pneumonies et des pleuré-
sies il peut se produire, provoqués par ces maladies, des accidents nerveux de deux ordres : d'une part les épilepsies et
paralysies pneumoniques et pleurétiques, d'autre part les
symptômes de l'hystérie. Aujourd'hui que les caractères des
uns et des autres sont bien connus on ne devra plus les confondre. C'est là une question de diagnostic et rien de plus.

C) SCARLATINE

On trouve dans un travail de Grenier sur les rapports de l'hystérie et du diabète sucré (1) une observation citée incidem-
ment en note et qui montre bien que la scarlatine peut jouer
vis-à-vis de l'hystérie le même rôle d'agent provocateur que
la fièvre typhoïde ou la pneumonie. Voici cette observation
in extenso.

1. Grenier. — *Diabète et Hystérie. Arch. gén. de méd.*, octobre 1888.

Observation XIX

Hystérie provoquée par une scarlatine.

(Grenier. *Diabète et hystérie. Arch. de méd.,* oct. 1888. Observation
comuniquée par Surmay [de Ham]).

Mlle M..., vingt ans. Bonne santé habituelle, pas d'antécédents
nerveux, est prise le 24 avril 1888 de scarlatine.

En pleine éruption, sans autre particularité que la venue des
règles, spasme respiratoire laryngé avec excitation, pleurs et
rires, sans perte de connaissance, ni délire. La veille, température:
39°; le jour de l'accès : 38 et quelques dixièmes. L'urine ne contient ni sang ni albumine. Un peu de céphalalgie et douleur spontanée dans la cuisse gauche, augmentée par la pression, mais sans
point névralgique déterminé. Cet accès a eu lieu le soir et a duré
deux heures environ.

Le lendemain il se reproduisait à la même heure avec les
mêmes caractères.

Le surlendemain nouvel accès.

Les règles prennent fin et le calme se rétablit en même temps.
Evolution normale de la scarlatine sauf quatre abcès amygdaliens.

La convalescence suit son cours, quand au moment de la nouvelle époque menstruelle, survient un nouvel accès, cette fois d'hystérie franche et caractéristique. Durée deux heures environ.

Ces accès eurent lieu depuis, d'abord tous les huit jours puis
tous les trois ou quatre jours, enfin tous les jours et même plusieurs fois par jour.

En même temps, douleurs rhumatoïdes articulaires et amaigrissement. Les organes thoraciques et abdominaux paraissent sains.
Pas d'albumine dans les urines. La malade part pour Néris.

Les accès s'y continuèrent ; cependant le docteur Surmay la revit
au mois d'août ; il y avait quinze jours que la malade n'avait pas
eu d'attaque, mais elle était atteinte d'une toux nerveuse qui la
fatiguait, avec une sensation d'oppression déjà ressentie antérieurement et des douleurs de névralgie faciale.

La dernière époque menstruelle vient d'être le signal de la
reprise des attaques.

Le fait est assez clair dans ce cas : scarlatine relativement
bénigne, interrompue pendant la période d'éruption par des

attaques d'hystérie, première manifestation nerveuse constatée
chez cette jeune fille dont les antécédents étaient muets au
point de vue neuropathologique. On ne peut pas ici ne pas
incriminer la scarlatine dans le développement des accidents
nerveux, et l'on est autorisé à dire qu'elle a joué réellement
le rôle d'agent provocateur de l'hystérie.

Malheureusement c'est le seul fait de ce genre que je connaisse, du moins aussi probant et aussi net. Je n'en ai pas
trouvé d'autre dans les auteurs et je n'en ai pour ma part
jamais observé de semblable. Il n'en est pas moins vrai que
celui-ci garde toute sa valeur, quoique isolé, et il n'est pas
impossible qu'on en cite demain d'analogues.

D) RHUMATISME ARTICULAIRE AIGU

Je ne parle pas ici, bien entendu, des rapports qui existent
entre l'hystérie et la diathèse rhumatismale, ou mieux l'arthritisme. Il ne faut envisager ici que le rhumatisme articulaire aigu, maladie plus ou moins grave, fébrile, et, chacun
le sait, débilitante et anémiante au suprême degré. Elle se
manifeste chez des arthritiques, cela n'a rien à faire ici, sinon
que l'on pourrait en conclure à la plus grande fréquence de
l'hystérie à la suite du rhumatisme aigu, étant donné l'étroite
parenté qui semble lier l'arthritisme et la famille névropathique. Il n'en est rien cependant, ou du moins il semble fort
qu'il n'en est pas ainsi. Parmi les très nombreuses observations d'hystérie que j'ai eues sous les yeux, je n'en ai pu
guère trouver qu'une ou deux dans lesquelles cet agent étiologique pouvait être justement incriminé.

Il faut éliminer, cela va sans dire, tous les cas douteux,
ceux par exemple où le rhumatisme ne s'est pas véritablement
manifesté sous forme de maladie aiguë, fébrile, mais sous
forme de symptôme plus ou moins chronique de la diathèse
arthritique. Les quelques observations citées par Furet (1) sont

1. Furet. — *Th. citée.*

justiciables de cette critique. Dans ce cas, le rapport qui unit l'hystérie et le rhumatisme n'est autre que celui dont je parlais plus haut, à savoir l'alliance fréquente chez un même sujet des manifestations arthritiques et névropathiques.

On doit également laisser de côté les cas semblables à ceux dont parle Huchard (1) et qui ne sont que de véritables pseudo-rhumatismes articulaires de nature hystérique. Pour cet auteur un rhumatisme articulaire subaigu avec une réaction fébrile à peine élevée au-dessus de la normale, peut présenter des apparences de gravité ou du moins d'intensité, parce que l'hystérie appelée par la douleur et la fluxion des articulations aura déterminé un état d'hypéresthésie de la peau et de contracture des muscles périarticulaires. Cette hypéresthésie cutanée et cette contracture, ajoute l'auteur, peuvent même se substituer sans interruption à la fluxion rhumatismale et donner lieu ainsi à une espèce de pseudo-rhumatisme hystérique, qui se fixe pendant des mois et des années sur une jointure et peut d'ailleurs un beau jour disparaître spontanément.

Il faut bien distinguer entre ces deux cas. Dans l'un l'hystérie apportera sa petite contribution aux symptômes de rhumatisme vrai en lui donnant des allures inusitées de violence dans la douleur. Ici c'est la même chose que l'apparition de symptômes délirants ou convulsifs intenses chez un hystérique qui fait une fièvre typhoïde d'ailleurs bénigne. Dans l'autre cas il s'agit d'une véritable arthralgie hystérique et non plus d'un rhumatisme.

Mais, au milieu de tous ces faits, Huchard en cite un rentrant tout à fait dans la catégorie qui fait le sujet de ce travail. Ici l'attaque de rhumatisme aigu semble avoir réellement joué le rôle d'agent provocateur de la névrose. « Enfin, dans un autre fait, dit Huchard (p.8), un rhumatisme articulaire aigu qui avait atteint en dernier lieu les articulations des membres inférieurs devint la cause d'appel d'accidents nerveux de ce côté, sous forme de paralysie hystérique. »

1. Huchard. — *Hystérie dans ses rapports avec divers états morbides.* Déjà cité.

Je puis à côté de ce fait en citer un à peu près analogue, observé cette année à la consultation externe de la Salpêtrière, service de M. le professeur Charcot. Il s'agissait d'un malade, indemne jusque-là de tout accident de nature névropathique, chez qui l'hystérie se développa à la suite d'une attaque de rhumatisme articulaire aigu ayant joué d'une façon très nette le rôle de cause provocatrice. Malheureusement l'observation détaillée de ce cas me fait défaut et je ne puis que me borner à le citer ainsi sans plus de commentaires. Il eût été cependant intéressant à faire connaître dans tous ses détails, précisément à cause de la rareté des faits semblables publiés jusqu'aujourd'hui.

On en trouve cependant un assez caractéristique et présenté comme tel par l'auteur, dans la Clinique de Rouen de Leudet (1).

OBSERVATION XX

Rhumatisme articulaire aigu à répétition ; développement d'accidents hystériques à la suite de nombreuses attaques ; apparition d'une de ces crises hystériques dans le cours d'une attaque de rhumatisme. Guérison.

(Leudet. *Clin. méd. de l'Hôtel-Dieu de Rouen.*)

Lois... Renée, âgée de quarante-trois ans, marchande des quatre-saisons, entre le 7 mai 1870 à l'Hôtel-Dieu, salle II, n° 20. La première manifestation du rhumatisme aurait eu lieu à l'âge de vingt-six ans. A cette époque elle a dû interrompre son travail près de trois ans à cause des récidives incessantes de douleurs polyarticulaires qui la forçaient de garder le lit presque constamment et empêchaient un retour complet à la santé. A l'âge de vingt-neuf ans, après le long rhumatisme que je viens d'indiquer, L... fut atteinte plusieurs fois de syncopes, et d'autres fois de crises convulsives, pendant lesquelles on l'étendait sur un matelas, afin qu'elle pût se débattre sans qu'on redoutât une blessure. L... ne peut donner aucun autre détail précis qui éclaire sur la nature réelle de ces crises convulsives. Vers l'âge de trente-neuf ans, L...

1. Leudet (E.). — *Clinique médicale de l'Hôtel-Dieu de Rouen.* Paris, 1874, p. 123.

commença à éprouver de une à quatre fois, chaque mois, des douleurs frontales vives, sortes de migraines, qui duraient pendant trois jours. Depuis la fin de décembre 1869, des douleurs, d'une intensité modérée, se sont manifestées dans les deux genoux.

Au moment de l'admission, je constate une déformation du coude gauche avec tuméfaction du condyle de l'humérus, ce qui entraîne une impossibilité absolue de l'extension complète de l'avant-bras sur le bras , de même qu'une difficulté dans les mouvements de pronation et de supination. Ankylose incomplète du poignet gauche, tuméfaction noueuse de l'extrémité des phalanges, et surtout de la tête des métacarpiens. Atrophie des muscles interosseux. Au bras droit, douleur dans l'épaule, déformation du coude, moindre qu'à gauche ; même ankylose du poignet, articulations phalangiennes noueuses. Gonflement des condyles du fémur et du tibia de chaque côté, avec épanchement marqué dans la synoviale du genou. Matité étendue de la région précordiale, aucun frémissement cataire ; pas de déplacement de la pointe du cœur. Premier bruit sourd ; pas de souffle distinct. Artères radiales, légèrement indurées. On administra d'abord un julep avec 0,50 de teinture d'iode et 0,50 d'iodure de potassium. Le médicament est remplacé au bout de quelques jours par une cuillerée à bouche de vin de colchique.

Pendant un mois l'état de L... demeura stationnaire, la douleur varie d'intensité dans les articulations du poignet et dans les deux genoux.

Le 20 juin, dans la journée, L... est prise d'une perte subite de la parole, qui dura pendant 25 heures. Aucun mouvement convulsif, l'état comateux semblait absolu pendant une douzaine d'heures. Au bout de ce temps, la connaissance reparut graduellement ; la malade répondait par signes aux questions ; elle assure après la crise, qu'elle avait perdu l'ouïe à gauche pendant plusieurs heures, et qu'elle souffrait surtout de douleurs au côté gauche de la face. Le 22 juin la connaissance était complète.

L... resta à l'Hôtel-Dieu jusqu'au 29 septembre ; pendant ce temps elle n'eut aucune récidive de l'état comateux, aucune crise convulsive ; les douleurs occupèrent principalement les genoux ; elles étaient accusées quelquefois dans les épaules et dans les poignets.

Il y a deux points à examiner dans cette observation. Tout d'abord l'attaque comateuse suivie de perte de la parole, pour laquelle la malade entra dans le service de M. Leudet. Il s'agit bien là, ainsi que le fait remarquer l'auteur, d'une manifestation purement hystérique, qui, se produisant au cours d'une recrudescence vive de rhumatisme, eût pu en imposer au médecin pour cette forme de rhumatisme cérébral dite forme apoplectique. C'est un point de diagnostic fort intéressant et bon à connaître. Mais cette manifestation n'a été en quelque sorte que le réveil de l'hystérie déjà existante et dûment constatée antérieurement chez le sujet. Comment cette hystérie s'est-elle développé primitivement ? C'est là le point le plus intéressant en ce qui concerne l'étiologie de la névrose. Or, nous voyons dans l'observation que les premières manifestations hystériques ont fait leur apparition à l'âge de vingt-neuf ans, lorsque la malade avait été pendant près de trois ans constamment affectée d'attaques de rhumatisme articulaire aigu à répétition. Ces attaques avaient évidemment profondément débilité la malade et l'avaient mise dans un état tel que la névrose a pu éclore. Le rhumatisme articulaire aigu a donc joué ici véritablement le rôle d'agent provocateur de l'hystérie.

Point n'est besoin d'insister sur ce fait, il est assez probant par lui-même et si on l'ajoute à celui que mentionne brièvement Huchard et à celui que j'ai observé, mais dont je n'ai pu malheureusement donner l'histoire détaillée, on est autorisé, ce me semble, à affirmer que le rhumatisme articulaire, maladie générale aiguë, profondément anémiante et débilitante, constitue une des causes provocatrices de l'hystérie.

E) DIABÈTE SUCRÉ

J'arrive maintenant à une catégorie de faits un peu différents des précédents. Jusqu'ici il ne s'était agi que de maladies aiguës, infectieuses. A présent on va voir que les maladies générales chroniques peuvent jouer comme les précédentes, vis-à-vis de l'hystérie, le rôle d'agents provocateurs.

Les rapports du diabète sucré avec le système nerveux sont depuis longtemps mentionnés et connus, sinon parfaitement élucidés. Mais jusqu'à une époque tout à fait récente, personne n'avait attiré l'attention sur le fait que cette maladie peut, par le trouble profond qu'elle apporte dans l'organisme en général et dans le système nerveux en particulier, devenir la cause occasionnelle du développement de l'hystérie. C'est à Grenier que revient l'honneur d'avoir signalé et étudié ce point de l'histoire du diabète (1). On savait qu'un individu·déjà hystérique auparavant, peut voir, sous l'influence du diabète sucré, se produire un véritable réveil de son hystérie, soit sous forme de manifestations éteintes qui reparaissent de nouveau, soit sous forme de manifestations non encore constatées. Grenier, dans son mémoire, cite quelques exemples de ce genre, tant lui appartenant, qu'empruntés à divers auteurs.

Mais ce qui constitue le côté véritablement nouveau et original de son travail, c'est d'avoir prouvé qu'un individu non hystérique auparavant peut voir l'hystérie se développer chez lui sous l'influence de la glycosurie. Pour montrer que ce fait, s'il n'a pas encore été constaté, n'en est pas moins ancien pour cela, il cite un certain nombre d'observations tirées des auteurs classiques et qui viennent parfaitement à l'appui de la thèse qu'il soutient, bien que non utilisées par eux à ce point de vue. Je me contenterai de rapporter ici une de ses observations, des plus caractéristiques.

Observation XXI

Hystérie développée sous l'influence du diabète sucré.

(Nivière. *De la perte des réflexes tendineux dans le diabète sucré.* Th. Paris, 1888. Cité par Grenier, *Arch. de méd.*, octobre 1888.)

M. X... cinquante-six ans, de constitution robuste et apparte-

1. Grenier.— *Diabète et Hystérie. Arch. gén. de méd.*, octobre 1888.

nant à une famille arthritique, est atteint dans les premiers jours
de mars 1887 d'une lymphangite légère développée au pourtour du
quatrième orteil du pied droit.

L'origine de cette lymphangite réside dans une irritation
intense produite par l'application d'une pommade irritante sur
un œil-de-perdrix. En quelques jours cette lymphangite prit des
proportions considérables en même temps qu'elle présentait les
caractères d'une gangrène aiguë détruisant rapidement la peau et
le tissu cellulo-adipeux sous-cutané de la presque totalité du dos
du pied. Dès le début on constatait la présence de sucre dans
l'urine, le malade rendant deux cents à deux cent cinquante grammes de glycose par vingt-quatre heures. Jusqu'alors le diabète
avait passé inaperçu, M. X... n'ayant jamais consulté même un
médecin et ayant seulement la réputation d'un fort mangeur. On
se rappela toutefois que, depuis près d'une année, une soif assez
vive s'était établie, condamnant le malade à la consommation de
de deux à trois litres de vin par jour.

Après de nombreuses péripéties plus graves les unes que les
autres, telles que le développement à la plante du pied de vastes
collections gangréneuses qui mirent complètement à nu la totalité
de l'aponévrose plantaire et exigèrent l'établissement de plusieurs
tubes à drainage, la guérison arrive définitivement après huit mois
de séjour à la chambre. La glycosurie avait persisté pendant
tout ce temps sans grande modification, sauf au moment
des premières sorties au grand air, époque à laquelle il ne rendit plus que soixante à quatre-vingts grammes de sucre. Pendant
toute la durée de cette maladie les réflexes tendineux, maintes
fois recherchés, firent toujours défaut, alors que les réflexes
cutanés étaient conservés.

Bientôt la convalescence était complète, le malade reprenait sa
vie active ; le taux de la glycosurie ne dépassait plus cent à cent
cinquante grammes par jour, et la guérison eût été réputée complète, si son état nerveux hystériforme, déjà manifeste dans
la première phase de la maladie, ne s'était développé d'une
manière extrême.

L'impressionnabilité était devenue telle que la moindre contrariété, les bruits habituels qu'il entendait chaque jour (chants des
oiseaux, sifflet du chemin de fer, roulement des voitures, etc.),
occasionnaient presque quotidiennement des crises nerveuses convulsives s'accompagnant de sanglots, de larmes, d'agitation prolongée.

Les douches froides prescrites au malade en même temps que
diverses médications internes, viennent d'être tout récemment

l'occasion de nouveaux accidents gangréneux. M. X... portait à la face du troisième orteil du pied gauche, un œil de perdrix, siège fréquent d'une légère suppuration que l'application à peu près journalière d'iodoforme parvenait à entraver. M. X... eut l'idée de confier son orteil au doucheur des bains qu'il fréquentait. Ce dernier cautérisa la petite plaie avec une quantité peu considérable de perchlorure de fer et les lésions inflammatoires qui en résultèrent prirent rapidement le caractère gangréneux. C'est à une distance d'environ quinze mois que cette seconde lymphangite gangréneuse se développe sur le pied demeuré sain la première fois. On peut de nouveau constater la perte absolue des réflexes tendineux.

Actuellement l'état général est devenu très mauvais. La fièvre est vive, la peau du dos du pied sphacélée laisse à nu les tendons mortifiés de l'extenseur commun des orteils. Bref, malgré les soins antiseptiques les plus rigoureux et malgré l'absence d'accidents nerveux intenses, l'état général est assez mauvais pour faire craindre une issue funeste.

Le malade est mort quelques jours après.

Ainsi voilà un homme qui, après une crise de diabète très intense, accompagnée des complications les plus graves et dans laquelle, indice fâcheux, on avait constaté l'absence des réflexes rotuliens, devient tout à coup un franc hystérique. Pourra-t-on refuser à la glycosurie un rôle quelconque dans le développement des accidents nerveux hystériques? Grenier pense, et avec juste raison, ce me semble, que le diabète doit être incriminé dans ce cas et qu'il constitue là réellement une cause occasionnelle de l'hystérie, qu'il provoque comme une maladie aiguë peut la provoquer. C'est même à ce propos qu'en manière de comparaison Grenier donne l'observation d'hystérie provoquée par la scarlatine, que l'on a lue plus haut.

Je n'ai pas de faits personnels de ce genre à signaler. Je ne rapporterai pas les autres observations de Grenier, toutes d'ailleurs plus ou moins caractéristiques, me bornant à renvoyer le lecteur à cet intéressant travail, grâce auquel on peut aujourd'hui, définitivement et sans conteste, ranger le diabète sucré parmi les agents provocateurs de l'hystérie.

F) PALUDISME

En ce qui concerne les rapports de l'hystérie avec l'infection paludéenne, il y a deux cas bien distincts à considérer. Plusieurs auteurs ont décrit sous le nom d'hystérie paludique des manifestations réellement appartenant à cette névrose et développées chez des paludiques. Mais la plupart ne s'occupent pas de la question de savoir si l'hystérie dans ces cas a été provoquée par la malaria. Ce qu'ils ont considéré surtout, c'est l'allure imprimée par le paludisme à l'hystérie, dont les manifestations revêtent le caractère d'intermittence spécial aux accidents paludiques. D'où ils ont conclu que l'hystérie à marche intermittente est, de même que la fièvre qui affecte cette marche, symptomatique de la malaria.

Les observations si souvent citées de Marmisse (1) et de Ricoux (2) rentrent dans cette catégorie de faits. Dans ces cas, dont un surtout, dû au second de ces auteurs, est typique et bien observé, le malade peut être hystérique auparavant et quand il devient paludéen, les manifestations (des attaques généralement) se reproduisent d'une façon intermittente, le plus souvent sous le type tierce. Ici, le paludisme a évidemment, c'est incontestable, une action sur la marche de l'hystérie. Mais il est loin de la provoquer ; il ne fait qu'imprimer à cette affection essentiellement neuro-mimétique une allure qui lui convient d'ailleurs très bien. On sait en effet que la périodicité dans le retour des accidents hystériques tels que attaques en particulier, crises de hoquet, quintes de toux, etc., est un fait habituel. Il n'est pas rare d'observer des malades ayant leur attaque tous les jours à la même heure. Donc, rien d'étonnant de voir un phénomène hystérique chez un malade ayant eu autrefois, ou entouré de gens ayant actuellement des accès fébriles intermittents paludiques, emprunter la forme intermittente vraie de

1. Marmisse. — *Hystérie à forme intermittente. Gaz. méd. de Bordeaux*, 1876.
2. Ricoux. — *Fièvre intermittente larvée à forme hystérique. Gaz. hebd. de méd. et de chir.*, 1878.

type classé. Ce fait se produit par la nature de l'hystérie, affection essentiellement mimétique. On peut dire légitimement que le paludisme est un agent modificateur de l'hystérie dans ces cas, mais non un agent provocateur. Et il y a loin de cette notion à celle que soutiennent quelques auteurs, à savoir qu'alors, l'hystérie est véritablement un symptôme de la malaria.

Cette opinion n'est même pas soutenable pour les cas beaucoup plus rares, ce semble, dans lesquels l'hystérie a été réellement provoquée par l'affection paludéenne. Il est possible d'ailleurs que cette rareté ne soit qu'apparente, car dans la plupart des faits précédents, on ne s'est pas attaché à rechercher avec précision si la cause occasionnelle avait été la malaria. Il est probable qu'il en est ainsi pour un certain nombre d'entre eux. Mais en présence du défaut de précision dans les détails, on n'est pas autorisé à les présenter comme des cas types d'hystérie provoquée par l'infection paludéenne. Ce qu'ils démontrent seulement, c'est que la malaria peut, quoi qu'en dise Huchard (1), imprimer une certaine forme aux accidents hystériques.

Dans les cas où toute tare hystérique antérieure était absente, on est en droit de dire que c'est l'infection malarique qui a provoqué la névrose, par suite du trouble profond apporté dans l'organisme. L'observation suivante rentre dans cette catégorie. Elle est empruntée à Vigla et date déjà de loin (2).

OBSERVATION XXII

Hystérie développée à la suite de fièvre intermittente.
(Vigla, *Gaz. des hôp.*, 24 nov. 1848.)

Vingt et un ans, traité pendant quatre mois pour une fièvre intermittente, sorti de l'hôpital à la fin de février. Depuis quelques

---

1. Huchard. — *Loc. cit.*
2. Vigla. — *Gaz. des hôp.*, 24 novembre 1848.

mois, météorisme suivi bientôt de palpitations et d'attaques nerveuses. L'appétit est conservé mais inégal, pas de constipation, fréquentes éructations ; décubitus gauche pénible, douleur continuelle
du côté droit. Tous les quinze jours à peu près, perte de connaissance qui dure une demi-heure environ avec convulsions précédées
de la sensation d'une boule qui remonte de l'estomac à la gorge et
produit de la suffocation ; après l'attaque parésie et anesthésie du
côté droit.

On ne saurait contester qu'il s'agisse ici d'hystérie. L'aura,
le caractère des attaques, l'anesthésie en sont des preuves
évidentes. L'observation de plus est muette sur tout accident
hystérique antérieur. C'est après avoir été traité pour une
fièvre intermittente qui dura quatre mois que le malade commença à éprouver les premières atteintes de la névrose. La
chose est tellement claire, que Petit (1), d'ailleurs partisan
de l'hystérie symptomatique, cite ce cas comme un type d'hystérie symptomatique de la malaria. Sans aller jusque-là (je
donnerai plus loin mon avis sur cette question des soi-disant
hystéries symptomatiques) je pense que la névrose a été dans
ce cas sinon un symptôme du moins une conséquence de
l'infection malarique.

Il est remarquable que dans la majorité des cas d'hystérie
provoqués par le paludisme, les manifestations les plus généralement observées sont les attaques. Ce n'est pas que d'autres
accidents de même nature ne puissent se produire. Parmi les
cas de paralysies constatées à la suite de la fièvre intermittente, il est possible qu'il y en ait un certain nombre ressortissant à l'hystérie (2). Mais bien plus souvent ce sont les
attaques que l'on rencontre.

Il en est ainsi par exemple, dans le cas suivant, emprunté à
Breuillard (3) et qui est encore plus caractéristique que le
précédent.

1. Petit. — *De l'hystérie chez l'homme.* Th. Paris, 1875.
2. Voir à ce sujet : Vincent. — *Des paralysies dans la fièvre intermittente et
de leur pathogénie.* Th. Montpellier, 1878.
3. Breuillard. — Th. Paris, 1860.

Observation XXIII

Hystérie développée à la suite de la fièvre intermittente.
(Breuillard. Th. Paris 1860.)

Cinquante-deux ans, pas d'hérédité. Fièvre intermittente contractée au Mexique. Peu de temps après son retour en France, première attaque, à vingt-sept ans. Depuis, caractère de plus en plus irritable ; névralgie faciale, gastralgie ; besoin de changer de lieu qui, après lui avoir fait traverser, à titre de serviteur, les asiles de Maréville, d'Épinal, de Ville-Évrard (une attaque) et de Vaucluse, l'amène à Sainte-Anne, en septembre 1869. Signes caractéristiques de cachexie paludéenne. Après quelques jours de malaise, le 8 septembre un accès de fièvre se déclare. Le soir, l'apyrexie était complète à dix heures. Le malade, après avoir eu pendant la journée de la courbature, de la céphalalgie, des douleurs articulaires, est pris de convulsions violentes et générales ; il faut plusieurs personnes pour l'empêcher de tomber de son lit ; les accès convulsifs durent de une à deux minutes et reviennent après un intervalle de cinq minutes pendant lequel le malade répond imparfaitement aux questions ; il rit aux éclats ou grince des dents ; il essaie d'arracher un lien imaginaire qui lui serre le cou. A minuit, une douche le calme ; deux heures après, retour des accès qui, après avoir duré trois quarts d'heure, cessent par l'influence du chloroforme, dont l'usage est suivi d'un long sommeil. Cinq jours après, à trois heures de l'après-midi, grande tristesse ; le malade prévoit un accès, qui se déclare, en effet, à sept heures du soir.

Dans l'intervalle le malade a éprouvé des vertiges, de l'étouffement, est allé se coucher ; puis il n'a cessé de bâiller, a éprouvé de la constriction à la gorge et n'a pu retenir ses larmes. Les convulsions se sont déclarées comme dans l'accès précédent : la compression d'un testicule le suspend aussitôt ; mais bientôt le rire revient, suivi de nouvelles convulsions qui se calment comme les fois précédentes, sous l'influence du chloroforme. Le malade, non guéri, a avoué avoir de temps en temps des idées de suicide.

Il me semble qu'en présence de faits semblables le doute n'est plus permis et que l'on peut considérer l'infection paludéenne comme un des agents provocateurs de l'hystérie.

G) SYPHILIS

Il y a déjà longtemps que l'on sait que la syphilis peut exercer une certaine action sur l'évolution de l'hystérie. M. le professeur Fournier signalait déjà le fait en 1873 (1) et constatait que la syphilis vient quelquefois exercer sur une hystérie existant déjà antérieurement, une véritable action de rappel. Mais avant cette époque on trouve déjà dans les auteurs qui se sont occupés des troubles nerveux d'origine syphilitique et particulièrement de l'anesthésie, des exemples d'hystérie réveillée par la vérole. Dans ces cas, la plupart du temps, les auteurs attribuent l'anesthésie à la syphilis et en font un accident secondaire. Sans vouloir mettre en doute la réalité de l'anesthésie syphilitique, on peut cependant penser que dans bon nombre de faits cette anesthésie doit être bien plutôt mise sur le compte de l'hystérie. L'observation suivante, empruntée à la thèse de Faïd (2), me semble devoir être ainsi interprétée.

OBSERVATION XXIV (RÉSUMÉE)

Hystérie réveillée par la syphilis.

(Faïd. *Troubles de la sensibilité générale dans la période secondaire de la syphilis et notamment de l'analgésie syphilitique.* Th. Paris, 1870, p. 31.)

Femme de vingt-deux ans, bien réglée.
Début probable de la syphilis deux mois plus tôt.
État actuel. — Deux ulcérations parcheminées à la vulve et à la marge de l'anus. Adénopathie spécifique.
Traitement: Protoiodure de mercure: 0 gr. 05 par jour. Vin de quinquina.
Un peu plus tard névralgie dans le domaine du sciatique et des intercostaux. Dureté de l'ouïe à gauche. Céphalalgie.

1. Fournier. — *Leçons sur la syphilis,* 1873, p. 816.
2. Faïd. — *Troubles de la sensibilité générale dans la période secondaire de la syphilis et notamment de l'analgésie syphilitique.*Th. Paris, 1870.

Six mois après revient à l'hôpital avec de la fièvre syphilitique.

Un an plus tard hypéresthésie des deux avant-bras. Attaques d'hystérie avec aura (boule). Elle avait eu déjà des attaques deux ans auparavant.

L'auteur décrit une des attaques, qui semblent hystériques. Plaque d'anesthésie au niveau des coudes. Ces attaques se répètent jusqu'à deux fois dans la même journée et trois fois dans la même nuit. Un peu de délire après l'attaque, ainsi que de l'anesthésie généralisée.

Les attaques, très fréquentes au début, diminuent en même temps que les accidents syphilitiques rétrocèdent.

Quatre mois plus tard la malade avait encore des attaques et de l'hypéresthésie ainsi qu'il est noté plus haut.

Ainsi dans ce cas une femme ayant eu antérieurement des attaques d'hystérie, présente après l'infection syphilitique de nouvelles attaques avec une anesthésie généralisée. En présence d'une névrose aussi caractérisée, il me semble plus naturel d'admettre la nature hystérique de l'anesthésie. Mais là n'est point la question. C'est bien ici la syphilis qui a réveillé la névrose. Voilà le point important à noter.

A côté de cette observation je ne puis pas ne pas citer celle qu'a publiée P. Raymond (1) et qui a trait au même sujet. Cette observation, intéressante à ce point de vue, l'est aussi beaucoup en ce qui concerne la pathogénie des accidents hystériques d'origine psychique. C'est pour cette raison que je la rapporte ici, brièvement résumée. J'y reviendrai peut-être plus loin à cause de l'importance qu'elle présente au point de vue du mode de développement des accidents.

OBSERVATION XXV (RÉSUMÉE)

Hystérie réveillée par la syphilis,
(Raymond. *Progrès médical,* 1888, n° 14.)

Il s'agit d'une femme, sur laquelle on ne donne pas de renseignements en ce qui concerne les antécédents héréditaires.

1. P. Raymond. — *Hystérie et syphilis. Progr. méd.,* 1888, n° 14.

De dix-sept à dix-neuf ans manifestations hystériques facilement constatables — lesquelles auraient rétrocédé dans la suite et presque disparu.

A vingt-six ans chancre induré.

Elle voit, à l'hôpital, sa voisine de lit atteinte d'une paraplégie syphilitique. Elle fait alors une paraplégie psychique à développement graduel. — On constate alors tous les stigmates de l'hystérie, rétrécissement du champ visuel, dyschromatopsie, etc...

Plus tard elle concentre son attention sur une autre malade de la salle devenue sourde à la suite d'une otite. La voilà qui devient sourde à son tour.

Un beau jour elle se dispute vivement avec l'infirmière et tout à coup sa paraplégie guérit spontanément.

Quelque temps après, elle quitte l'hôpital, mais elle avait toujours conservé sa surdité.

Le réveil de l'hystérie chez cette femme sous l'influence de l'infection syphilitique est bien évident. Point n'est besoin d'y insister. Quant au mécanisme suivant lequel se sont développées sa paralysie et sa surdité, il est bien simple et jette un grand jour sur la pathogénie, si discutée encore, des manifestations hystériques de ce genre.

Si l'on doit admettre que la syphilis peut rappeler une hystérie déjà constatée, mais devenue plus tard aussi latente que possible, il faut aussi, on va le voir, reconnaître que dans certains autres cas, elle provoque la névrose alors qu'elle ne s'était jusqu'alors jamais manifestée, autrement dit alors qu'elle n'existait pas. Ce sont les cas les plus intéressants parce qu'ils montrent véritablement le rôle très net que joue la vérole dans le développement de l'hystérie. Dans les autres on ne pourrait guère la considérer que comme un agent de rappel, ici on lui donnera le nom d'agent provocateur.

Les faits de ce genre ne sont bien connus et élucidés que depuis une époque assez récente. Mais ils n'en existaient pas moins dès longtemps et quelques auteurs les ont notés, en leur donnant d'ailleurs telle ou telle interprétation qui ne serait peut-être plus de mise aujourd'hui. Tout d'abord on a cru à l'existence de névroses syphilitiques. Le fait suivant, observé par Bertherand (1) a été interprété de cette manière.

Observation **XXVI** (Résumée)

Hystérie provoquée par la syphilis.

(Bertherand. *Recherches sur les névroses syphilitiques. Ext. du journ. de la Soc. des Sc. nat. et méd. de Bruxelles*, 1860, p. 18.)

Femme de trente-six ans.

Syphilis en 1848. Traitement mercuriel poursuivi pendant cinq mois.

En 1830, syphilide squameuse de la plante des pieds et de la paume des mains ; chute des cheveux. Cessation des accidents, à la suite de la reprise du traitement mercuriel.

Six mois plus tard, à la suite de contrariété, douleurs dans les jambes et dans la tête, diminution de la mémoire. Puis survinrent des attaques convulsives avec perte de connaissance, qui furent reconnues pour être de l'hystérie.

L'influence du traitement spécifique aurait fait disparaître les accidents, *mais en six mois.*

Zambaco, dans son livre sur les affections nerveuses syphilitiques (2), admet l'existence d'une hystérie symptomatique de la syphilis, se fondant sur le fait que les accidents nerveux disparaissent par l'emploi des mercuriaux. Il avait bien vu par quel mécanisme l'hystérie éclate chez les syphilitiques : « La diathèse syphilitique, dit-il, peut provoquer chez certaines femmes nerveuses, l'explosion d'accidents hystériques, tantôt par la secousse générale qu'elle imprime à l'économie, en tant que maladie infectieuse... » mais il se trompait en voulant faire de l'hystérie, qui est une maladie type, un symptôme de la syphilis. Quoi qu'il en soit d'ailleurs de cette opinion, ses observations sont intéressantes en ce que, chez

---

1. Bertherand. — *Recherches sur les névroses syphilitiques. Extr. du Journ. de la Soc. des sc. nat. et méd. de Bruxelles*, 1860, p. 18.

2. Zambaco. — *Des affections nerveuses syphilitiques*. Paris, 1862, p. 451 et suiv.

ses malades, on avait constaté « l'absence de tout phénomène hystérique antérieurement à l'infection de l'organisme par la vérole ». Voici ses trois faits brièvement résumés.

OBSERVATION XXVII (RÉSUMÉE)

Hystérie provoquée par la syphilis.
(Zambaco, *des Affections nerveuses syphilitiques*, p. 454, obs. LXXVIII.)

Femme de vingt ans ; entrée à l'hôpital le 21 août 1858 avec des symptômes généraux faisant croire à l'invasion d'une fièvre éruptive.

Le soir elle est prise d'étouffements et de mouvements convulsifs ; « le tronc se soulève en forme d'arc, en oscillant ». Le tout se termine par une crise de larmes. Sensations de boule.

Le 25 août apparition d'une roséole qui prend rapidement les caractères de la roséole syphilitique. A ce moment les accidents hystériques diminuent. — Traitement mercuriel.

En septembre, reprise des accidents nerveux qui s'affaiblissent de nouveau en octobre. — Au contraire l'éruption syphilitique augmente considérablement.

En décembre, amélioration des lésions cutanées.

En janvier, guérison. Disparition des accidents hystériques.

Selon l'auteur, dans ce cas, on devrait considérer l'hystérie comme le premier en date des accidents secondaires de la vérole. Il n'est pas besoin aujourd'hui, ce me semble, de réfuter une semblable proposition.

L'observation qui vient ensuite n'est pas moins intéressante ni moins caractéristique.

OBSERVATION XXVIII (RÉSUMÉE)

Hystérie provoquée par la syphilis.
(Zambaco, *loc. cit.*, p. 457, obs. LXXIX.)

Femme de trente ans, mariée, infectée par son mari.

Apparition de la roséole en janvier 1858. Douleurs de tête et des membres. Pendant la nuit crises de mouvements convulsifs ; « se roidit en soulevant fréquemment son tronc arqué ». Irascibilité, **changement de caractère.** Affaiblissement général très marqué. Troubles digestifs.

Plus tard survinrent des accidents d'iritis et de chroïdite syphilitiques.

Le troisième fait rapporté par Zambaco est un peu plus complexe comme manifestations nerveuses. Il est facile de voir à quelle tendance obéissait l'auteur, quand il voulait faire de l'hystérie un symptôme syphilitique, en lisant le titre de cette troisième observation intitulée : « Syphilis simulant un grand nombre de névroses » ; on peut l'étiqueter tout simplement :

OBSERVATION **XXIX** (RÉSUMÉE)

Hystérie provoquée par la syphilis.
(Zambaco, *loc. cit.*, p. 463, obs. **LXXX.**)

Jeune fille de quatorze ans, bien réglée antérieurement. S'aperçoit de ses chancres, mais ne se soigne pas. Les règles disparaissent, la santé s'affaiblit, les cheveux tombent. Céphalalgie violente, leucorrhée, dyspepsie. Apparition de crises nerveuses convulsives se répétant tous les trois ou quatre jours. Serrement de la poitrine, palpitations.

Ces accidents, non soignés, durent pendant plus d'un an. Puis un beau jour, le médecin éclairé sur la nature de la maladie par l'apparition d'une éruption spécifique, met la jeune fille au traitement mercuriel. Dès lors la guérison tant des accidents syphilitiques que des troubles nerveux, ne se fit pas attendre.

A côté des auteurs qui ont décrit l'hystérie provoquée par la vérole comme un symptôme de celle-ci, il en est d'autres qui tout en constatant la névrose, ne lui ont pas attribué, au moins pour la part qui lui revenait légitimement dans la genèse de certains accidents, toute l'importance qu'elle méritait. Presque tous ceux qui se sont occupés de l'anesthésie syphilitique en sont là. Ainsi, dans l'excellente thèse de Faïd (1), qui traite de ce sujet, on rencontre un grand nombre de cas d'anesthésie que l'auteur attribue à la vérole et qui est due souvent à l'hystérie accompagnant la maladie et quelquefois provoquée par elle. J'ai trouvé là une certaine quantité de faits qui montrent bien le rôle de la syphilis, véritable agent provocateur de la névrose. Je me bornerai à en rapporter trois, pour éviter une fastidieuse accumulation d'observations se ressemblant plus ou moins entre elles.

Observation XXX (Résumée)

Hystérie provoquée par la syphilis.

(Faïd., Th. cit., p. 13.)

Femme de vingt ans, fleuriste. — Robuste, réglée à douze ans. Un enfant.

Début par deux boutons à la vulve, vraisemblablement six semaines avant l'entrée à l'hôpital (commencement du mois de décembre 1868).

Trois énormes chancres infectants. Lymphangite, adénopathie. Pas d'exanthème.

Céphalalgie.

Quelques jours après l'entrée, fièvre syphilitique avec céphalalgie, courbature, soif vive.

Le 20 janvier 1869, début de la roséole.

Plus tard attaques hystériformes. « La malade affirme que jamais antérieurement elle n'a éprouvé de symptômes semblables et n'a jamais eu d'affections nerveuses. »

Le 9 du mois de mars, analgésie absolue des membres supérieurs et inférieurs, avec conservation de la sensation de contact et de la notion de température. Anesthésie de la conjonctive et de la muqueuse nasale.

Le lendemain anesthésie généralisée, perte de la sensation de contact.

A la fin de mars guérison de l'anesthésie.

1. Faïd. — Loc. cit.

Ainsi dans ce cas, absence d'accidents nerveux avant l'infection syphilitique, apparition de ceux-ci pendant le cours des accidents secondaires. On peut donc dire légitimement : hystérie provoquée par la syphilis, mettant d'ailleurs aussi bien l'anesthésie que les troubles convulsifs sur le compte de la névrose et non pas de la syphilis.

L'observation suivante est presque calquée sur celle-là et non moins caractéristique.

OBSERVATION XXXI (RÉSUMÉE)

Hystérie provoquée par la syphilis.
(Faïd., *Th. cit.*, p. 50.)

Couturière de vingt et un ans, d'une bonne santé habituelle, bien réglée, *n'ayant jamais eu ni névralgies, ni névrose, ni attaques de nerfs.*

Syphilis contractée en décembre 1868, soignée par M. Després.

Au mois de mars 1869, syphilides ulcéreuses de la vulve, de l'anus et des plis génito-cruraux, avec adénite. Éruption érythémateuse généralisée.

Fièvre syphilitique.

Quelques jours plus tard anesthésie, analgésie et athermesthésie aux membres supérieurs et inférieurs, au tronc et au visage.

Anesthésie des muqueuses nasale et conjonctivale.

Quelques signes très légers d'anémie.

Abattement, vertiges, faiblesse musculaire.

Douleurs variées.

L'anesthésie va en devenant de plus en plus complète, on peut traverser la peau avec une épingle sans que la malade ressente la moindre douleur. Cette anesthésie finit par devenir générale.

La malade se plaint à diverses reprises « d'avoir la sensation d'une boule qui vient la serrer à la gorge ».

Continuation de la fièvre et des douleurs.

Au mois de mai la sensibilité paraît avoir reparu notablement. Cessation de la fièvre. Amélioration de l'état général. La malade quitte l'hôpital.

Je n'insiste pas sur ce fait et je passe tout de suite à la description d'un autre cas de Faïd intéressant à plus d'un titre. Ici l'auteur reconnaît formellement que l'hystérie existe chez sa malade et qu'elle est due certainement à la syphilis. Cependant, au milieu des symptômes hystériques qu'il constate, il réserve l'anesthésie pour l'attribuer à la vérole.

OBSERVATION XXXII (RÉSUMÉE)

Hystérie provoquée par la syphilis.

(Faïd., *Th. cit.*, p. 79.)

Couturière de dix-huit ans. Pas de renseignements sur l'accident primitif. A eu une fièvre typhoïde deux ans auparavant.

En juin 1869 syphilides papulo-érosives à la vulve et au pourtour de l'anus; syphilide squameuse circinée à la paupière supérieure. Adénopathie spécifique. Périostite sternale. Plaques opalines des amygdales.

Traitement: Protoiodure d'hydrargyre. Toniques.

« Quelques jours après son entrée, » — je cite ici textuellement — « le 5 juin, la malade a été prise de spasmes très singuliers, limités au membre supérieur droit, qui tout à coup est soulevé brusquement, quelquefois même jusqu'à la hauteur de la tête. Ces spasmes ne durent qu'un instant. Nous remarquons que, dans une de ses crises, la contraction s'exerce aussi sur le membre inférieur droit, qui est aussi très rigide. De plus tout le corps est porté du côté gauche et il s'exerce un mouvement de rotation sur l'axe du corps. Dans une crise un peu plus violente déterminée par l'exploration (phénomène réflexe), la torsion sur l'axe est plus accusée, la malade se roule dans son lit, le poignet est très infléchi, le pouce non fléchi. Il existe du tremblement de la mâchoire inférieure. »

Insensibilité complète du membre supérieur droit. Hémianesthésie et hémianalgésie droites. La malade affirme n'avoir jamais eu d'attaques de nerfs. Elle aurait eu depuis l'accident primitif deux ou trois pertes de connaissance se prolongeant environ une heure.

Le 6 juin le spasme du membre supérieur droit fait place à une paralysie. Sensation de boule.

Les jours suivants réapparition du spasme. Troubles de la vision dans l'œil droit. Céphalée nocturne.

A la fin du mois l'hémianesthésie persiste mais les crises sont moins fréquentes (Traitement : assa fœtida, sirop d'éther).

Au mois de septembre les attaques reparaissent précédées d'une aura gastrique et jugulaire très nette, et accompagnées de perte de connaissance. Sorte de dyspnée par spasme de la glotte à la fin de l'attaque.

Au mois de novembre la sensibilité est revenue par places.

S'agit-il ici d'une attaque d'hystérie à forme d'épilepsie partielle, semblable à celles qui ont été décrites sous cette dénomination par MM. Ballet et Crespin? Le fait semble bien probable. D'ailleurs l'auteur avait très justement attribué les accidents convulsifs à l'hystérie ; et dans les réflexions dont il accompagne l'histoire de ce cas, il fait avec raison remarquer que les attaques « se sont produites sous l'influence de la dia-thèse syphilitique ; car, ajoute-t-il, pour peu qu'on réfléchisse à la manière dont les crises hystériformes se sont manifestées, on voit que c'est pendant l'infection syphilitique qu'elles ont apparu pour la première fois ».

Cette manière de voir vient tout à fait à l'appui de la thèse que je soutiens ici. Mais, là où je ne saurais suivre l'auteur dans ses appréciations, c'est lorsqu'il ajoute que « la marche des troubles de la sensibilité (analgésie et anesthésie) diffère beaucoup de celle qu'on observe dans une névrose quelconque ». Je ne vois pas en quoi l'anesthésie décrite par Fuïd diffère de l'anesthésie hystérique. Par sa mobilité, par sa curabilité? Je ne pense pas que l'on puisse s'appuyer sur ce caractère, qui a été longtemps, quoique à tort quelquefois, considéré comme particulier à l'hystérie, pour refuser de qualifier d'hystérique l'anesthésie constatée dans ce cas. Au contraire, il est bien naturel que l'état général se relevant et d'ailleurs un traite-ment sédatif ayant été institué, on ait vu ce symptôme s'amen-der ; car on remarquera qu'au départ de la malade il n'avait pas encore disparu et qu'il durait déjà depuis six mois.

De plus, la combinaison de cette anesthésie, qu'on pourrait, d'après ses seuls caractères, considérer comme hystérique, avec des attaques d'hystérie diagnostiquées, doivent porter, il me semble, bien plus à l'attribuer elle-même à l'hystérie. Quant à celle-ci, elle est causée par l'infection syphilitique, ainsi que l'a reconnu l'auteur.

Une erreur d'interprétation analogue en ce qui concerne la nature de l'anesthésie dans les cas de ce genre, me semble avoir été commise par Loubat, dans son travail sur les troubles nerveux de la période secondaire de la syphilis chez la femme (1). Cet auteur n'a même pas cherché à éliminer chez ses malades le diagnostic d'hystérie, lorsque celles-ci présentent des troubles sensitifs tels qu'anesthésie ou analgésie. Cette dernière serait pour lui exclusivement syphilitique. Qu'il y ait certaines formes d'analgésie de nature syphilitique, je le veux bien. Mais quand on a affaire à des malades porteurs de troubles profonds de la sensibilité, soit généralisés, soit limités à une moitié du corps, et surtout lorsque ces mêmes malades ont des attaques d'hystérie, on est beaucoup plus tenté de mettre ces troubles sur le compte de l'hystérie que de les attribuer à la syphilis.

Ce dernier mode d'interprétation vient d'ailleurs en grande partie de ce que les auteurs qui l'ont adopté ont beaucoup trop pris au pied de la lettre les doctrines de M. le professeur Fournier. C'est ainsi qu'à la fin de son travail, Faïd cite un long passage de ce dernier auteur, d'où il semblerait résulter que chez un syphilitique tout trouble nerveux et en particulier toute anesthésie est syphilitique. Mais il est bien loin d'en être ainsi, et Fournier lui-même reconnaissait dès 1873 que l'hystérie peut être réveillée par la syphilis. Il admettait donc que tous les symptômes de l'hystérie pouvaient se rencontrer chez un vérolé, sans être syphilitiques pour cela, l'anesthésie comme n'importe quel autre.

Quoi qu'il en soit, la plupart des observations de Loubat, d'ailleurs fort incomplètes, ne semblent avoir trait qu'à des cas de réveil de l'hystérie sous l'influence de la syphilis. Elles ne nous intéressent donc plus que médiocrement maintenant.

1. Loubat. — *De quelques phénomènes nerveux pouvant survenir chez la femme dans la période secondaire de la syphilis.* In-8°, 40 p. Paris, 1877.

Dans le mémoire, déjà plusieurs fois cité, de M. Huchard (1), on trouve quelques considérations sur les rapports de l'hystérie avec la syphilis. S'appuyant sur l'autorité de Fournier, il admet que la vérole peut non seulement rappeler mais provoquer l'hystérie. « Dans ces cas, dit-il, ce n'est certainement pas la syphilis qui peut *par elle-même* donner lieu à tous ces accidents nerveux. » Cette proposition est parfaitement juste.

Presque tous les auteurs qui se sont occupés de la question ont d'ailleurs adopté une semblable manière de voir. M. Debove (2) et son élève Achard (3) qui admettent l'existence de l'hystérie symptomatique, n'ont cependant pas considéré comme telle l'hystérie consécutive à la syphilis. Achard, il est vrai, ne se prononce pas catégoriquement sur cette question. Il rapporte dans sa thèse trois observations fort intéressantes dans lesquelles l'hystérie fut certainement une fois réveillée, deux fois provoquée par la syphilis. Il ne cherche pas à préciser les rapports qui unissent la vérole à la névrose. Mais du moins il range ces trois cas en dehors des cas d'hystérie symptomatique, qu'il décrit dans un chapitre à part où l'on ne trouve pas mention de l'hystérie syphilitique. On peut en conclure qu'il ne considère pas l'hystérie, chez ses malades, comme symptomatique de la syphilis.

M. le professeur Potain (4) a insisté sur ce sujet dans deux de ses leçons cliniques délivrées en 1887. Il est, lui aussi, d'avis que si l'on doit considérer l'hystérie comme provoquée par la vérole, on ne peut du moins en faire un symptôme de celle-ci. Les deux cas sur lequel il s'appuie sont assez caractéristiques pour mériter d'être rapportés. Je les résume ci-après.

1. Huchard. — *Loc. cit.*, p. 8.

2. Debove. — *De l'apoplexie hystérique. Bull. de la Soc. méd. des hôp.*, 13 août 1886.

3. Achard. — Même sujet. Th. Paris, 1887 ; Même sujet, *Arch. gén. de méd.* 1887, janvier et février.

4. Potain. — *Hystéro-épilepsie et exostose syphilitique. Gaz. des hôp.*, 1887, n° 47 ; *Un nouveau cas de paralysie hystérique chez un sujet syphilitique.* Ibidem, n° 53.

Observation XXXIII (Résumée)

Hystéro-épilepsie et exostose syphilitique.
(Potain. *Gaz. des hôp.*, 1887, n° 47.)

Garçon boulanger de trente-quatre ans.

Comme *antécédents héréditaires* on ne note que des frères et sœurs nerveux.

Lui-même a toujours été nerveux, irritable. Jamais d'attaques. C'est un ivrogne, mais non un alcoolique.

En 1879, chancre induré ; traitement incomplet par l'iodure de potassium.

Il y a sept mois et demi, dès le matin, céphalalgie sincipitale intense. Dans l'après-midi chute sur le sol accompagnée de perte de connaissance. Fatigue extrême à la suite de cette attaque.

Deux mois après, nouvelle attaque. Quatre ou cinq jours après celle-ci, il s'aperçoit d'une hémiparésie gauche.

Le 4 mars, troisième attaque. Il entre à l'hôpital, où M. Potain constate une hémiparésie gauche, avec hémianesthésie, achroma-topsie, rétrécissement du champ visuel et diplopie à gauche, perte du goût et de l'odorat à gauche également. De plus, on note l'existence d'une exostose cranienne située au niveau de la suture sagittale. Un traitement mercuriel et ioduré semble produire une légère amélioration et le malade prend la place d'infirmier dans le service.

Il y a dix-sept jours, quatrième attaque. Les mouvements convulsifs sont limités au côté gauche du corps, et interrompus par une sorte de raideur cataleptiforme. Le mal se termine par une crise de larmes.

L'exostose cranienne devient un peu douloureuse. Elle est toujours unique ; rien de semblable sur aucun autre os.

Céphalalgie sincipitale très pénible.

Hémianesthésie gauche pour tous les modes de la sensibilité, avec perte du sens musculaire. Diminution de l'acuité visuelle, dyschromatopsie et rétrécissement du champ visuel à gauche. Perte de l'ouïe, de l'odorat et du goût à gauche.

Faiblesse considérable du membre supérieur gauche (G $=$ 11 D $=$ 43). Le pied tremble constamment.

M. le professeur Potain fait suivre la relation de ce cas d'un certain nombre de réflexions. Il montre que l'attaque est bien réellement hystéro-épileptique chez ce malade, ainsi que tous les autres troubles qui sont constatés. Cependant

quelle est l'action de cette exostose cranienne ? Elle joue là le
rôle d'une véritable épine qui attire les désordres du côté du
système nerveux. Elle n'est pas, il s'en faut de beaucoup, la
cause directe des accidents, c'est-à-dire qu'il ne s'agit pas là
de troubles déterminés par la compression d'une région du
cerveau ou son inflammation sous l'influence de l'exostose.

Ici on peut objecter que ce n'est pas la syphilis qui a été la
cause occasionnelle de l'hystérie, mais une lésion syphilitique.
Cependant, à vrai dire, on ne sait pas si cette exostose
extérieure se propageait à l'intérieur de la boîte cranienne.
Il est bien possible que non, d'autant plus que lorsque cela à
lieu, en général c'est à des troubles organiques que l'on a
affaire et non pas à l'hystérie. D'autre part une exostose peut
bien exister à l'extérieur sans qu'il y en ait forcément une au
même point à la face interne de l'os.

Admettons cependant qu'il en ait été réellement ainsi.
Ce ne sera pas une raison pour nier l'influence de la syphilis
sur le développement de l'hystérie dans ce cas. Si dans la
majorité des cas, je le crois du moins, elle provoque la
névrose par suite de l'état général qu'elle crée dans l'organisme,
il n'est pas impossible qu'elle emploie aussi, pour ainsi dire,
d'autres procédés pour arriver à réaliser l'hystérie. Cela
semble d'autant plus probable d'ailleurs, que le second des
cas rapportés par M. Potain, est presque complètement calqué
sur celui-là. La différence, grande à la vérité, est que dans
cet autre fait, la lésion syphilitique intracranienne, exostose
ou autre, peu importe, a été en quelque sorte constatée,
sinon anatomiquement, du moins par suite de la présence
d'un symptôme d'origine non douteuse.

OBSERVATION **XXXIV** (RÉSUMÉE)

Hémiplégie hystérique chez un sujet syphilitique.
(Potain. *Gaz. des hôp.*, 1887, n° 53.)

Femme devenue syphilitique il y a sept ans. Chancre suivi de
roséole, kératite, etc.

Sujet très nerveux, irritable, ayant été somnambule pendant sa jeunesse.

Depuis plusieurs mois, engourdissement dans les membres inférieurs.

Il y a quatre jours, le matin, en se levant, douleur vive dans l'oreille gauche, suivie bientôt d'une sensation d'engourdissement dans tout le côté gauche du corps. Le soir elle était hémiplégique.

Etat actuel. — Bras et jambe gauches complètement inertes et flasques. Quelques légers mouvements cependant dans les doigts et le poignet.

Face déviée à droite. Inocclusion de la paupière gauche avec strabisme interne.

Anesthésie gauche complète pour tous les modes de la sensibilité, empiétant un peu sur le côté droit au niveau du tronc.

Amaurose presque complète à gauche. Perte de l'ouïe, du goût et de l'odorat de ce côté.

Exostose au niveau du fémur.

Ainsi que le fait remarquer M. le professeur Potain, qui discute pied à pied le diagnostic, il bien est évident que cette hémiplégie flasque avec hémianesthésie et troubles sensoriels n'est pas due à une lésion organique syphilitique, la malade étant d'autre part indemne d'affection cardiaque et de maladie des reins. Il s'agit là d'une hémiplégie hystérique. Mais la paralysie faciale, qui, on le sait, ne se rencontre jamais dans l'hémiplégie hystérique, n'est pas le fait de la névrose, pas plus que la paralysie du moteur oculaire externe. Ces troubles-là sont tous d'origine syphilitique non pas directe, il est vrai, mais par l'intermédiaire de quelque lésion intracranienne comprimant les filets nerveux du facial et du moteur oculaire externe. Il y a donc dans ce cas association d'un phénomène hystérique avec une manifestation syphilitique indirecte. Ici, comme dans le cas précédent, la lésion intracranienne a joué le rôle d'épine et c'est grâce à l'excitation générale du système nerveux qu'elle a produite, que s'est réalisée la névrose.

Cette observation est extrêmement intéressante et instructive. Elle montre d'abord comment on peut et comment on doit, dans le cas de troubles multiples, observer et analyser un à un chacun d'entre eux pour arriver à les rapporter à la véritable cause. D'autre part, il se pose là une question de pronostic fort importante, car évidemment cette paralysie faciale d'origine organique ne doit pas comporter le même pronostic que les troubles *sine materia* de l'hystérie, qui l'accompagnent.

Parmi les autres travaux qui traitent de cette question de l'hystérie provoquée par la syphilis, je citerai encore la thèse de Richard (1). Cet auteur s'est occupé spécialement de l'hémiplégie hystérique chez les sujets syphilitiques. Il admet que la vérole ne joue dans ces cas que le rôle de cause occasionnelle, autrement dit d'agent provocateur. Mais il n'établit pas de différence entre les faits où l'hystérie a simplement été réveillée et ceux où elle a été véritablement provoquée par la syphilis. On trouvera dans ce travail un certain nombre d'observations fort intéressantes, tant personnelles qu'empruntées à divers auteurs, et rentrant dans l'une et l'autre de ces deux catégories.

Le cas d'hystérie provoquée par la syphilis, que rapporte Furet (2), ne m'a paru nullement typique. A la lecture de l'observation il m'a semblé que l'on pouvait très bien prendre son malade pour un organique. Aussi la laisserai-je ici de côté, ne voulant m'appuyer que sur des faits absolument caractéristiques.

J'ai eu l'occasion, pendant mon internat chez M. le Dr Landouzy, d'observer un cas bien typique d'hystérie provoquée par la syphilis. C'est même à propos de ce cas, qui était antérieur, lorsqu'il se trouvait sous mes yeux (février 1887), à tous ceux qui ont été publiés comme tels depuis (Potain, Richard, etc.), que j'ai commencé mes investigations sur les agents provocateurs de l'hystérie. J'avais en effet dès cette époque considéré comme réellement provocateur le rôle de la syphilis chez ce malade. Les recherches que je fis alors me confirmèrent dans cette opinion.

1. Richard.—*Contribution à l'étude de l'hémiplégie hystérique chez les syphilitiques.* Th. Paris, 1887.
2. Furet. — *Thèse citée.*

OBSERVATION XXXV (INÉDITE)

*Hystérie survenue chez un syphilitique et caractérisée seulement par
la présence des stigmates.*

Le nommé Geof.... Emile, âgé de vingt-cinq ans, chaudronnier
en cuivre, entre à l'hôpital Tenon, salle Lelong, n° 33, service de
M. le Dr LANDOUZY (1), le 15 février 1887.

Antécédents héréditaires. — Père âgé de 60 ans, bien portant.
La mère, âgée de cinquante ans, a des varices. Jamais de rhumatisme. Aucun renseignement sur les ascendants du côté du père ou
de la mère. Rien du côté des oncles et tantes paternels. Du côté
maternel, pas de renseignements précis touchant les collatéraux.
Le malade a un frère plus âgé que lui de deux ans, resté au régi-
ment après rengagement, et une sœur âgée de treize ans, bien
portante, nullement nerveuse.

Antécédents personnels et histoire de la maladie. — Pendant que la
mère du malade était enceinte de lui, elle était souvent en proie
à des émotions violentes causées par son mari qui se livrait alors
à des excès de boisson, qu'il a d'ailleurs cessés depuis. Il est
venu au monde à terme. Etant tout enfant et même jusqu'à l'âge
de quatorze ans, il fut toujours mal portant. Maux d'yeux, glandes
non suppurées, éruptions de furoncles, le tenaient continuellement
malade. Il ne se rappelle pas avoir eu la rougeole, coqueluche,
scarlatine, etc. A quatorze ans il eut la fièvre typhoïde, qui le
maintint trois mois au lit, du fait de deux rechutes successives. A
partir de ce moment il fut bien portant. A seize ans il commença à
travailler du métier qu'il exerce encore aujourd'hui (chaudronnier
en cuivre) sans en avoir jamais changé.

En juin 1884 il contracta la syphilis. L'accident primitif,
siégeant sur le frein, avait produit du phimosis qui l'obligea à se
faire couper le prépuce. Il fut soigné à Saint-Louis où on lui prescrivit du protoiodure d'hydrargyre qu'il prit pendant un mois et
ensuite, après intervalle d'un mois, de l'iodure de potassium pendant trois semaines d'abord et pendant deux mois il y a environ
un an. Il y a quatre mois il prit, sur le conseil d'un médecin de
Saint-Louis, du sirop de Gibert pendant huit jours. La syphilis se

1. Je saisis l'occasion qui se présente ici de remercier mon maître, M. Landouzy, qui m'a autorisé à publier cette observation et ne m'a pas ménagé ses
excellents conseils au début de mon travail.

manifesta par la roséole, les syphilides, la céphalée et par des douleurs ostéocopes dans les deux membres supérieurs.

Au mois de novembre 1884 il alla pendant quelques jours aider
dans son travail un de ses amis tourneur en cuivre. Il faisait marcher le tour alternativement avec les deux jambes, un peu plus
souvent cependant avec la jambe gauche et chaque soir, le travail fini, il s'apercevait que son membre inférieur gauche était
faible, fléchissait sous lui et plusieurs fois il tomba par terre, tant
par faiblesse de la jambe, que par suite d'une sorte de vertige
sans perte de connaissance. En même temps il notait que lorsqu'il pinçait la peau de la cuisse gauche, la sensation n'était que
peu ou pas perçue. Il tourna pendant huit jours et les phénomènes
de parésie persistèrent pendant deux mois et demi, puis cessèrent,
dit-il, à force d'aller et de venir et de faire marcher le membre.
Les symptômes d'anesthésie, au contraire, se fixèrent d'une façon
permanente jusqu'aujourd'hui où le malade ne sent encore pas le
pincement.

Rien de nouveau ne se passa jusqu'à il y a quinze jours, sauf un
peu de céphalée le soir de temps en temps. Pas de nouveaux vertiges, pas de pertes de connaissance, pas de crises nerveuses.
Pas de points douloureux dans le ventre ni ailleurs, sauf quelquefois quelques élancements dans la région du sein gauche.

Il a beaucoup maigri depuis sa syphilis. Auparavant, vers l'âge
de dix-huit à dix-neuf ans, il avoue qu'il buvait au moins cinq litres
de vin par jour. Il a cessé depuis spontanément parce qu'il avait
quitté les camarades avec qui il se livrait quotidiennement à ces
excès. Jamais d'excès vénériens d'une façon continue. Il est resté
deux ans et demi avec une femme à qui il donna la syphilis pendant sa grossesse. L'enfant prit la vérole au passage. Il mourut à
deux mois du croup.

Il y une quinzaine de jours, à la suite d'un travail un peu exagéré pour une commande pressée, il sentit que sa jambe gauche
redevenait faible comme il y a deux ans. Il éprouvait au niveau
du genou une sensation de poids, comme de l'eau, dit-il, qui se
promenait dans le genou. Depuis pas mal de temps, un an environ, il s'était aperçu de certaines secousses survenant dans le
membre inférieur gauche, et s'accompagnant d'une sorte de sensation de piqûre au moment même où celle-ci se produit. Ces
secousses se répétaient autrefois toutes les quatre ou cinq minutes et étaient assez violentes pour lui faire étendre brusquement
la jambe sur la cuisse. Il les ressent seulement lorsqu'il est assis,
travaillant ou ne faisant rien. Elles ont un peu diminué aujour-
d'hui d'intensité et de fréquence et elles ne se produisent guère

que toutes les heures environ. Il n'a noté aucune cause occasionnelle exerçant une influence manifeste sur leur répétition ou leur violence. Exactement localisées au membre inférieur gauche, jamais elles ne se sont produites dans la jambe droite ni dans les extrémités supérieures.

Le membre inférieur gauche est de volume normal, nullement différent du membre droit. D'ailleurs c'est un homme assez solide encore et bien bâti, quoiqu'il ait à ce point *maigri depuis sa syphilis qu'il prétend ne plus être reconnaissable pour ceux qui ne l'ont pas vu depuis cette époque.* La mensuration donne exactement les mêmes résultats des deux côtés (54 centim. à la partie moyenne de la cuisse, 36 centim. au tiers supérieur de la jambe). Le volume assez considérable des membres est dû en partie à une forte couche de tissu adipeux sous-cutané. La force de résistance aux mouvements passifs est également à peu près la même, un peu moindre cependant à gauche et le malade dit que dans les efforts de résistance il éprouve à gauche, dans les muscles, des crampes qui n'existent pas à droite. (Du côté des membres supérieurs on constate la

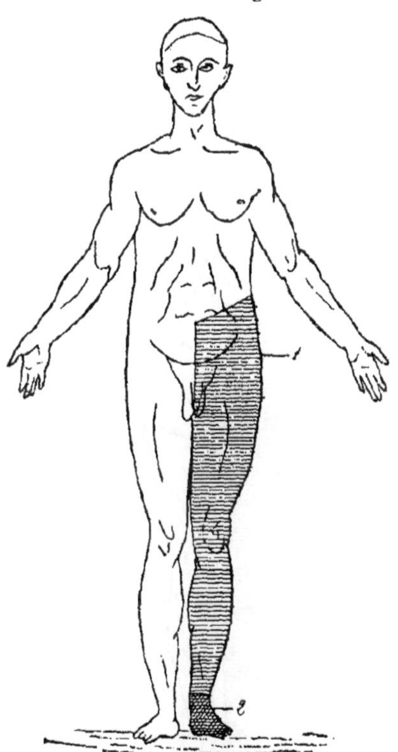

Fig. 1. — 1. Anesthésie avec analgésie presque absolue.
2. Anesthésie avec hypoalgésie.

même inégalité de force au profit du côté droit, ce qui semble indiquer que cette différence tiendrait plutôt à ce que le malade est droitier.) Le réflexe rotulien est notablement plus faible à gauche qu'à droite et cette différence se remarque encore lorsqu'on augmente dans la même proportion les deux réflexes par le procédé de Jendrassik.

Anesthésie au contact, au froid et au chaud dans toute l'étendue du membre inférieur gauche, limitée supérieurement en avant (fig. 1) par une ligne partant un peu au-dessous de l'ombilic, pour venir aboutir latéralement au milieu de l'espace qui sépare les côtes de la crête iliaque, en arrière (fig. 2) par une ligne horizontale située à peu près à la même hauteur. Dans toute l'étendue de cette zone la piqûre d'une épingle est ressentie de façon un peu différente suivant les points. C'est ainsi que dans tout le membre au-dessus de la cheville du pied et à la partie inférieure du tronc, la piqûre est ressentie comme un simple frôlement. Au-dessous de la cheville et dans toute l'étendue du pied elle est ressentie comme une piqûre, mais sans que cette piqûre (quoique faite assez énergiquement) soit véritablement douloureuse. La sensibilité profonde, muscles et articulations, est également intéressée (figures 3 et 4).

Il existe une certaine diminution du sens musculaire dans le membre inférieur gauche. La notion de position n'est pas complètement perdue. — Le réflexe pharyngien est aboli. Le réflexe conjonctival est conservé.

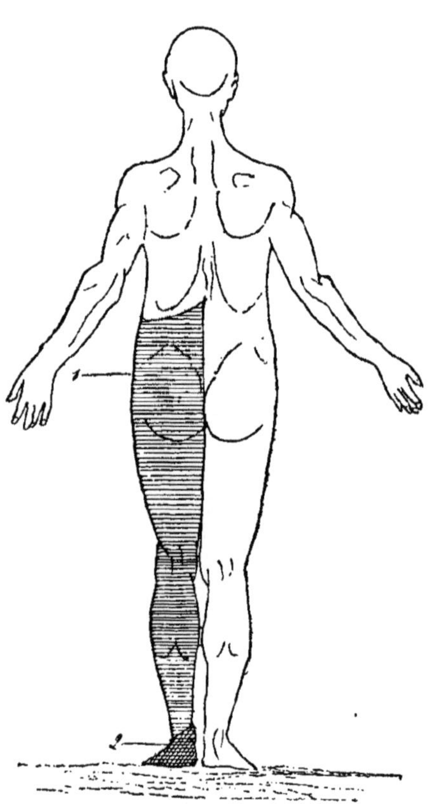

Fig. 2. — 1. Anesthésie avec analgésie presque absolue.
2. Anesthésie avec hypoalgésie.

Pas de points hystérogènes, ni de plaques hyperesthésiques. D'ailleurs le malade n'a jamais eu d'attaques de nerfs.

Le champ visuel, normal à droite, est notablement rétréci à

gauche, autant qu'on peut en juger sans instrument spécial pour le mesurer. La vision des couleurs se fait bien à droite. A gauche léger degré de dyschromatopsie pour le violet et le bleu. Pas de diplopie monoculaire ni de macropsie ni de micropsie. Les pupilles sont égales des deux côtés et leurs réactions à la lumière et à l'accommodation s'effectuent normalement.

L'ouïe est notablement diminuée à gauche.

Le goût est totalement absent sur la moitié gauche de la langue. L'odorat est diminué à gauche.

Le malade ne semble pas particulièrement nerveux et impres-

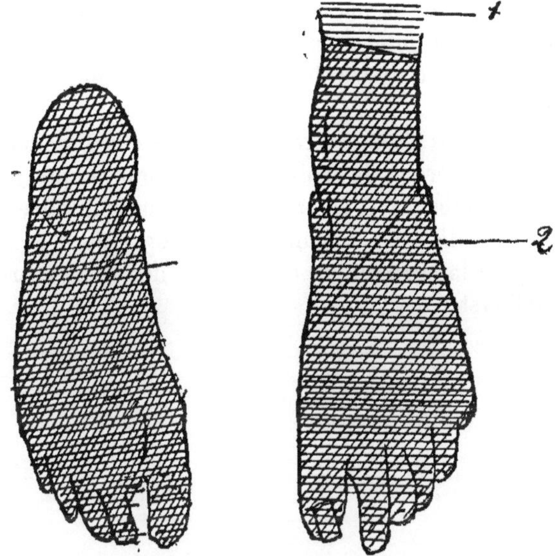

Fig. 3 et 4. — 1. Anesthésie avec analgésie presque absolue.
2. Anesthésie avec hypoalgésie.

sionnable. Son caractère n'est ni sombre, ni exalté, ni efféminé. Pas d'état mental particulier digne d'être noté.

Quelques jours après son entrée à l'hôpital, le malade réclame sa sortie. Il était alors à peu près dans le même état qu'à son arrivée.

Il est inutile, je pense, de discuter ici la réalité de l'hystérie, prouvée tant par l'existence de cette paralysie en *gigot* de la sensibilité, que par l'existence de stigmates très nets. Un point seulement sur lequel je désire dès maintenant attirer l'attention, est le suivant. Le malade tout d'abord avait été moralement très affecté par l'invasion de la vérole. De plus l'infection syphilitique avait agi profondément sur son organisme. Bien que les manifestations spécifiques, quoique assez notablement accentuées, n'eussent pas été cependant d'une violence extraordinaire, il avait maigri, disait-il, au point qu'il aurait été méconnaissable pour ceux qui ne l'avaient pas vu depuis le début de la maladie. C'est évidemment par ce moyen que la syphilis a pu chez lui provoquer l'apparition de l'hystérie, à la faveur d'un trouble profond dans le fonctionnement de l'organisme.

J'arrête ici ces quelques considérations sur l'hystérie provoquée par la vérole. Je crois que les exemples que j'ai cités sont assez nombreux et assez probants pour permettre d'attribuer à la syphilis un rôle dans le développement de la névrose et pour la faire ranger au nombre des agents provocateurs de l'hystérie.

CHAPITRE IV

**États pathologiques isolés ou combinés, se caractéri-
sant par un affaiblissement considérable du malade.**

Parmi les maladies qui viennent d'être examinées plus haut
dans leurs rapports avec le développement de l'hystérie, les
dernières étudiées, diabète, paludisme, syphilis, fournissent
une transition toute naturelle pour arriver à cette nouvelle
partie du sujet. Je l'ai dit, ce qui domine dans ces affections,
au point de vue de leur rôle dans la provocation de la maladie
nerveuse, c'est la modification profonde qu'elles apportent
dans l'organisme du malade, l'affaiblissement considérable
où elles le mettent dans la majorité des cas. Il ne s'agit plus
ici de maladies infectieuses aiguës ou chroniques, de maladies par rallentissement de la nutrition bien caractérisées,
mais plutôt d'états pathologiques plus ou moins nettement
définis, mais arrivant en fin de compte au même résultat,
c'est-à-dire la production d'une modification profonde apportée dans l'organisme du malade.

On imagine facilement combien peuvent être variées les
causes qui produisent ces états pathologiques où dominent
l'affaiblissement, l'asthénie et en particulier l'asthénie nerveuse. Prétendre en faire une énumération complète serait
s'exposer à une déception peut-être bien prochaine. Car demain on peut mentionner des faits nouveaux, non encore
observés ou sur lesquels du moins rien n'a jusqu'ici été publié,
l'attention n'y étant pas particulièrement attirée.

Je rappellerai, comme exemple de faits de ce genre, une

observation de Riesenfeld (1). Il s'agit là d'une petite fille de dix ans qui dans l'espace d'une année fut atteinte de quatre maladies aiguës, suivies en fin de compte de l'établissement d'une paralysie hystérique. On en trouvera également d'autres exemples dans le travail de Klopatt (2), qui donne mention d'un très grand nombre de cas d'hystérie infantile. On conçoit qu'il est impossible d'établir une nomenclature reposant sur des bases semblables. Aujourd'hui c'est ceci, demain ce sera autre chose. La liste est ouverte ; elle n'est pas encore près d'être close.

Cependant il existe un certain nombre de causes, provoquant au su de tout le monde cet état général qui favorise le développement de l'hystérie. Parmi elles on peut ranger les *hémorrhagies* plus ou moins graves, le *surmenage* physique ou intellectuel, *les excès vénériens* et l'*onanisme*.

A) HÉMORRHAGIES

Je ne parle pas, bien entendu, des troubles nerveux plus ou moins violents, tels que convulsions, etc... qui surviennent presque au moment fatal dans les très grandes hémorrhagies. Ici il n'est pas besoin que la perte de sang ait été extrèmement considérable. Il faut seulement qu'elle ait assez nettement affaibli le malade ou l'ait fortement impressionné psychiquement.

J'ai rapporté plus haut (page 83) une observation de Sydenham dans laquelle il s'agissait d'hystérie développée chez un individu traité pour une maladie aiguë fébrile par des saignées, des purgatifs répétés et la privation de la viande dans l'alimentation. La perte de sang a joué son rôle dans la production de l'état général favorable à l'éclosion de la névrose, tout comme

1. Riesenfeld. — *Ueber Hysterie bei Kindern*. Inaug. Diss. Kiel, 1884.
2. Klopatt. — *Loc. cit*.

la déperdition séreuse due aux purgatifs, et le schock général produit par la maladie aiguë. Les agents provocateurs ont été dans ce cas multiples, mais il faut cependant faire figurer l'hémorrhagie parmi eux.

On trouve, dans la thèse de Lebreton (1), un fait plus caractéristique quant au rôle de l'hémorrhagie. A vrai dire il ne s'agissait pas, absolument parlant, de provocation, mais plutôt de réveil de l'hystérie à la suite de l'état de faiblesse produit par l'hémorrhagie. La malade avait eu, en effet, déjà antérieurement des accidents hystériques. Néanmoins ce fait est intéressant et bon à noter.

Observation XXXVl (Résumée)

*Paraplégie hystérique incomplète survenue à la suite
d'une métrorrhagie abondante.*

(Lebreton. *Des différentes variétés de la paralysie hystérique.* Th. Paris, 1868.)

Fille de vingt-sept ans. Tuberculose pulmonaire, avec envahissement du larynx, à laquelle la malade succombe d'ailleurs dans le service où elle était entrée. L'auteur rapporte son autopsie en détail.

Première attaque convulsive à dix-neuf ans.

A vingt-cinq ans, pendant qu'elle frottait un parquet, apparition des règles qui durent avec une abondance extrême pendant plus de quinze jours. Diminution considérable des forces, œdème des jambes, vomissements. La malade entre à l'hôpital.

Quinze jours plus tard fourmillements dans le membre inférieur droit, bientôt suivis de paralysie du mouvement avec abolition complète de la sensibilité. En trois semaines paralysie du même genre au niveau de la jambe gauche, du bras droit et du bras gauche. La moitié gauche de la face se paralyse à son tour (2).

1. Lebreton. — *Des différentes variétés de la paralysie hystérique.* Th. Paris, 1868.

2. Lebreton admet la participation de la face sous forme de paralysie faciale dans l'hémiplégie hystérique. On sait aujourd'hui ce qu'il faut penser de cette prétendue paralysie faciale hystérique. M. le professeur Charcot, MM. Brissaud et P. Marie ont montré qu'il s'agissait là d'un spasme limité à une moitié de la face (hémispasme glosso-labié des hystériques). Voir à ce sujet : Charcot, *Leçons du mardi à la Salpêtrière. Policlinique,* 1887-88, passim, et Brissaud et P. Marie. *Progr. méd.,* 1887.

État actuel. — Motilité presque complètement abolie dans les membres inférieurs qui traînent sur le sol quand la malade s'avance à l'aide de béquilles.

Anesthésie cutanée presque complète du membre inférieur gauche. Douleurs dans les genoux surtout à droite.

Sensibilité très émoussée dans le membre supérieur droit.

Vomissements fréquents.

Il y a eu de l'incontinence d'urine au moment où la paraplégie était absolue. Rien de semblable plus tard.

Plaques hyperesthésiques au-dessous du mamelon gauche et le long de la colonne vertébrale.

Diminution de l'ouïe à gauche ainsi que de la sensibilité de la conjonctive et de la muqueuse nasale.

Crises de toux hystériques ramenées régulièrement par la percussion de la rate. (La malade a eu les fièvres intermittentes).

Attaques hystériques très nettes.

Mort, au bout d'un an, de phthisie pulmonaire.

Il n'est pas probable qu'on doive, dans ce cas faire jouer un grand rôle à l'infection tuberculeuse. Les signes de tuberculose pulmonaire étaient assez peu accentués lors de l'examen de la malade. Au contraire, ce qui l'a décidée à entrer à l'hôpital, c'est l'état de faiblesse extrême où elle se trouvait par suite de la perte considérable de sang produite par les règles qui duraient très abondantes depuis quinze jours. La paralysie hystérique s'est manifestée justement au moment où cet état était le plus accentué. C'est donc en somme à l'hémorrhagie que revient la plus grande part dans sa production.

Le point faible de cette observation, au point de vue de la thèse que je soutiens ici, est évidemment que la malade était déjà hystérique auparavant. Mais si l'on est autorisé, pour ce fait en particulier, à dire que l'hémorrhagie a provoqué non pas la névrose elle-même, mais une de ses manifestations, on peut, à ce qu'il me paraît, raisonnant par analogie, en déduire qu'elle peut être dans d'autres cas un agent provocateur de l'hystérie.

B) surmenage physique et intellectuel

S'il est une proposition, ce semble, qui soit facile à admettre, c'est bien la suivante : à savoir que le surmenage est chez certains individus l'occasion du développement de l'hystérie. Chacun sait ce qu'est le surmenage tant physique qu'intellectuel et à quel état d'anéantissement complet de tout l'être sont réduits les individus qui ont, au delà de leurs forces, fourni une somme de travail exagérée. On sait aussi combien cet état est favorable au développement d'un grand nombre d'affections contagieuses, la diphthérie, la fièvre typhoïde par exemple et quelle allure souvent grave ces maladies affectent chez les surmenés. En fait de maladies nerveuses la neurasthénie est le mal des surmenés par excellence.

L'hystérie peut aussi survenir chez eux ; on en trouve quelques exemples dans les auteurs, rares, il est vrai, mais assez caractéristiques. Breuillard (1) cite un fait de ce genre qui est typique. J'espérais en trouver un certain nombre, en ce qui concerne le surmenage physique, dans les travaux qui traitent de l'hystérie chez les soldats. On sait en effet que cet état se constate souvent dans l'armée, soit chez les jeunes gens récemment arrivés au corps et soumis tout d'un coup aux travaux souvent rudes et ininterrompus du métier militaire, soit chez les hommes déjà incorporés depuis plus ou moins longtemps, mais en butte d'une façon passagère à un surcroît de fatigue, produit par des manœuvres, par exemple. Mais outre que les travaux sur cette question ne sont pas très nombreux, aucun n'a été fait jusqu'ici à ce point de vue spécial de l'étiologie de l'hystérie chez les soldats. Tout au plus l'hystérie provoquée par un traumatisme reçu dans un service commandé, a-t-elle une place à part, qu'elle mérite d'ailleurs, car c'est là le côté médico-légal de la question pour les militaires et ce côté n'est pas le moins digne d'attention, tout comme chez les civils. J'ai pu cependant trouver dans le travail de Duponchel (2) un

1. Breuillard. — *Th. citée.*
2. Duponchel. — *L'hystérie dans l'armée. Rev. de méd.* 1886, p. 517.

cas dans lequel le surmenage semble avoir été la cause occasionnelle de la première attaque hystérique, bien que l'auteur ne s'arrête pas à ce point de vue de la question.

OBSERVATION XXXVII (RÉSUMÉE)

Attaques d'hystérie survenues chez un hussard pendant les grandes manœuvres.

(Duponchel. Rev. de méd., 1883, p. 524.)

R... trompette au 6e hussards.

Renseignements négatifs en ce qui concerne les antécédents héréditaires.

Choléra dans l'enfance. A quatorze ans crises de suffocation qui l'empêchèrent de travailler pendant deux ans. Il ne porte aujourd'hui aucun signe d'affection des organes respiratoires.

Pendant les grandes manœuvres il fut pris pour la première fois d'attaques qualifiées à cette époque d'épileptiformes (Le malade fut traité alors à l'hôpital militaire de Bordeaux où on méconnut l'hystérie, et où on le traita pour de l'épilepsie syphilitique).En sonnant le réveil, un matin, il tomba sans connaissance. Cinq jours après il reprend son service et les manœuvres.

Depuis, plusieurs fois, toujours en sonnant de la trompette, il eut des attaques d'hystérie.

Anesthésie et hyperesthésie cutanée sur presque toute la surface du corps pour tous les modes de la sensibilité.

Réflexes pharyngien, plantaire abolis.

Ouïe (otite ancienne guérie), goût, odorat presque abolis à droite.

Rétrécissement du champ visuel ; le bleu est passé en dedans du rouge.

Diminution du sens musculaire.

Cet homme était-il véritablement surmené? L'observation, à dire vrai, est muette sur ce point. Mais ce qu'il est du moins permis de constater, c'est que la première attaque d'hystérie s'est produite précisément dans un moment où l'on voit fréquemment survenir le surmenage chez les soldats et où, en tous cas, ils ont toujours à souffrir d'un grand surcroît de fatigue.

Dans les professions dites libérales, celles surtout où interviennent de nombreux concours, il n'est pas rare de voir des jeunes gens se surmener. Un certain nombre deviennent neurasthéniques. Chacun de nous a pu en constater des exemples. On pourrait sans aucun doute voir se développer chez eux l'hystérie.

D'autres fois c'est la réunion des deux espèces de surmenages, physique et intellectuel qui provoque l'éclosion des accidents. Le cas peut se rencontrer et j'en ai observé un exemple bien net.

OBSERVATION XXXVIII (Inédite)

Hystérie provoquée par un surmenage physique et intellectuel.

Il s'agit d'un homme de vingt-six ans, israélite de religion, qui est venu me consulter au mois de juin 1886 pour des accidents nerveux d'origine récente et qui s'étaient développés dans les conditions suivantes :

Le malade est acteur. Pendant l'hiver il a pris part à une tournée dramatique extrêmement pénible. Il jouait à peu près tous les soirs et passait les journées en chemin de fer, pour se rendre d'une ville dans une autre, obligé quelquefois d'apprendre des rôles nouveaux en route. La moindre station dans une ville était employée non pas à se reposer, mais à répéter les pièces nouvelles dont l'impresario voulait grossir son bagage de tournée. Il fit ce métier depuis le mois de décembre 1885 jusqu'au mois de mai 1886.

Déjà, dans la dernière partie de sa tournée, en Italie, il avait ressenti des vertiges, avait été pris de vomissements et même un soir à Turin, on fut obligé, à cause d'une indisposition de ce genre, d'interrompre la représentation.

En rentrant à Paris, les troubles nerveux ne firent que s'accentuer. Il était sujet à des « syncopes », traversait des périodes de quinze jours d'anorexie complète, vomissant dès qu'il prenait quelque nourriture. Obligé plusieurs fois, pour des affaires d'argent, de voyager, il fut obligé deux fois de s'arrêter en route ; et une fois en particulier à Poitiers, où il eut une crise sur le quai de la gare.

C'est à ce moment, lors de son retour de Poitiers, que je vis le malade. Il ne présente aucun trouble du côté de l'appareil circulatoire, ni du côté des poumons. Constipation habituelle. Appétit bizarre, déréglé. Teint pâle.

Le malade est très féminin dans sa mise, ses manières.

Je n'ai jamais observé ses « syncopes » qui ne sont évidemment que de petites crises d'hystérie.

Hémianesthésie droite complète pour la piqûre et la température. La sensation de contact est conservée par places.

Diminution du goût, de l'odorat du même côté. L'ouïe semble normale.

Pas de points hystérogènes ; mais une plaque fortement hypéresthésique au-dessous du mamelon gauche.

Le malade s'est mis depuis quelque temps « pour se soutenir » à se faire des injections sous-cutanées de morphine. Il porte de ce fait quelques petits abcès au niveau de la partie supérieure des cuisses. Du reste l'habitude n'étant pas encore invétérée, la désaccoutumance a été facilement obtenue.

Quelque temps après, je montrai ce malade à M. Charcot, qui confirma mon diagnostic.

L'influence du surmenage est ici manifeste. Au point de vue physique tout d'abord, on peut bien considérer comme surmené un homme qui pendant plusieurs mois consécutifs ne quitte les grandes routes que pour monter sur les planches. Du reste le malade avouait que ce métier l'avait horriblement fatigué. D'autre part, au point de vue intellectuel, être toujours sur la brèche durant un aussi long temps, avoir continuellement l'esprit tendu et la mémoire en travail, constitue évidemment un état de surmenage cérébral intense. Il faut ajouter d'autre part que la campagne à laquelle avait pris part le malheureux artiste avait été loin de bien tourner. Il lui était arrivé plusieurs fois de jouer devant des banquettes et les nombreuses déceptions tant d'amour-propre que d'argent contribuaient pour une bonne part à déprimer son moral.

Dans ces conditions cet homme, parti bien portant, ayant fait la plus grande partie de sa tournée bien portant, commence à ressentir vers la fin des troubles nerveux. Comment ne pas incriminer dans le développement de sa maladie, ce surmenage physique et intellectuel auquel il a été soumis pendant ce temps ? Il me semble que la filiation des accidents est assez facilement appréciable.

Il y a eu l'année dernière (1888) à l'Académie de médecine une longue série de communications et de discussions relatives au surmenage scolaire. On pourrait peut-être s'étonner de ne pas avoir entendu mentionner l'hystérie parmi les troubles de la santé qui résultent du surmenage chez les enfants des collèges. Cela n'a rien que de très naturel. Le surmenage intellectuel véritable, ainsi que l'a fait remarquer M. le professeur Charcot, n'existe pas dans les collèges, parce qu'il n'existe pas en réalité à l'âge où se trouvent les sujets à ce moment de leur existence. Donnez à un enfant un travail énorme, beaucoup au-dessus de ses forces, il l'accomplira peut-être. Mais toute la portion qui dépassera sa moyenne de vigueur intellectuelle, il la fera comme une machine. L'enfant ne prend que ce qu'il peut prendre matériellement, pour ainsi dire. Une fois sa capacité intellectuelle dépassée, il rejette le trop-plein, ou mieux ne l'admet pas du tout. Et cela pour une raison d'évolution en quelque sorte, parce que c'est ainsi à cet âge de la vie. Et puis aussi parce que l'enfant, ne voyant pas l'intérêt immédiat ou le but prochain de ce qu'on lui fait apprendre, est incapable de produire par la volonté cette sorte de surchauffement, d'hypertension cérébrale nécessaire pour fournir une somme de travail au-dessus de ses forces.

Il est possible que le séjour trop prolongé dans les salles d'étude, que le manque de grand air et d'exercices physiques soient jusqu'à un certain point des obstacles au développement matériel des enfants. Mais peut-on appeler cela véritablement du surmenage, du moins au point de vue intellectuel? Le vrai surmenage ne se rencontre que plus tard dans la vie, chez les étudiants qui préparent des concours, chez les hommes faits obligés par leur profession, leur situation sociale, de fournir quelquefois une somme de travail bien au-dessus de leurs forces. Ces gens-là se surmènent parce qu'ils sentent

qu'il faut, sous peine de manquer une place, de paraître insuf-
fisants dans celle qu'ils détiennent, arriver à mener à bien la
besogne accumulée devant eux. Ils se surchauffent, bien souvent par des procédés artificiels, passent les nuits, se privent
de repos. Les uns arrivent au bout et résistent ; d'autres attei-
gnent ce but, mais tombent malades après ; d'autres enfin ne
sont point capables d'aller jusqu'à la fin et le surmenage les
abat en route. C'est chez ces hommes que l'on observera des
cas d'hystérie par surmenage et surtout des cas de neurasthénie. Mais chez les enfants il n'en est pas de même, et je
crois qu'on ne doit pas considérer le surmenage comme pouvant fréquemment faire éclore l'hystérie chez les jeunes col-
légiens, tandis que chez l'adulte en général, on doit le ranger
parmi les agents provocateurs de la névrose.

C) ONANISME ET EXCÈS VÉNÉRIENS

On sait dans quel état d'épuisement, et surtout d'épuisement nerveux profond, se trouvent les individus qui se sont
livrés à des excès de ce genre. Je ne parle pas, bien entendu,
des malheureux idiots, chez qui cependant cette funeste habitude et l'affaiblissement nerveux qui en résulte ne sont pas
faits pour aider au relèvement des facultés intellectuelles.
Je ne considère que les individus normaux, si tant est, au
moins en ce qui concerne l'onanisme, qu'un sujet adonné
d'une façon désordonnée aux pratiques de la masturbation,
puisse être tenu pour un individu absolument normal. Ne
peut-on pas voir dans ce fait une certaine tare qui entache ces
sujets-là et permet de les classer un peu à part ? Quoi qu'il en soit,
il est certain que ces excitations répétées du système nerveux
produites soit par le coït soit par la masturbation, finissent
par amener plus ou moins vite, suivant les conditions, un
état de profond épuisement nerveux.

Cet état est éminemment favorable au développement de

l'hystérie.D'ailleurs plusieurs auteurs ont déjà reconnu le fait. Rosenthal (1), J. Grasset (2), mettent l'onanisme au nombre des causes de l'hystérie. Ce dernier auteur dit que nombre d'hystériques se masturbent, ce qui ne préjuge rien du tout en faveur du rôle étiologique de l'onanisme.Cela tendrait plutôt à prouver que les habitudes d'onanisme doivent être considérées comme une espèce de tare nerveuse, marchant, dans la série des déséquilibrations mentales, côte à côte avec l'hystérie, ainsi que je le disais quelques lignes plus haut. En tous cas, quelle que soit d'ailleurs la valeur absolue que l'on doive attribuer aux pratiques de masturbation chez un individu, il est hors de doute que l'onanisme peut devenir dans certains cas l'agent provocateur de l'hystérie. Seulement on peut dire dès maintenant que c'est un de ceux dans lesquels la prédisposition nerveuse est la plus considérable.

L'observation suivante, empruntée à Petit (3), est un beau cas de ce genre.

OBSERVATION XXXIX (RÉSUMÉE)

Hystérie chez un masturbateur effréné.

(Petit. Th. Paris, 1875.)

Homme de vingt-deux ans, entré à Bicêtre comme aliéné.
Ne présente aucun signe d'aliénation.
Antécédents héréditaires. — Père et grand-père morts d'une congestion cérébrale. — Mère migraineuse et très nerveuse.
Histoire du malade. — Strumeux. A quatorze ans tumeur blanche du genou, avec carie du tibia. Depuis l'âge de quinze ans commence à se masturber avec une telle frénésie, qu'il en perd l'aptitude au travail et présente pendant les quatre années qui suivent plusieurs accès de délire. Jamais de rapports avec des femmes ; il se contente de se masturber toujours avec fureur.

1. Rosenthal.— *Traité clinique des maladies du système nerveux.* Paris, 1878.
2. Grasset (J.). — *Traité pratique des maladies du système nerveux.* Paris, 1881.
3. Petit. — *Thèse citée.*

Il y a quinze mois pertes séminales fréquentes et quelques temps après, attaques convulsives.

État actuel. — Homme pâle, anémié, à pupilles dilatées. — Pertes séminales fréquentes. — Céphalalgie frontale et occipitale opiniâtre, appétit capricieux. — Hypocondriaque, sans hallucinations.

Attaques convulsives avec grands mouvements. Déchire ses vêtements. Pas de perte de connaissance.

Plaques d'anesthésie aux jambes et aux bras.

Point hystérogène au point d'émergence du nerf sous-occipital.

Amélioration par l'hydrothérapie. Renvoyé de Bicêtre parce qu'il n'est pas aliéné.

Le cas n'est pas niable. Quant à l'influence provocatrice de l'onanisme, il me semble qu'il constitue là un facteur assez important pour lui subordonner tout d'abord l'état d'affaiblissement et d'énervement profond où se trouvait le sujet, ensuite les troubles nerveux de nature hystérique dont il était atteint.

L'onanisme seul est en cause dans ce fait. Dans d'autres ce seront les excès vénériens. A ce propos on pourrait presque renverser complètement l'ancienne, très ancienne si on considère depuis quand a été véritablement étudiée l'hystérie, on pourrait, dis-je, renverser l'ancienne proposition qui attribuait l'hystérie à la continence. Je croirais volontiers que l'abus des plaisirs de l'amour a aidé plus de gens à devenir hystériques que leur privation complète, du moins en ce qui touche le sexe masculin. Je ne parle pas des couvents, bien entendu, où la continence ne joue qu'un très petit rôle, comparée aux habitudes d'ascétisme, à l'affaiblissement où elles mettent les malheureux qui s'y soumettent et aux pratiques de dévotion, d'extase et de concentration intérieure qui sont, ainsi que c'est connu (V. p. 21), des causes non douteuses d'hystérie. La plupart des hystériques mâles avouent qu'ils ont plutôt abusé des femmes, à moins que ce ne soient, comme dans l'observation précédente, des masturbateurs de prédilection.

Ce n'est pas à dire pour cela que les excès vénériens soient, chez tous les hystériques qui les avouent, la condition du développement de leur névrose. Mais il n'en est pas moins hors de doute que chez certains d'entre eux ils peuvent être considérés comme agents provocateurs de la maladie.

L'onanisme et l'abus des plaisirs vénériens normaux peuvent s'associer chez le même individu, pour amener plus vite l'éclosion de l'hystérie. Le cas suivant, emprunté encore à Petit (1), en est un exemple.

Observation XL (Résumée)

Hystérie développée à la suite de l'épuisement provoqué par l'onanisme et des excès vénériens.

(Petit. *De l'hystérie chez l'homme.* Th. Paris, 1875.)

Homme de dix-neuf ans. Pas d'hérédité. Grand lecteur de romans, au point de s'identifier avec les personnages des fictions qu'il lit. A treize ans se livre à l'onanisme d'une façon effrénée, puis à des excès vénériens qui l'épuisent. Avait recommencé à se masturber quand il fut atteint de la maladie actuelle.

Etat actuel. — Imberbe, pâle. Etat général assez satisfaisant.

Attaques de nerfs fréquentes. Aura épigastrique et cervicale. Puis perte de connaissance et convulsions désordonnées. Terminaison par une crise de larmes.

« L'attaque se provoque infailliblement en faisant coucher le malade. »

Très impressionnable, mélancolique. Tremble à la moindre émotion.

Quelques plaques hyperesthésiques au niveau des vertèbres dorsales.

Guérison à la suite d'un traitement balnéothérapique à Bourbon-l'Archambault.

Il n'est pas douteux qu'il s'agisse là d'hystérie. L'auteur donne d'ailleurs ce diagnostic, qui est indiscutable. La façon dont l'attaque se produit, presque à volonté, en faisant coucher le malade, provient sans doute de l'existence de ces plaques hyperesthésiques dorsales signalées par l'auteur et qui ne

1. Petit. — *Thèse citée.*

sont autre chose que des points hystérogènes d'une sensibilité
extrême. Or, ce malade, depuis l'âge de treize ans, n'avait cessé
de se masturber que pour se livrer à des excès vénériens qui
l'épuisèrent, et avait ensuite recommencé ses pratiques d'onanisme. C'est dans ces conditions que l'hystérie se développe
chez lui. Comment ne pas incriminer ces deux causes d'épuisement nerveux dans le développement de la névrose ? Il me
semble très naturel de leur faire jouer là un rôle prépondérant.

Je n'insisterai pas plus longuement sur les faits de ce
genre et, reprenant, en la modifiant quelque peu, il est vrai,
une opinion déjà en cours, je classerai l'onanisme et les
excès vénériens parmi les agents provocateurs de l'hystérie.

D) ANÉMIE ET CHLOROSE

Dans toutes les maladies ou états pathologiques qui ont été
jusqu'ici examinés en ce qui concerne leur rôle dans le développement de l'hystérie, on a vu quelle importance devait être
attachée à l'état d'affaiblissement général où elles plongent
l'organisme. L'anémie est un des facteurs de cet état de débi-
litation. Dans les cas où elle se rencontre isolée ou tout au
moins constituant le symptôme le plus saillant, en même temps
que la cause la plus prochaine de l'affaiblissement de l'organisme, il est tout naturel de penser que l'hystérie peut également être provoquée par elle.

Mon attention n'avait pas été attirée sur les faits de ce genre
et je n'avais pas fait de recherches particulières à ce sujet,
lorsque parut à Bordeaux un travail fort complet et très important en la matière, la thèse de G. Laporte, faite principalement avec des matériaux provenant du service de M. le profes-

seur Pitres (de Bordeaux) (1). L'auteur étudie cette question au point de vue historique, clinique et nosologique d'une façon tout à fait complète.

Ses conclusions sont conformes à celles que les idées en cours à la Salpêtrière sur l'étiologie de l'hystérie auraient pu faire prévoir. Je me contenterai, n'ayant pas eu, au dernier moment, le temps de me livrer à des investigations complètes sur ce sujet, fait que rend d'ailleurs inutile le travail de M. Laporte, de mentionner celle de ses conclusions qui vient tout à fait à l'appui de ce que j'avançais plus haut. Les troubles de la sensibilité cutanée dans la chlorose consistent en anesthésie vraie, analgésie, hypoesthésie ou hyperesthésie. Ils affectent plutôt une disposition en îlots disséminés, dont la forme ne correspond en rien ni à celle des territoires nerveux, ni à celle des territoires vasculaires de la région atteinte. Ils peuvent se modifier, soit spontanément, soit sous l'influence d'agents extérieurs (agents esthésiogènes)... Ils peuvent coexister avec des troubles de tous les modes de sensibilité des muqueuses, *des sens* et des tissus profonds. *Ils sont de nature hystérique..., la chlorose n'étant qu'une circonstance favorable à leur développement* », j'ajouterai simplement : la chlorose n'étant, en d'autres termes, qu'un agent provocateur de l'hystérie.

1. M. Laporte. — *Recherches cliniques sur les troubles de la sensibilité cutanée dans la chlorose*, Th. Bordeaux, 1888. — Je remercie bien cordialement mon ami, M. Denucé, professeur agrégé à la Faculté de Bordeaux, grâce à l'obligeance duquel j'ai pu me procurer cette thèse ainsi que quelques autres, les thèses de province étant malheureusement la plupart du temps très difficiles à avoir à Paris.

CHAPITRE V

Intoxications.

J'arrive maintenant à une question sur laquelle la lumière ne s'est faite que très récemment. Il y a à peine deux ans que l'on considère les intoxications comme pouvant devenir la cause du développement de l'hystérie, et encore tous les auteurs ne sont-ils pas d'accord dans tous les détails. Je le dis maintenant, c'est aux auteurs français que revient entièrement l'honneur d'avoir élucidé ce point de l'histoire de la névrose hystérique, absolument méconnu jusqu'aujourd'hui. Il y a bien longtemps que l'on connaît l'action sur le système nerveux en particulier, des divers poisons à l'absorption desquels l'homme, le plus souvent par sa profession, peut être exposé. Ce n'est pas d'hier que l'on a décrit l'encéphalopathie saturnine, les troubles nerveux des alcooliques, par exemple. Mais parmi ces troubles nerveux, un certain nombre étaient interprétés faussement, considérés comme symptôme des diverses intoxications, sans qu'on se rendît compte de leur véritable nature.

Mais ici il est bon de faire tout de suite une importante distinction. Parmi les troubles nerveux des intoxiqués, il en est quelques-uns dont la connaissance et l'interprétation, sans être très anciennes, remontent cependant à un certain nombre d'années. Je veux parler ici des névrites toxiques, étudiées dans la remarquable thèse d'agrégation de Brissaud (1). Ces faits-là sont aujourd'hui classés à part ; leur caractère de phénomènes liés à une lésion matérielle les exclut du sujet que je traite ici.

1. Brissaud. — *Des paralysies toxiques.* Th. agrég., 1886.

Mais à côté de ces cas combien d'autres inexpliqués jusqu'à hier et rangés autrefois pêle-mêle avec les précédents ! Dans ceux·là, publiés d'ailleurs en grand nombre, par cette simple raison qu'ils paraissaient intéressants par leur bizarrerie même, on peut glaner largement pour montrer que si l'hystérie dans les intoxications n'est connue que depuis peu, elle n'en a pas moins existé de tout temps.

Les intoxications dans lesquelles on a à l'heure actuelle trouvé l'hystérie, sont: le saturnisme, l'alcoolisme, l'hydragyrisme, et enfin l'intoxication par le sulfure de carbone. La connaissance de l'hystérie dans cette dernière est tout à fait récente et due à mon maître et ami P. Marie.

Avant d'entrer dans l'étude spéciale de chacune de ces intoxications chroniques, il est bon de faire remarquer que si l'hystérie est beaucoup plus fréquente dans les empoisonnements chroniques, elle peut également se rencontrer à la suite d'empoisonnements aigus. Aussi est-il nécessaire, je crois, d'établir une distinction entre les intoxications chroniques, de beaucoup les plus intéressantes en l'espèce, et les intoxications aiguës.

1° INTOXICATIONS CHRONIQUES

A) PLOMB

La première description magistrale des accidents nerveux dus à l'empoisonnement plombique, encéphalopathie saturnine, est due à Grisolle (1) (1836). Mais tous les troubles nerveux observés chez les saturnins ne peuvent rentrer dans ses trois formes d'encéphalopathie convulsive, comateuse et délirante. La multiplicité des accidents et leur apparente variété d'origine inspira d'ailleurs plus tard à M. le professeur Jaccoud le nom de saturnisme cérébro-spinal (2), qui permettait de les rapporter à leurs centres probables, sans faire

1. Grisolle. — *Journ. hebd.,* 1836, t. IV.
2. Jaccoud. — *Pathologie interne.*

d'autre part avancer d'un pas la question. Le phénomène, on
peut le dire, qui intrigua le plus les observateurs et attira particulièrement leur attention, c'est l'anesthésie qui s'observe
fréquemment chez les saturnins.

Il y a très vraisemblablement deux espèces d'anesthésie
saturnine : tout d'abord les plaques d'insensibilité limitées
aux parties, les doigts en général, qui sont en contact direct
avec le poison. Parmi celles-là il y en a probablement d'organiques ; le fait est prouvé. Ce sont celles qui ont été observées tout d'abord. Tanquerel des Planches (1), Andral (2)
Beau (3) en signalent des exemples. Plus tard on remarqua
les grandes zones d'anesthésie distribuées irrégulièrement
sur toute la surface cutanée ou limitées à une moitié du corps
sous forme d'hémianesthésie, sans les interpréter mieux,
d'ailleurs.

En 1859 paraissait un travail de Macario (4) sur les paralysies dynamiques ou nerveuses, ouvrage plein de faits dont
quelques-uns, très intéressants, ne peuvent être malheureusement utilisés aujourd'hui à cause de l'absence de certains
détails, peu connus à cette époque du reste, mais cependant
nécessaires aujourd'hui à une tentative d'interprétation rétrospective. Macario consacre un chapitre de son ouvrage aux
paralysies dynamiques saturnines. Toutes les espèces de
paralysies qui peuvent survenir chez un saturnin sont là pêle-
mêle, mais cependant on peut être à peu près certain que
Macario a observé des saturnins hystériques. Il parle d'anesthésie accompagnée d'abolition de certains sens, telle que
surdité, anosmie, amaurose, souvent d'une guérison rapide
ou facile. Parmi tous ses cas, on peut citer le suivant, qui doit
être, ce me semble, malgré l'absence de détails, rapporté à
l'hystérie.

1. Tanquerel des Planches. — *Anesthésie saturnine*, 1838, et *Traité des maladies du plomb*, 1839, t. II.

2. Andral. — *Clinique médicale*, t. II.

3. Beau. — *Arch. gén. de méd.*, 1848.

4. Macario. — *Des paralysies dynamiques ou nerveuses*. Paris, 1859.

OBSERVATION XLI (RÉSUMÉE)

Paraplégie probablement hystérique chez un saturnin déjà atteint de paralysie des extenseurs.

(Macario. *Des paralysies dynamiques ou nerveuses*, 1859. Obs. empruntée à Sandras.)

Il s'agit d'un saturnin atteint depuis longtemps de paralysie saturnine des extenseurs de l'avant-bras droit. Il quitte son métier. Un beau jour, il le reprend momentanément, pour aider des peintres qui travaillent chez lui. Soumis de nouveau à l'empoisonnement plombique, il est pris d'une attaque convulsive, à la suite de laquelle il reste paraplégique. Sous l'influence d'un traitement dirigé contre l'intoxication saturnine, la paraplégie guérit complètement, tandis que la paralysie des extenseurs persiste.

A-t-on le droit de qualifier cette paraplégie d'hystérique? Je le crois, autant du moins que la conviction peut se faire sur aussi peu de détails. Mais il y a un fait fort intéressant qui peut guider ici l'interprétation. Cette paraplégie s'est développée à la suite d'une attaque convulsive ; premier point. De plus, elle a guéri, tandis que la vraie paralysie saturnine par névrite, la paralysie des extenseurs a persisté. Nous voyons là deux accidents paralytiques, dont l'un établi sans éclat persiste à l'état chronique, tandis que l'autre survenu avec grand fracas, disparaît presque tout seul. Leur identité ne semble pas devoir être admise. Nous savons aujourd'hui à quoi attribuer la paralysie des extenseurs. A quoi dès lors rapporter la paraplégie, sinon à l'hystérie ?

A peu près à la même époque (1859), Briquet publiait son traité de l'hystérie. Il est fort remarquable que parmi ses hystériques hommes, il y en a plusieurs qui sont des saturnins. Briquet n'a pas laissé passer ce fait et il le signale, mais sans en tirer des conclusions analogues à celles que l'on admet aujourd'hui. Je résume ici deux de ces intéressantes observations.

Observation XLII (Résumée)

Hystérie chez un saturnin.
(Briquet, *loc. cit.*)

Vingt-six ans, peintre en décors ; mère très nerveuse ; à vingt-quatre ans, à la suite d'un refroidissement, il éprouve de l'affaiblissement des membres, avec fourmillements, de la fièvre et des attaques convulsives revenant à douze puis à six jours d'intervalle ; perte de connaissance ; la paralysie se complique de contracture. Trois mois après le début, il entre à l'hôpital. Anesthésie cutanée surtout à gauche, rigidité et affaiblissement extrême des membres, quelques douleurs articulaires sans gonflement. Attaques tous les quatre à cinq jours, céphalalgie temporale, étourdissement, compression épigastrique, boule, perte de connaissance, convulsions, parfois à plusieurs reprises, puis réveil avec sanglots, pleurs, courbatures. Les attaques sont indépendantes des émotions. Belladone, galvanisme. Guérison huit jours après. Rechute trois ans après, à la suite d'une émotion.

Les accidents saturnins ne sont pas ici explicitement notés. Dans le fait suivant au contraire, le malade est manifestement intoxiqué et a déjà souffert de son intoxication.

Observation XLIII (Résumée)

Hystérie chez un saturnin.
(Briquet, *loc. cit.*)

Dix-huit ans, imprimeur, très impressionnable. Accidents saturnins de douze à quinze ans, (coliques, céphalalgie). A quinze ans, bronchite (?) de quelques mois, à la suite de laquelle il eut sa première attaque ; elles reviennent depuis ce temps, plus ou moins fréquemment. Une pleurésie les a suspendues pendant trois mois, puis elles sont revenues à son entrée. Intelligence normale, céphalalgie, douleur épigastrique et rachidienne, anesthésie incomplète à la région dorsale droite ; douleurs, fourmillements et parésie du bras droit. La nuit, parfois le soir, dix à douze accès commençant par l'accroissement de la douleur du bras droit ; une demi-heure après, constriction de la gorge ; perte de connaissance incomplète ; il ne peut plus parler, convulsion des muscles de la face, dyspnée, palpitations, raideur des membres à droite ; durée un quart d'heure. Puis pleurs, sanglots, prostration. Le nitrate d'argent l'améliore sans le guérir ; car sorti de l'hôpital, après un premier séjour d'un mois et demi, il y rentra un mois après pour les mêmes accidents.

Il ne peut guère y avoir matière à contestation dans cette observation. Il s'agit, comme le dit Briquet, d'hystérie survenue chez un saturnin dont l'intoxication avait été précoce et s'était déjà manifestée à diverses reprises. Je signale ces deux faits sans plus de commentaires, ainsi que le suivant, emprunté à Breuillard (1).

OBSERVATION XLIV (RÉSUMÉE)

Hystérie chez un saturnin.
(Breuillard. *Thèse citée.*)

Trente-deux ans, peintre en voitures. Peau décolorée, liséré gingival ; plusieurs coliques de plomb antérieures. Depuis quelques jours il éprouve des vertiges, des douleurs articulaires et une céphalalgie très intense. La sensibilité est considérablement affaiblie sur toutes les parties du corps ; les muscles extenseurs des avant-bras, surtout du côté gauche, sont paralysés. L'électricité n'a sur eux aucune action. Constipation opiniâtre, cédant à l'eau-de-vie allemande. Quelques jours après, le malade se trouve pris d'un hoquet très long, rebelle à tous les antispasmodiques ; bientôt surviennent des suffocations, des spasmes de tout genre ; il a la sensation de quelque chose qui lui remonte depuis le bas-ventre et qui l'étouffe ; en même temps il pleure et sanglote. D'ailleurs, depuis son entrée à l'hôpital, le malade a toujours montré une sensibilité extrême.

Une seule fois, pendant son séjour à Beaujon, il est pris, pendant la nuit, de convulsions avec perte incomplète de connaissance,

1. Breuillard. — *Th. citée.*

qui obligent le veilleur et le malade voisin de le contenir dans son lit ; le lendemain matin, il ne pouvait plus parler qu'à voix basse. Bientôt sa santé générale devint meilleure, et il sortit de l'hôpital un mois après dans un état de grande amélioration.

Ici, comme dans l'observation de Macario, citée plus haut, nous trouvons un mélange de troubles nerveux organiques et hystériques. La paralysie des extenseurs avec l'abolition de la contractilité électrique qui l'accompagne, est évidemment le résultat d'une névrite toxique, tandis que les attaques, le hoquet sont à n'en pas douter de nature hystérique. Malheureusement le résumé de l'observation que j'ai pu seul avoir entre les mains ne spécifie pas si la paralysie des extenseurs s'était améliorée lors de la sortie du malade, dans les mêmes proportions que les troubles convulsifs et la santé générale. On aurait fort bien pu assister dans ce cas à une évolution analogue à celle qui s'est produite chez le malade de Macario, à savoir : guérison des phénomènes nerveux *sine materia*, persistance des symptômes de la lésion organique.

La publication des cas de ce genre et leur analogie avec les cas d'anesthésie saturnine, même sans convulsions, n'attirèrent sans doute pas l'attention. On continue en effet de plus belle, dans toute la période qui suit, à admettre l'existence d'une anesthésie saturnine, produite par l'empoisonnement. Manouvriez (1) confond totalement les grandes anesthésies et l'hémianesthésie en particulier avec les anesthésies organiques dues au contact de l'agent toxique. Il a constaté la perte du sens musculaire, les anesthésies sensorielles de la vue, de l'ouïe, de l'odorat et du goût. On peut dire aujourd'hui que bon nombre de ses malades étaient de simples hystériques.

Il en est de même des cas publiés par Raymond en 1874 (2) et de celui que cite Renaut (3) dans sa thèse d'agrégation et qui appartient au premier de ces auteurs. L'histoire de ces

1. Manouvriez. — *Arch. de physiol.*, 1870 et Th. Paris, 1873.
2. Raymond.—*Mémoire inédit* cité par Berbez, in : *L'hystérie toxique. Gaz. des hôp.*,1888, n° 6.
3. Renaut. — Th. agrég., 1874.

malades est rapportée dans la thèse de de Cours (1). Il s'agit de trois francs hystériques. Je me contenterai de résumer brièvement la troisième de ces observations qui est peut-être la plus typique à cause de l'abondance des détails et de la précision de l'examen.

Observation XLV (Résumée)

Hystérie chez un saturnin.
(De Cours, *De l'hémianesthésie saturnine*, Th. Paris, 1875.)

Hôpital de la Pitié, service de M. Vulpian. Journalier de quarante-sept ans, sans antécédents de famille, et *sans maladies anté-rieures*. Pas de syphilis ni d'alcoolisme. Travaille la céruse depuis trois ans. Première attaque de coliques au bout de huit mois, accompagnée « d'étourdissements et d'un peu d'affaiblissement de la vue ». A cette époque, première attaque convulsive avec perte de connaissance, suivie d'une paralysie des extenseurs de la main (Il n'est pas donné de détails sur cette paralysie, dans l'obser-vation). Tremblement continu dans les bras et les jambes. Liséré gingival, anémie prononcée. Troubles profonds de l'intelligence, sortes de périodes de délire pendant lesquelles il ne savait ce qu'il faisait, et dont il ne gardait aucun souvenir.

Traité par l'iodure de potassium à hautes doses et les bains sul-fureux. A cette époque, une seule attaque convulsive pendant une période de cinq mois. Amélioration de l'état général et du trem-blement, disparition des troubles intellectuels.

Il reprend alors son métier et les attaques, le tremblement et les troubles de l'intelligence reparaissent. La paralysie du bras droit avait cessé et ne se reproduisit plus.

Attaques caractérisées par l'absence d'aura, le cri initial, la pâleur, une période de grands mouvements cloniques durant plus d'une heure, s'accompagnant d'émission involontaire d'urine.

Etat actuel. — Plaies sur la tête et le pied dues à la chute subite lors de la dernière attaque. Abattement, lenteur de l'intelligence.

Anesthésie complète du bras droit descendant jusqu'au-dessous du coude, de la moitié droite du visage, et du membre inférieur droit. Le tronc n'est presque pas pris.

1. De Cours. — *De l'hémianesthésie saturnine*, Th. Paris, 1875.

Examen du fond de l'œil négatif.

Perte complète de la sensibilité électrique de l'avant-bras et du bras droits. La contraction électro-musculaire serait un peu diminuée dans ces mêmes parties.

Ces troubles de la sensibilité persistent pendant la durée du séjour à l'hôpital. L'examen des sens donne les résultats suivants :

Œil : Diminution notable de l'acuité visuelle à droite. *Rétrécissement concentrique du champ visuel pour le blanc et les couleurs* (20°) (Landolt). Dyschromatopsie. Conjonctive moins sensible à droite.

Odorat : diminué à droite. Diminution de la sensibilité tactile de la muqueuse nasale de ce côté.

Ouïe : abolition presque complète à droite ; anesthésie du conduit auditif du même côté.

Goût : abolition sur la moitié droite de la langue, la sensibilité tactile est également émoussée.

Au dynamomètre la main droite donne 49 kilos, la main gauche 71. Il existe également un peu de diminution de la force dans le membre inférieur droit.

Plus tard la contractilité musculaire, affaiblie au début dans l'avant-bras droit, redevient normale.

Si on présentait aujourd'hui une observation semblable, on n'hésiterait pas à formuler le diagnostic d'hystérie. Elle abonde en détails caractéristiques, anesthésie sensitivo-sensorielle à peu près limitée sous forme d'hémianesthésie, rétrécissement concentrique du champ visuel, dyschromatopsie, attaque accompagnée de grands mouvements et durant plus d'une heure, etc... C'est un véritable luxe de phénomènes hystériques. L'absence d'aura dans l'attaque, les plaies dues à cette absence d'aura et produites par la chute, sont, on le sait, rares chez les hystériques, ainsi que l'émission involontaire d'urine qui est notée chez ce malade. Mais est-ce là une raison pour faire abandonner le diagnostic d'hystérie au profit de celui d'épilepsie ? Il y a bien encore en faveur de cette dernière hypothèse ces troubles mentaux comparables jusqu'à un certain point au vertige du petit mal comitial. Mais d'autre part ces attaques avec grands mouvements d'une heure et plus de durée, sont-elles du domaine de l'épilepsie ? Non, certes. L'absence d'aura se voit quelquefois dans l'attaque hystérique et quelquefois aussi l'émission involontaire d'urine. Il est hors de doute qu'il s'agit bien là d'hystérie.

Il est curieux de voir les auteurs laisser de côté tous les autres phénomènes, les attaques en particulier, déjà connues à cette époque, pour ne considérer que ces deux faits : anesthésie et saturnisme. Tous, quoique constatant bien que cette anesthésie ressemble à s'y méprendre à l'anesthésie hystérique, s'efforcent de les différencier l'une de l'autre par des petits points de détail presque insignifiants. De Cours, par exemple, les localise toutes deux, tant elles se ressemblent, dans le même centre, où une lésion d'ailleurs inconnue, dit-il, les produit l'une et l'autre. Cependant il veut les distinguer par leur marche, l'anesthésie saturnine présentant en général un début plus insidieux et plus lent. Son principal argument est que les sujets sont saturnins, et que « ce serait une bien étrange coïncidence » que de voir l'hystérie et le saturnisme se superposer chez le même individu. Cependant, ainsi qu'on l'a pu voir plus haut, Briquet, Breuillard avaient déjà constaté cette coïncidence, et même avaient fait plus que de la considérer comme un simple hasard.

Huit jours après le travail de de Cours, qui se refusait presque à admettre l'hystérie masculine, paraissait la thèse de Petit sur l'hystérie chez l'homme (1). Cet auteur divise l'hystérie en essentielle et symptomatique et dans cette dernière catégorie il classe l'hystérie saturnine. Pour lui l'influence étiologique de l'empoisonnement plombique est telle que la névrose ne constitue qu'un simple symptôme de l'intoxication. C'est une théorie soutenue à l'heure actuelle par quelques médecins qui l'ont reprise pour leur compte. On voit qu'elle ne date pas d'hier, puisqu'elle était émise il y a près de quinze ans, et cela d'une façon tout à fait précise. Quoi qu'il en soit d'ailleurs de cette théorie, dont j'essaierai plus loin de démontrer le mal fondé, je ne veux pour l'instant retenir que ceci, à savoir que l'influence du saturnisme sur le développement de

---

1. Petit. — *Thèse citée.*

l'hystérie était déjà parfaitement établie et précisée il y a près de quinze ans. C'est là un gros fait dans l'histoire de l'hystérie dans le saturnisme.

Cependant, malgré ces données déjà bien nettes, malgré l'autopsie absolument négative quant à l'examen des centres nerveux faite par Brochin (1) d'un saturnin hémianesthésique, malgré l'affirmation nouvelle présentée par Maricourt (2), tous les auteurs qui suivent continuent à éliminer l'hystérie en présence des anesthésies sensitivo-sensorielles avec ou sans attaques qu'ils observent chez des saturnins et à les attribuer exclusivement à l'intoxication plombique. On croirait véritablement qu'il s'agit là d'une sorte de vogue. Ananieff (3), un des auteurs qui traitèrent alors cette question, en fut réduit, à bout d'arguments, et se trouvant dans l'impossibilité de différencier les anesthésies hystériques des anesthésies saturnines, à invoquer le sexe pour établir le diagnostic, révoquant en doute l'hystérie de l'homme ! Bon nombre des observations de cet auteur se rapportent à des hystériques ; il suffit de les lire pour s'en convaincre.

Un peu plus tard Hanot et Mathieu (4) constatent de nouveau la grande analogie des anesthésies hystériques et saturnines, sans cependant les identifier les unes aux autres.

Puis vient une série de faits qui auraient dû cependant bien attirer l'attention sur la nature hystérique de ces anesthésies, et dans lesquels on constate que les troubles de la sensibilité d'origine soi-disant saturnine peuvent se guérir ou se transférer sous l'action de l'aimant. Déjà en 1877 Landolt et Oulmont (5) avaient publié un fait de ce genre. Dès lors Vigouroux (6), C. Paul (7), Debove (8), Hamant (9), un peu

1. Brochin. — *Gaz. des hôp.*, 1875.
2. Maricourt. — *Contribution à l'étude de l'hystérie chez l'homme.* Th. Paris, 1877.
3. Ananieff. — *De l'hémianesthésie saturnine.* Th. Paris, 1878.
4. Hanot et Mathieu. — *Arch. gén. de méd.*, 1878.
5. Landolt et Oulmont. — *Progr. méd.*, 1878.
6. Vigouroux. — *Gaz. des hôp.*, 1878.
7. C. Paul. — *Soc. méd. des hôp.*, 1879, et Boussi, *Fr. méd.*, 1879.
8. Debove. — *Soc. méd. des hôp.*, 1879, et *Note sur l'hémiplégie saturnine et son traitement par l'application d'un aimant.* Paris, 1880.
9. Hamant. — *Hémianesthésie saturnine.* Th. Paris, 1879.

plus tard Vulpian (1), de nouveau Landolt (2), Langlet (3),
M. Raynaud (4), accumulent en deux ans un grand nombre
d'exemples d'anesthésie saturnine guérie ou transférée soit
par l'aimant, soit par l'électricité faradique. Tous ces cas doivent être attribués à l'hystérie. Parmi eux j'en citerai seulement deux, ceux de M. Raynaud et de Landolt (1880).

OBSERVATION XLVI (RÉSUMÉE)

Hémiplégie hystéro-saturnine avec hémianesthésie
sensitivo-sensorielle.

(Raynaud. *Gaz. des hôp.*, 1880, p. 826.)

Homme de cinquante-neuf ans, chauffeur. Pas de recherches des
antécédents. Début trois mois auparavant par de la difficulté dans
la marche et de l'engourdissement de la main droite.

Hémiplégie droite incomplète. Démarche un peu analogue à celle
d'un paralytique agitant. Un certain degré de contracture du
membre inférieur.

Hémianesthésie droite cutanée, plus prononcée aux membres
et à la face qu'au tronc. Diminution du goût et de l'odorat à
droite. Vue : pas de diminution de l'acuité visuelle (On n'a pas
recherché autre chose).

Guérison rapide par l'emploi des aimants.

Raynaud élimine d'emblée, presque sans le discuter. le
diagnostic d'hystérie et s'arrête à celui d'hémianesthésie saturnine.

Voici maintenant le cas de Landolt.

<hr>

1. Vulpian. — *De l'influence de la faradisation localisée sur l'anesthésie de
causes diverses.* Paris, 1880.

2. Landolt. — *Troubles de la vision observés dans un cas d'hémiplégie saturnine. Ann. d'oculistique.* Bruxelles, 1880, LXXXIII, p. 165.

3. Langlet. — *Paralysie saturnine, anesthésie partielle, application d'un aimant, retour de la sensibilité. Un. méd. et sc. du Nord-Est,* 1880, IV, 149.

4. M. Raynaud.—*Hémianesthésie saturnine. Gaz. des hôp.,* 1880. LII, p. 826.

Observation XLVII (Résumée)

*Hémiplégie hystéro-saturnine avec hémianesthésie sensitivo-
sensorielle et rétrécissement du champ visuel, guérie par l'application d'un aimant.*

(Landolt. *Ann. d'Ocul.*, 1880, p. 165.)

Homme de vingt-six ans, exerçant la profession de peintre depuis
treize ans.

Pas d'antécédents. Le malade ne peut redire l'histoire de sa
maladie.

Hémiplégie gauche, avec légère chute de la paupière et déviation de la bouche à droite. Hémianesthésie cutanée.

Attaques convulsives avec délire, à la suite desquelles la paralysie gagne le côté droit du corps et la vision se perd dans les deux
yeux. Retour de la vision le lendemain.

Achromatopsie des deux yeux. Le gauche ne peut être examiné,
car il est à peu près complètement amaurotique. A droite rétrécissement presque exactement concentrique du champ visuel.

A la suite de l'application d'un aimant, amélioration de tous les
symptômes : vue, sensibilité, motilité.

Ce fait était le troisième de ce genre qu'il était donné à
Landolt d'observer (1). Ici un symptôme pouvait à cette époque
causer quelque embarras. Je veux parler de cette déviation de
la bouche avec léger degré de chute de la paupière qui est
notée dans l'observation. Mais nous pouvons aujourd'hui
facilement interpréter ces phénomènes : il s'agit sans doute
d'hémispasme glosso-labié hystérique avec un certain degré
non pas de ptosis, mais de blépharospasme. Il était facile de
constater l'analogie frappante de ces symptômes avec ceux de
l'hystérie. Chaque fois cette analogie fut relevée, mais chaque
fois aussi cette hypothèse fut éloignée. Pourquoi une telle persistance à ne pas voir? Est-ce à cause de la présence de l'intoxication plombique chez tous ces malades? Peut-être ; mais
la vraie raison qui jusqu'à ces derniers temps a empêché tous

1. V. l'observation citée plus haut de la Thèse de de Cours et *Progr. méd.*, 1877.

les auteurs qui se sont occupés de cette question de voir clair dans les quelques obscurités qu'elle présentait, c'est qu'alors on n'admettait pas l'hystérie chez l'homme ou du moins on la considérait comme quelque chose d'exceptionnel, une sorte de maladie qui existe, on veut bien y consentir, mais qui ne se voit jamais. Voilà la vraie raison qui a fait si longtemps mettre sur le compte du plomb des phénomènes qui n'appartiennent en toute justice qu'à l'hystérie.

Et cependant, l'année même où Landolt publiait son observation, paraissait un important travail sur l'hystérie mâle, la thèse de Klein (1). Cet auteur qui démontre, après d'autres, la réalité de l'hystérie masculine, considère, comme ses devanciers, ainsi que je l'ai dit plus haut, l'avaient fait, le saturnisme comme constituant une cause prédisposante de la névrose. Ce qui n'empêchait pas d'ailleurs deux ans plus tard Sigarroa (2) de consacrer tout un travail à l'anesthésie saturnine et d'oublier absolument de parler de l'hystérie en traitant de cette question.

On trouve même des cas dans lesquels tout semblait fait pour imposer l'idée d'hystérie et où cependant on n'accorde d'attention qu'à l'empoisonnement plombique. Le fait suivant est un exemple frappant de ce que j'avance ici. Il est emprunté à Vicente (3) et date de 1882.

Observation XLVIII (Résumée)

*Réveil, sous l'influence de l'intoxication saturnine, d'une hystérie
déjà existante.*
(Vicente. *Prog. méd.*, 1882, p. 969.)

Homme de trente-cinq ans, peintre depuis l'âge de quatorze ans. Une sœur hystérique.

1. Klein. — *De l'hystérie chez l'homme.* Th. Paris, 1880.
2. Sigarroa.—*Contribution à l'étude de l'anesthésie saturnine.* Th. Paris, 1882.
3. Vicente. — *Hémianesthésie et aphasie saturnine à la suite d'encéphalopathie saturnine. Progr. méd.*, 1882, X. 969.

Convulsions dans l'enfance. Plus tard crises nerveuses. Pendant son service militaire, une attaque ressemblant à une attaque de sommeil hystérique.

Au mois de juin, paralysie de la jambe gauche à la suite d'une chute.

En août, violente attaque avec cris, secousses, délire, coma. Au réveil, hémiplégie droite avec contracture ; hémianesthésie du même côté.

Huit jours après, aphasie (?) sans agraphie ni alexie, ni perte de la mimique, avec déviation de la langue, que « le malade ne peut sortir entièrement de sa bouche ».

Guérison brusque de l'hémiplégie et de l'aphasie au bout de quelques jours.

Est-il possible d'imaginer un cas plus typique et plus complet d'hystérie? Tout s'y trouve : l'hérédité, la présence de crises nerveuses pendant l'enfance, une attaque pendant le service militaire. Il est vrai que l'auteur, n'ayant que le saturnisme en tête, rapporte rétrospectivement cette attaque à de l'encéphalopathie saturnine. Plus tard, paralysie hystéro-traumatique de la jambe, affection qu'on ne connaissait pas encore bien, à vrai dire, à cette époque. Enfin à la suite d'une attaque de nerfs, hémiplégie du sentiment et du mouvement, bientôt suivie de mutisme hystérique typique, avec cette déviation en crochet de la langue que les malades ne peuvent tirer entièrement hors de leur bouche, signe caractéristique de l'hémipasme glosso-labié des hystériques. Si nous ne pouvons que depuis hier, pour ainsi dire, mettre ainsi leur véritable nom sur chacun de ces phénomènes, du moins eût-il été possible en 1882 de se demander si quelques-uns d'entre eux, tels que les attaques, l'anesthésie, quoique chez un saturnin, ne devaient pas être attribuées à l'hystérie dont il avait manifestement souffert auparavant et qui pouvait bien ne pas être complètement éteinte. Quoi qu'il en soit, on ne pourrait nier aujourd'hui qu'il s'agisse là d'un bel exemple d'hystérie.

Mais il était écrit que l'existence de l'hystérie dans le saturnisme devait être infailliblement laissée de côté jusqu'au jour où quelque clinicien sachant observer et raisonner sans parti pris la ferait éclater aux yeux de tous. On s'en préoccupait si peu jusqu'à ces dernières années que dans un travail de Richard Herrmann (1) sur l'encéphalopathie saturnine il n'en est pas dit un mot et que même, chose cependant importante dans une pareille question, la sensibilité des malades n'a pas été une seule fois examinée. Et cependant le malade qui fait le sujet de l'observation IV de cette thèse pourrait bien être un hystérique.

C'est à M. le professeur Charcot que revient l'honneur d'avoir fait la lumière sur tous ces faits, je ne dirai pas inconnus, mais méconnus et mal interprétés. Le 26 juin 1886, il consacrait une leçon clinique à la discussion de ces cas, présentait un malade dont tous les troubles venaient à l'appui de ses affirmations et concluait à la nature hystérique du plus grand nombre de ces anesthésies d'origine soi-disant saturnine. Dès ce jour, le rôle d'agent provocateur de l'hystérie était nettement et clairement attribué au saturnisme. Un an plus tard, dans une nouvelle leçon sur le même sujet, M. Charcot affirmait de nouveau nettement ses vues sur la question. Cette leçon a été publiée (2). A partir de ce moment les travaux se multiplient qui viennent confirmer, sinon dans tous ses détails, du moins dans ses grandes lignes, la théorie du professeur de la Salpêtrière. Il est vrai que peu de temps auparavant un grand pas venait d'être franchi. Grâce aux travaux de M. Charcot, qui avait minutieusement décrit l'hystérie masculine (3), la plupart des médecins ne faisaient plus difficulté d'admettre cette névrose chez l'homme. Ainsi se trouvait écarté un des plus gros obstacles qui, à mon avis, s'étaient longtemps opposés à la saine interprétation des faits de troubles nerveux dans le saturnisme.

1. Herrmann (Richard). — *Ueber die bei Bleivergiftungen auftretenden Erkrankungen des Gehirns.* Inaug. Diss. Halle, 1883.

2. Charcot. — *Hémianesthésies hystériques et hémianesthésies toxiques. Bull. méd.,* 1887, n° 25.

3. Charcot. — *A propos de six cas d'hystérie chez l'homme. Progr. méd.,* 1885 et *Leçons sur les maladies du système nerveux,* t. III.

Viennent tout d'abord les travaux de M. Debove (1) et de son élève Achard (2). Le premier de ces auteurs avait autrefois publié quelques faits d'hémianesthésie saturnine guérissable par l'aimant (3). Il les reprend dans son nouveau travail, les examine de plus près et avec plus de rigueur et à l'aide des connaissances nouvelles acquises sur l'hystérie masculine, il prouve qu'il faut les rapporter à l'hystérie. De plus, MM. Debove et Achard s'attachent à démontrer que dans les cas où la névrose se rencontre chez des saturnins ou chez des intoxiqués en général, elle débute souvent brusquement sous la forme d'une attaque ressemblant à s'y méprendre à une attaque d'apoplexie et qu'ils appellent pour cette raison *apoplexie hystérique*. L'analogie est d'autant plus frappante, que souvent au sortir de cette attaque, les malades se réveillent hémiplégiques.

Ce sont MM. Debove et Achard qui ont les premiers employé l'expression d'*hystérie toxique*, pour désigner les cas où la névrose se développe sous l'influence des intoxications. Ce terme est excellent en lui-même parce qu'il est court et simple. Mais il faut bien s'entendre sur la signification qu'on lui prête. Debove et Achard, reprenant pour leur compte une théorie autrefois soutenue, un peu dans le désert, c'est vrai, par Breuillard (4) et Petit (5), prétendent qu'en cette occasion l'hystérie n'est autre chose qu'un symptôme de l'intoxication. Me basant tant sur ce que j'ai observé, que sur ce qui m'a été depuis plusieurs années enseigné par mon maître, M. Charcot, je pense qu'il n'en est pas ainsi, et j'essaicrai plus loin (2e partie, chap. II) de le démontrer. Pour l'instant je retiens toujours le terme d'hystérie toxique parce qu'il est plus simple que celui d'hystérie dans les intoxications, le seul qui pourrait être plus net et moins sujet à discussion. Pour ce qui concerne

1. Debove. — *De l'apoplexie hystérique. Soc. méd. des hôp.*, août 1886.

2. Achard. — *De l'apoplexie hystérique. Arch. gén. de méd.*, janvier et février 1887 et Thèse Paris, 1887.

3. Debove. — *Loc. cit., Soc. méd. des hôp.*, 1879.

4. Breuillard. — *Thèse citée.*

5. Petit. — *Thèse citée.*

la dénomination que l'on doit appliquer aux symptômes hystériques se manifestant chez des saturnins, le mot d'hystérie saturnine exprime peut-être un peu trop l'opinion de Debove et Achard. Il était déjà d'ailleurs employé par Petit. Il me semble que le terme : HYSTÉRO-SATURNISME, comme l'on dit hystéro-traumatisme, conviendrait tout à fait bien et mériterait d'être adopté.

Après les travaux de Debove et Achard on trouve un mémoire de M. Letulle (1) qui, après avoir montré par trois intéressantes observations que l'apoplexie suivie d'hémiplégie sensitivo-motrice chez les saturnins est presque toujours un symptôme hystérique, cherche à établir que l'on peut en outre rencontrer chez les mêmes individus d'autres phénomènes hystériques tels que contractures diverses, mutisme, etc. On a vu, par les observations que j'ai citées chemin faisant, que depuis Briquet, pour qui savait regarder, nombre de cas semblables avaient été publiés. A M. Letulle revient le mérite d'avoir montré d'ensemble l'identité de l'hystéro-saturnisme avec l'hystérie ordinaire et dans quelques-uns de ses petits détails. S'appuyant sur ces faits, et sur l'affirmation catégorique de M. Charcot, il admet que l'intoxication plombique ne constitue qu'une cause occasionnelle de l'hystérie et ne fait que « préparer admirablement le terrain organique pour le développement de la névrose chez les sujets prédisposés ».

Telle est aussi l'opinion de M. le professeur Potain (2) qui dans une de ses leçons cliniques présenta en 1887 un saturnin hystérique. L'observation de ce malade est extrêmement intéressante. Je la reproduirai plus loin (V. Observation LXXVI).

Je signalerai en outre, parmi les travaux d'ensemble sur l'hystéro-saturnisme, les thèses de Hischmann (3) et de Plessard (4). Ces deux auteurs décrivent plusieurs cas intéres-

1. M. Letulle.—*De l'hystérie dans le saturnisme. Bull. méd.*, 1887, n°ˢ 46 et 47.

2. Potain. — *Sur un cas de paralysie hystéro-saturnine. Bull. méd.*, 1887, n° 54.

3. Hischmann. — *Intoxications et hystérie.* Th. Paris, 1888.

4. Plessard. —*Contribution à l'étude des rapports de l'hystérie et du saturnisme.* Th. Paris, 1888.

sants dont l'un, emprunté à Plessard, sera résumé ultérieurement (V. Observation LXXXIV). Ils sont tous deux d'avis que l'hystérie n'est nullement symptomatique de l'intoxication, qui joue là simplement le rôle de cause occasionnelle ou d'agent provocateur.

Je crois inutile de reproduire ici aucune des observations contenues dans les travaux tout à fait récents. Elles se ressemblent toutes entre elles et ne diffèrent que par quelques points de détail de celles que je rapporterai plus loin et qui me sont personnelles.

Dans tous les anciens faits d'hystéro-saturnisme, il est souvent difficile de se rendre compte si les malades ont réellement vu l'hystérie provoquée chez eux par l'intoxication plombique. Peut-être s'agit-il chez quelques-uns d'entre eux de simple réveil d'une hystérie déjà antérieurement existante ; les détails manquent pour apprécier ce fait dans la plupart des observations. Il en est cependant où il ne peut s'agir que de réveil de la névrose. Le cas de Vicente (1) que je rapportais plus haut, rentre dans cette catégorie. Il vient d'en être publié récemment un autre tout à fait analogue. Je me contenterai de citer le titre de cette observation, publiée par Dutil (2). Il en dit autant qu'une longue histoire. « Attaques d'hystérie convulsive de dix à vingt-cinq ans. Disparition de toute manifestation hystérique pendant treize années consécutives. Retour des attaques, hémianesthésie avec hémiparésie, à l'occasion d'une colique de plomb. »

Ce sont là des cas de réveil simple de l'hystérie, qui sont à bien distinguer des autres où l'hystérie a été entièrement provoquée et non rappelée. Cette distinction ne me semble pas avoir été faite, même par les auteurs qui se sont tout récemment occupés de la question. Elle me paraît cependant devoir être posée nettement, car elle a sa valeur, non seulement en clinique, mais encore en pathologie pure. En effet, c'est un caractère commun à tous les agents provocateurs de l'hystérie, que

1. Vicente. — *Loc. cit.*
2. Dutil. — *Gaz. méd. de Paris*, 31 décembre 1887.

de pouvoir, suivant les cas, ou la rappeler si elle s'était éteinte, ou la provoquer si elle ne s'était jamais encore manifestée.

J'ai eu l'occasion d'observer quatre cas typiques d'hystéro-saturnisme pendant le cours de mon internat dans les hôpitaux. Je vais donner ici trois de ces observations, la quarième, plus complexe, sera rapportée plus loin (V. Observation LXXII).

Observation XLIX (Inédite)

Hystérie provoquée par l'intoxication saturnine.

Le nommé Leys... Jules, âgé de quarante-trois ans, peintre, entre à l'hôpital Tenon, service de M. le D' BARTH (1), au mois d'octobre 1887.

Cet homme, qui ne donne aucun renseignement touchant ses antécédents de famille, est peintre depuis l'âge de vingt-deux ans. Jusqu'à il y a quinze jours il n'avait jamais eu aucun accident d'intoxication saturnine, lorsqu'il fut pris de coliques.

Il présente aujourd'hui un liséré bleu gingival très net.

Depuis six mois déjà, il souffre d'attaques de nerfs sans perte de connaissance. Ces attaques sont annoncées au malade par des sifflements dans les oreilles, des battements dans les tempes et une sensation d'étouffement. Puis la tête lui tourne et il est obligé de s'asseoir, quelquefois même de se coucher sur un lit ou de s'étendre par terre. Alors ses membres se raidissent, et, quoique sachant parfaitement bien ce qui se passe autour de lui, entendant et voyant les personnes qui l'entourent, il est dans l'impossibilité de communiquer avec elles. A aucun moment il n'y a de grands mouvements ni même de secousses des membres. Ces attaques durent cinq à dix minutes, quelquefois mais rarement, plus longtemps. Elles se sont reproduites cinq ou six fois depuis six mois.

Il présente aujourd'hui une anesthésie du tégument externe,

1. J'adresse ici mes plus sincères remerciements à M. le Dr Barth, médecin de l'hôpital Tenon, qui a bien voulu m'autoriser à prendre et à publier cette observation ainsi que les observations L et LXXII. Merci aussi à mon excellent collègue et ami Bourges qui m'a signalé la présence de ces trois malades dans ses salles.

non parfaitement délimitée sous forme d'hémianesthésie, mais qui n'occupe cependant que le côté droit du corps. La majeure partie de ce côté est insensible, et çà et là on rencontre quelques plaques où la sensibilité est tantôt tout à fait normale, tantôt obtuse.

Pas de plaques d'hyperesthésie ni de points véritablement hystérogènes.

Rétrécissement du champ visuel très net à droite, quoique l'absence de périmètre ait empêché d'en faire la mensuration exacte. Pas de dyschromatopsie. Polyopie monoculaire des deux côtés, moins nette cependant à gauche qu'à droite, où l'on constate également un certain degré de macropsie et de micropsie.

L'odorat est complètement aboli à droite.

L'ouïe est diminuée du même côté. Une montre entendue à 50 centimètres à gauche, ne l'est à droite que lorsqu'elle est presque complètement collée à l'oreille.

Le goût ne semble pas atteint d'une façon bien nette.

Absence complète du réflexe pharyngien. Conservation du réflexe conjonctival. Faiblesse très grande des deux réflexes rotuliens. Réflexe cutané plantaire conservé. Le réflexe crémastérien, qui est aboli à droite quand on cherche à le provoquer par le frôlement de la peau de la cuisse, insensible d'ailleurs à ce niveau, se produit très manifestement par la pression du saphène au niveau du canal de Hunter.

Le 14 octobre au matin, le malade est pris d'une attaque dans son lit. L'aura se produit, telle que nous l'avons décrite, puis le malade est pris d'une sorte d'embarras de la parole. Il bredouille d'abord et ne peut bientôt plus s'exprimer du tout. Les membres se raidissent et il reste ainsi environ un quart d'heure, sans perdre connaissance. A l'instant où la raideur cesse, le malade ne peut pas encore parler, mais il s'aperçoit à ce moment d'un phénomène extraordinaire et qu'il n'avait jamais encore constaté. Son membre supérieur droit est pendant à son côté, absolument incapable d'aucun mouvement. *Il lui semblait*, disait-il plus tard, *qu'il n'était plus là*. Il reste ainsi pendant une bonne demi-heure, absolument aphone et paralysé de son membre supérieur droit. Au bout de ce temps la parole revient tout d'un coup et les mouvements reparaissent peu à peu. Deux heures après, le malade ne se ressentait plus de rien.

L'hystérie est indiscutable ici, ce me semble. Il s'agit d'hystérie convulsive avec petites attaques, caractérisée par la présence d'un bon nombre de stigmates. Quant à l'hémianesthésie, il est évident qu'on doit la mettre sur le compte de la névrose et non pas de l'intoxication saturnine. En somme c'est de l'hystérie vulgaire. Le petit incident, aphonie et monoplégie passagères d'une durée d'une heure environ, qui suivit l'attaque constatée à l'hôpital, est, on le sait, fréquent dans ces conditions.

L'observation suivante est un peu plus complexe. Il s'agit dans ce cas d'hémiplégie et d'aphonie hystériques. On a vu plus haut que M. Letulle (1) avait déjà signalé le mutisme dans l'hystéro-saturnisme.

OBSERVATION L (INÉDITE).

Hémiplégie et aphonie hystériques chez un saturnin.

Le nommé Leb... Joseph, âgé de quarante-sept ans, plombier, entre à l'hôpital Tenon, service de M. le Dr BARTH, au mois d'octobre 1887.

Antécédents héréditaires. — Le malade ne peut guère donner de renseignements que sur son père qui est mort à la suite d'une attaque d'apoplexie, et sur sa mère qui a succombé à un accident.

Histoire de la maladie. — Cet homme, qui a toujours été bien portant, en dehors des accidents saturnins, a commencé à exercer son métier de plombier à l'âge de dix-huit ans. Depuis cette époque jusqu'aujourd'hui, il a eu cinq attaques de coliques de plomb. Il est porteur d'un liséré gingival très marqué.

Il y a déjà longtemps qu'il s'aperçoit que son bras droit s'affaiblit, et il y a deux mois, s'étant enfoncé par accident un clou dans la main de ce côté, il constata avec étonnement que la sensibilité avait complètement disparu à ce niveau.

Le 4 octobre 1887 il fut pris d'une sorte de vertige, sans perte complète de connaissance, qui dura quelques minutes et en revenant complètement à lui, son bras et sa jambe se trouvaient totalement paralysés et il avait perdu absolument l'usage de la parole.

1. M. Letulle. — *Loc. cit.*

On constata à ce moment tous les signes d'une hémiplégie hystérique, sans participation aucune de la face, avec hémianesthésie complète pour le contact, la douleur, le chaud et le froid, perte de la sensibilité profonde, musculaire et articulaire et une aphonie hystérique non moins nette. Il n'y avait pas de trace d'aphasie motrice ni sensorielle vraie, mais aphonie véritable, impossibilité d'émettre les sons. Le malade eût pu écrire si sa main droite n'avait pas été paralysée.

En outre rétrécissement très net du champ visuel à droite, bien que l'absence d'instrument spécial ait empêché d'en mesurer exactement les limites. Dyschromatopsie. Diminution de l'ouïe, du goût et de l'odorat à droite. Absence du réflexe pharyngien. Douleur à la pression dans la fosse iliaque droite, mais sans phénomènes d'aura bien nets.

On place un aimant à côté du malade, mais ni la sensibilité, ni la motilité ne se trouvent modifiées en quoi que ce soit par l'emploi de cet agent. On le maintient néanmoins pendant plusieurs jours.

Le 10 octobre, c'est-à-dire six jours après le début, l'aphonie cesse brusquement toute seule, et le malade reprend l'usage de la parole, bien qu'il lui reste une sorte d'enrouement et de raucité de la voix. On ne peut d'ailleurs trouver aucune cause déterminante (émotion, attaque, etc.,) à cette subite modification.

Le 15 octobre on commence la faradisation de la surface cutanée du côté où siège l'hémianesthésie. Le passage du courant, d'abord absolument pas perçu par le malade, devient graduellement par endroits perceptible, ne donnant d'abord lieu qu'à une sensation vague, mais produisant bientôt de la douleur. On répète tous les jours ce traitement et la sensibilité revient peu à peu par plaques disséminées çà et là, sans phénomènes de transfert. Le malade, qui ne sentait pas le sol lorsqu'il posait son pied droit à terre, commence à percevoir une sensation, mais pas encore normale. Il lui semble qu'il marche sur des éponges.

La motilité cependant ne s'améliore guère, à l'encontre de ce qui se voit le plus souvent.

Le diagnostic d'hémiplégie hystérique s'impose chez ce malade et on doit incontestablement rapporter à la névrose et non au saturnisme tous les autres accidents nerveux, hémianesthésie sensitivo-sensorielle, mutisme, dont fut atteint le malade. De plus, dans ce cas comme dans le précédent, le sujet affirmait n'avoir jamais souffert de troubles nerveux d'aucune sorte, avant de manier le plomb. Il est bien naturel d'attribuer au saturnisme un rôle dans le développement de l'hystérie, chez ces deux malades.

Il en est de même dans le cas suivant, que j'ai eu l'occasion d'observer dans le service de M. le professeur Charcot, qui m'a autorisé à le publier ici.

OBSERVATION LI (INÉDITE)

*Hystérie avec parésie brachiale gauche chez un homme atteint
d'intoxication saturnine chronique.*

Le nommé Aug... Alfred, vingt-huit ans, employé dans une fabrique de minium, entre à la Salpêtrière dans le service de clinique de M. le professeur CHARCOT, le 15 octobre 1888.

Antécédents héréditaires. — Le père et la mère du malade sont tous deux morts de phthisie pulmonaire à l'âge de vingt-huit ans.

Ses oncles et tantes dans la ligne paternelle sont bien portants. Il les connaît tous. Du côté maternel ils sont tous morts et le malade ne peut donner d'autres renseignements sur leur compte.

Ses grands-parents paternels sont bien portants. Il connaît peu sa grand'mère et son grand-père maternels.

Il a une sœur, âgée de trente ans, qui jouit d'une bonne santé et n'a jamais présenté aucune manifestation nerveuse.

(En somme le malade nie formellement toute hérédité névropathique.)

Antécédents personnels. — Il ne se souvient que d'avoir eu la rougeole pendant son enfance à l'âge de cinq ou six ans. A quatorze ans, il commença à travailler chez un bijoutier. A dix-neuf ans il part comme soldat et après vingt-huit mois de service accompli tant en France qu'en Algérie, il est réformé à Alger pour myopie et choroïdite chronique.

Revenu à Paris, il travaille d'abord pendant sept mois comme homme d'équipe au chemin de fer de l'Est. Trouvant ce travail trop dur, il entre au mois de juin 1864 dans une fabrique de produits chimiques où il est exclusivement employé à la réparation de la doublure de plomb des grandes cuves contenant des couleurs d'aniline pour teintures. Au bout de six mois, il eut une pleurésie à gauche, qui, soignée à l'hôpital, guérit en quelques semaines et lui permit de rentrer dans sa fabrique où il resta jusqu'au mois de mai 1888, époque à laquelle il est sorti faute d'ouvrage.

Il part alors à Tours où il entre dans une fabrique de minium. Au bout de vingt-cinq jours de ce métier, il a une première colique de plomb qui est soignée à l'hôpital de Tours. Il rentre à sa fabrique et y reste encore quinze jours.

Au commencement de septembre il commença à s'apercevoir que le bras gauche devenait lourd ; des fourmillements se manifestaient dans la main.

Quelques jours plus tard, marchant dans la rue (il était encore à Tours) la tête lui tourna soudain, les tempes lui battirent, sa gorge se serra, et se sentant défaillir, il s'arrêta et s'accota le long d'un mur. Au bout de quelques minutes (il est difficile de savoir s'il a réellement perdu connaissance), il se remit en marche. Ce phénomène s'est plusieurs fois reproduit depuis.

Pendant ce temps il revenait à Paris au commencement d'octobre, et entrait à l'hôpital de la Pitié (service de M. le docteur P. Marie, qui l'a envoyé ici) le 19 octobre 1888, pour des battements de cœur et de la faiblesse du bras gauche « qu'il ne sentait plus ».

Il nie avoir eu la syphilis.

Son régime alimentaire est habituellement bon. Il n'est pas coutumier d'excès de boisson actuellement, mais cependant il prend « la goutte » tous les matins et avoue avoir bu autrefois pas mal d'absinthe. Il a cessé l'usage de l'absinthe depuis un an environ. Il n'a pas de tremblement alcoolique. Quelques crampes dans les jambes. Depuis sept ou huit mois son sommeil est troublé par des cauchemars effrayants (chute dans un précipice, du haut d'un toit).

État actuel (25 octobre 1888). — Paralysie du membre supérieur gauche, ou plutôt simple parésie, car les mouvements volontaires sont possibles, mais le malade n'a aucune force. Le bras et l'avant-bras sont seuls compris dans la paralysie. La main reste libre, les doigts se meuvent bien ainsi que le poignet, avec moins de force que du côté opposé, il est vrai, mais enfin il n'y a pas à beaucoup près une impotence comparable à celle du coude et de l'épaule.

Dynamomètre : main droite, 65 kilog. ; main gauche, 30 kilog.

Le malade prétend que la jambe droite est également plus faible que la jambe gauche. Mais la résistance aux mouvements passifs est sensiblement la même des deux côtés.

Pas de trouble de la marche.

Rien du côté de la face. Langue parfaitement rectiligne. Pas de déviation faciale.

Anesthésie cutanée, disposée de la façon suivante (fig. 5 et 6) : à gauche, la moitié inférieure de la face au-dessus du sourcil, la moitié gauche du tronc, jusqu'à une ligne horizontale passant par l'ombilic, et la main gauche ; à droite le membre inférieur depuis le pli de l'aine jusqu'au tiers inférieur de la jambe, ne perçoivent qu'une sensation non douloureuse lorsqu'on pique vigoureusement la peau.

Anesthésie en manche de veste complète portant sur l'avant-bras à partir du poignet en arrière, un peu au-dessus en avant ; sur le bras et la région de l'épaule, et empiétant un peu sur le tronc en arrière. Dans toute cette étendue la piqûre n'est plus perçue du tout.

Pour le chaud et le froid, même disposition que pour la douleur.

Sensibilité profonde également abolie dans le bras et l'avant-bras. Le pincement des masses musculaires, la torsion des articulations ne provoque aucune douleur.

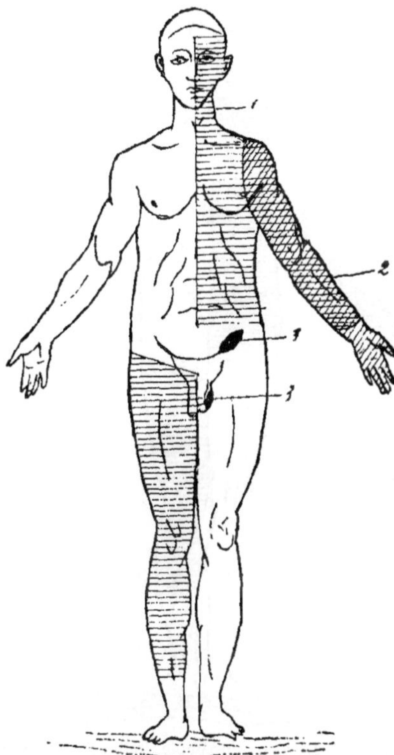

Fig. 5. — 1. La striation simple indique les points dans lesquels la piqûre seule est perçue, mais à l'état de simple frôlement. — 2. La striation croisée marque les points dans lesquels il existe une anesthésie et une analgésie absolues. — 3. Point hystérogènes.

Il existe quatre plaques hyperesthésiques véritablement hystérogènes, donnant à la pression tous les signes de l'aura céphalique et le serrement du cou. Elles sont situées au niveau de la fosse iliaque gauche (point pseudo-ovarien), du testicule gauche du tiers inférieur du mollet droit, et au milieu du dos au niveau des apophyses épineuses des dernières dorsales (fig. 5 et 6).

Double rétrécissement concentrique du champ visuel (fig. 7) plus prononcé à gauche qu'à droite. Diplopie monoculaire avec macropsie et micropsie. Pas de dyschromatopsie.

L'odorat est égal des deux côtés.

Ouïe : une montre dont le tic-tac est perçu par l'oreille gauche à une distance de 40 centimètres, cesse d'être entendue à droite lorsque son éloignement atteint 5 centimètres.

Le goût est complètement aboli, ou peu s'en faut. Cinq minutes après avoir eu la langue badigeonnée d'une macération concentrée de quassia amara, et l'avoir tournée et retournée dans sa bouche, le malade s'aperçoit que « c'est un peu amer ».

Les réflexes rotuliens sont faibles des deux côtés, bien plus faibles d'ailleurs à droite qu'à gauche.

Le réflexe pharyngien est très peu accentué.

Le réflexe conjonctival est conservé.

Perte complète du sens musculaire et des notions de position pour le bras et l'avant-bras du côté gauche. Les seules notions vagues qu'il ait encore, lui sont données par la main qu'il sent aller et venir suivant les mouvements imprimés au reste du membre, parce que

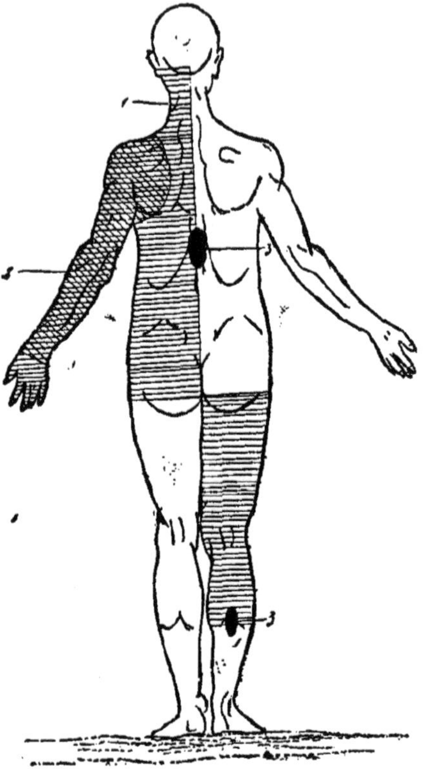

Fig. 6. — La striation simple indique les points dans lesquels la piqûre seule est perçue, mais à l'état de simple frôlement. — 2. La striation croisée marque les points dans lesquels il existe une anesthésie et une analgésie absolues. — 3. Points hystérogènes.

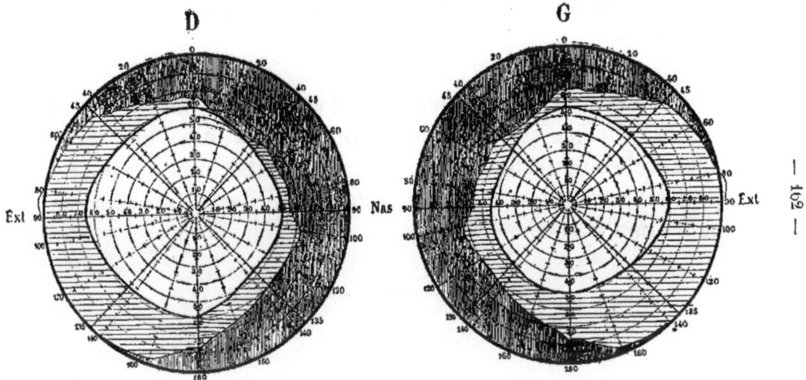

Fig. 7.

la main a conservé une partie de la sensibilité et le sens musculaire.

Autrefois le malade était d'un caractère très gai. Depuis quinze
mois il est devenu triste, morose, et cela a augmenté dans des
proportions considérables depuis qu'il s'est aperçu de la faiblesse
de son bras. Il recherche aujourd'hui la solitude et fuit la société.

Insomnies fréquentes; cauchemars (chute dans des précipices
ou du haut d'un toit).

Il était autrefois déjà très émotif, pleurait facilement, trem-
blait à la moindre émotion.

L'examen électrique des muscles et des nerfs, pratiqué le
27 décembre 1888, par M. le Dr Vigouroux a fourni un résultat
absolument négatif. Toutes les réactions ont été trouvées normales.

Je n'insiste pas plus longuement et m'appuyant sur l'étude
des cas anciens que j'ai faite chemin faisant, ainsi que sur les
recherches nouvelles et sur les cas récents, je crois que l'on
doit ranger l'intoxication saturnine parmi les agents provocateurs de l'hystérie.

B) ALCOOL

Il ne reste plus aujourd'hui dans les auteurs qui se sont, à
une époque quelque peu éloignée, occupés des troubles nerveux des alcooliques, grand'chose à glaner pour reconstituer
des faits d'hystérie provoquée par l'alcool. Ce travail a déjà été
fait par plusieurs auteurs d'une façon à peu près complète.
Néanmoins j'essaierai de retracer aussi brièvement que possible l'historique de cette intéressante question, en cherchant
à remplir quelques lacunes qui ne me semblent pas avoir
encore été comblées.

Ainsi que je le disais pour le saturnisme, il y a à considérer
dans les anciens auteurs plusieurs sortes de troubles nerveux
mis sur le compte de l'alcoolisme. Je ne parle pas ici bien

entendu des troubles nerveux dont l'origine organique est aujourd'hui nettement prouvée, à savoir les paralysies et les névrites alcooliques. Loin de moi aussi l'idée de prétendre que tous les phénomènes nerveux autres que ces derniers, doivent être mis sur le compte de l'hystérie. Mais s'il existe vraiment des manifestations nerveuses d'origine alcoolique, telles que le délirium tremens, par exemple, il en est certainement d'autres qui n'en sont pas, au moins directement, les symptômes. Parmi ces dernières prennent place les altérations de la sensibilité, en particulier l'anesthésie et surtout l'hémianesthésie, avec participation des sens, et les troubles convulsifs longtemps décrits sous le nom d'épilepsie alcoolique.

La première observation d'anesthésie dite alcoolique est due à Dagonnet (1) (1873). Il s'agit dans ce cas d'une hémianesthésie sensitivo-sensorielle complète qui disparut subitement à la suite d'une émotion morale.

L'année suivante (1874) paraît le très important ouvrage de M. Magnan (2) sur l'alcoolisme, écrit deux ans auparavant (Prix Civrieux, 1872). Cet auteur consacre tout un chapitre à ce qu'il appelle la *forme hémianesthésique de l'alcoolisme chronique* et en donne des observations tout à fait caractéristiques (Obs. XXIX, XXX, XXXI et XXXII du livre de M. Magnan). De plus dans deux autres cas (Obs. XIX et XXIII), il note des attaques convulsives et des troubles de la sensibilité. Nous sommes à propos de tous ces cas-là en pleine hystérie. Il s'agit presque toujours d'hémianesthésies sensitivo-sensorielles fort bien observées et qui ressemblent tellement à celles que l'on constate chez les hystériques, que, pour les différencier, M. Magnan en est réduit à invoquer ce fait que chez ces dernières, le trouble de la sensibilité est plus fréquent à gauche qu'à droite, ce qui ne se remarque pas chez les alcooliques. Je crois tout à fait inutile de rapporter ici les observations de Magnan, que plusieurs auteurs, en les ramenant à leur juste diagnostic, ont

1. Dagonnet. — *Ann. méd. psych.*, 1873, p. 212.
2. Magnan. — *De l'alcoolisme, des diverses formes de délire alcoolique et de leur traitement,* in-8°, Paris, 1874.

déjà publiées ou résumées. Je signalerai outre ce travail d'ensemble un autre mémoire de Magnan (1), publié l'année précédente et qui a trait en particulier aux troubles de la sensibilité chez les alcooliques.

Deux ans après l'ouvrage de Magnan, paraît la thèse de Juif (2). Il n'y a rien de nouveau dans ce travail, sauf la relation de deux cas dans lesquels existait une anesthésie généralisée superficielle et profonde avec perte du sens musculaire. Il est fort probable qu'il s'agit là d'hystérie ; les signes de la névrose n'ont d'ailleurs pas été l'objet d'une recherche bien attentive et ne se trouvent pas mentionnés. L'auteur cependant, trouvant l'anesthésie alcoolique bien semblable à celle de l'hystérie, hésite à prendre parti. Il cherche à faire le diagnostic de l'anesthésie alcoolique d'avec l'anesthésie saturnine. Pour lui, comme pour Magnan, d'ailleurs, il ne s'agit que d'un trouble fonctionnel.

- Dans la thèse de Petit (3) où pour la première fois il est fait mention d'hystérie symptomatique, on trouve l'alcoolisme rangé avec une distinction spéciale au nombre des causes de l'hystérie. Pour Petit, l'hystérie est symptomatique de l'intoxication éthylique, comme elle l'est aussi du saturnisme (V. p. 144) ou encore du rhumatisme, ou de l'anémie. Cette opinion, en ce qui concerne les intoxications du moins, est encore aujourd'hui soutenue par quelques auteurs.

Les faits de Petit sont intéressants en ce sens que ce sont les premiers où l'influence de l'alcoolisme sur l'hystérie ait été notée. Comment se fait-il que ses considérations n'aient pas ouvert les yeux des observateurs qui suivirent ? Je rapporte ici deux des cas de Petit, que je n'ai trouvés mentionnés dans aucun des travaux ou revues traitant de l'hystérie dans ses rapports avec l'alcoolisme. Il y en a trois dans sa thèse. Le premier a trait à un cas d'hystérie convulsive, avec des

---

1. Magnan. — *De l'hémianesthésie, de la sensibilité générale et des sens dans l'alcoolisme chronique. Gaz. hebd. de méd et. de chir.*, 1873, n°s 46 et 47.
2. Juif (Paul). — *De l'anesthésie alcoolique.* Th. Paris, 1875.
3. Petit. — *Thèse citée.* Paris, 1875.

troubles mentaux, qui sont probablement hystériques, mais que le peu de détails ne permet pas de classer rigoureusement sous cette rubrique.

OBSERVATION LII (RÉSUMÉE)

Hystérie chez un alcoolique.

(Petit, Th. Paris, 1875.)

Homme de trente ans, sans antécédents de famille. Excès vénériens et alcooliques (absinthe).

Début il y a sept ans par une attaque provoquée par une émotion. Dix crises environ en sept ans, coïncidant quelquefois avec l'ivresse. Les attaques sont quelquefois très violentes, plusieurs personnes ont peine à le maintenir, mouvements de salutation très violents. Cyanose de la face, grincements des dents et trismus.

Etat de susceptibilité nerveuse à la moindre émotion, se manifestant par un accès de mélancolie avec peur de mourir, indifférence à tout ce qui l'entoure, palpitations. Cet état dure huit à dix jours et se termine soit spontanément, soit par une attaque.

Dans l'autre observation de Petit, outre les attaques convulsives, on trouve tous les stigmates de l'hystérie. Il s'agissait d'un individu déjà porteur d'une tare digne d'être notée : il était bègue.

OBSERVATION LIII

Hystérie chez un alcoolique.

(Petit, Th. Paris, 1875.)

Trente et un ans, châlier, bègue ; à son entrée, on constate l'intégrité complète des facultés intellectuelles, mais la parole est bégayée et tremblée au plus haut point ; les membres étendus sont animés d'un tremblement analogue, grande faiblesse des jambes, surtout à gauche ; la commissure buccale est légèrement déviée à

droite et la narine de ce côté se ferme dans l'inspiration ; les mouvements de la langue sont incomplets. L'anesthésie de la peau et des
muqueuses est complète à gauche, l'odorat totalement aboli de ce
côté seulement, l'ouïe et la vue obtuses. Les symptômes s'amendè-
rent progressivement (bromure) et disparurent vingt-cinq jours
après. Ils s'étaient déclarés subitement la veille, après une nuit
très agitée, avec fièvre, frissons et sueurs profuses.

Antécédents. — Fièvre typhoïde il y a sept ans, excès d'absinthe,
quelques attaques de haut mal (dit le malade) n'ayant pas reparu
depuis quatre ou cinq ans. L'an dernier, éruption cutanée, mal
caractérisée, du côté gauche seulement, accompagnée de fièvre
(zona?).

La troisième observation de Petit n'est pas aussi caractéristique que les deux précédentes, non pas en ce qui touche la
réalité de l'hystérie qui est affirmée par l'auteur et parfaitement reconnaissable. Mais il existe dans les commémoratifs
un autre élément étiologique, la fièvre typhoïde et le rôle res-
pectif de cet incident et celui de l'alcoolisme ne sont pas assez
faciles à démêler, faute d'indications précises. Le malade était
alcoolique avant sa dothiénentérie, mais c'est depuis cette
dernière que les troubles nerveux ont commencé à se manifester. Il y a donc là quelque chose de plus complexe et pour
l'instant je m'en tiens aux cas où l'alcoolisme seul peut être
mis en cause, sans aucune contestation.

Deux années plus tard (1877). Maricourt (1), dans sa thèse
sur l'hystérie chez l'homme, rangeait l'alcoolisme et l'absinthisme parmi les causes prédisposantes de l'hystérie. Ce qui
n'empêche pas d'ailleurs, dans la suite, de nouvelles observations d'hémianesthésie dite alcoolique d'être publiées de nouveau.

C'est ainsi qu'en 1879, M. Debove (2) communique à la
Société médicale des hôpitaux de Paris un cas complet d'hé-
mianesthésie sensitivo-sensorielle qu'il attribue à l'alcool.
Cette hémianesthésie guérit en une seule séance par l'électri-

1. Maricourt. — *Th. citée.*

2. Debove. — *Soc. méd. des hôp.*, 1879 et *Notes sur un cas d'hémianesthésie
d'origine alcoolique. Progr. méd.*, 1879, VII, 161.

sation faradique pratiquée à l'aide d'un courant très faible. Un point particulier dans ce fait mérite mention, quoique s'écartant un peu de la question. A la suite de la guérison de l'anesthésie, il se produisit un réveil d'une sciatique, que M. Debove considère comme ayant été probablement masquée par l'anesthésie, quand celle-ci existait.

Vers la même époque, un peu plus tard, parut en Amérique un mémoire de G.-M. Beard (1), intitulé : *Inebriety and allied nervous diseases in America.* Je n'ai pu malheureusement me procurer ce travail. J'en dirai autant de deux autres dus à L.-D. Mason (2) dans lesquels il est question de l'anesthésie alcoolique. Ces deux derniers travaux, notablement postérieurs au premier, se rapportaient directement à la question traitée ici. Il est regrettable que les recueils où ils ont paru soient restés introuvables à Paris.

C'est maintenant qu'il faut parler des travaux de Lancereaux (3) et de ses élèves, travaux nombreux et importants dans l'histoire de l'alcoolisme. On sait que cet auteur fait une différence entre les symptômes de l'alcoolisme ordinaire produit par le vin, l'eau-de-vie, et ceux qui dépendent de l'absinthisme. A cette dernière intoxication (4) appartiennent plus particulièrement des troubles convulsifs désignés sous le nom d'épilepsie absinthique, et des altérations de la sensibilité consistant surtout en hyperesthésies. C'est dans les très inté-

1. Beard (G.-M.). — *Inbriety and allied nervous diseases in America. Gaillard's M. J.* New-York, 1880, XXX, 337-352.

2. Mason (L.-D.) — *Alcoolic anæsthesia. Quart. J. Inebr.* Hartford, 1882, IV, 213, 218. — Même sujet. *Am. J. Neurol. and Psychiatr.* New-York, 1883. II.

3. Lancereaux. — *De l'alcoolisme,* etc. Paris, 1878. — Même sujet, *Ac. de méd.* 9 novembre 1880. —Même sujet. *Gaz méd. de Paris,* 1881. —Article *alcoolisme* du *Dict. encycl. des sc. méd.*

4. A propos des différences de toxicité des divers alcools, voir :
Casanova (Raphaël). —*Intoxications chroniques par l'alcool, l'absinthe et le vulnéraire; des signes particuliers qu'elles présentent au point de vue du diagnostic différentiel.* Th. Paris, 1885.
Laborde et Magnan. — *De la toxicité des alcools dits supérieurs et des bouquets artificiels. Rev. d'hygiène,* 20 août 1887.
Laborde.— Même sujet, *Ac. de méd.,* 1888.

ressants travaux de Gautier (1) que se trouvent le mieux décrits ces divers phénomènes. Si l'on veut se reporter à ces travaux on voit que cet auteur décrit un certain nombre de phénomènes dont les uns sont nettement hystériques, dont bon nombre d'autres peuvent être attribués à l'hystérie, mais qu'il met tous sur le compte de l'absinthe, par exemple la douleur ovarienne chez la femme, pseudo-ovarienne chez l'homme (Lancereaux). La pression sur les points hyperesthésiques peut quelquefois produire, dit l'auteur, « *une réaction semblable à celle observée dans l'hystérie* ». Les malades sont, toujours d'après Gautier, émotifs. Je ne parle pas des rêves terrifiants, que l'on considérait comme caractéristiques de l'éthylisme, à ce point que Lancereaux, et Gautier qui cite une leçon de son maître, croyaient que la plupart des cas d'hystérie chez l'homme publiés à cette époque n'étaient que des cas d'absinthisme. Or on sait bien aujourd'hui que ces rêves terrifiants avec ou sans hallucinations hypnagogiques également terrifiantes, se rencontrent dans l'hystérie et particulièrement dans l'hystérie tenace et à allures sombres de l'homme (2).

Quant aux troubles convulsifs de l'absinthisme ces deux auteurs leur trouvent « la plus parfaite ressemblance avec les phénomènes convulsifs de l'hystérie. » Seulement pour eux il ne s'agit jamais de rien de plus que de manifestations hystériformes, mais non véritablement hystériques.

Il faut arriver à l'année 1886 pour voir enfin ces phénomènes interprétés définitivement d'une façon raisonnable. Dans cette même leçon (28 juin 1886) dont je parlais plus haut et dans laquelle M. le professeur Charcot faisait rentrer l'hémianesthésie saturnine dans l'hystérie (V. p. 150), il présentait aussi un malade atteint d'hémianesthésie dite alcoolique et qu'il montrait être bel et bien un hystérique. Il renouvelait de nouveau ses affirmations un peu plus tard (3), rappelant les

<hr>

1. Gautier. — *De l'absinthisme chronique. J. des cònn. méd. prat..* 1882, 3ᵉ s. IV, 233. — Même sujet. Th. Paris, 1882.

2. Charcot. — *A propos de six cas d'hystérie chez l'homme. Progr. méd.* 1885 et *Leçons sur les mal. du syst. nerv.* t. III.

3. Charcot. — *Bull. méd.*, 1887, n° 25.

travaux de Magnan, que je citais plus haut, sur l'hémianesthésie alcoolique, et établissant dès ce jour le rôle de l'alcoolisme dans le développement de la névrose hystérique.

A partir de ce moment, nous retrouvons la même marche
que pour le saturnisme. Tout d'abord MM. Debove (1) et
Achard (2), revenant à l'ancienne opinion de Petit, considèrent, mais avec beaucoup plus de réserve que pour le saturnisme, l'hystérie comme symptomatique de l'alcoolisme, et
montrent, ce que Magnan avait déjà constaté, mais en l'inter-
prétant faussement, combien l'apoplexie hystérique est fréquente dans l'hystérie provoquée par l'alcool.

L'année suivante, Dreyfous (3) publie son intéressant
mémoire sur l'hystérie alcoolique, faisant la revision des observations de Magnan dont il cite quelques-unes et d'autres
encore dont j'ai plus haut indiqué les sources sans les rapporter elles-mêmes. Ses observations personnelles, dont quelques-unes sont vieilles et faisaient partie d'un travail inédit
sur l'épilepsie alcoolique, sont fort intéressantes justement en
ce sens qu'elles ont été l'objet d'une rectification rétrospective
de diagnostic. De ce que quelques-uns de ces cas sont complexes et que l'alcoolisme s'y rencontre côte à côte avec la
syphilis ou un traumatisme, Dreyfous conclut que l'hystérie
provoquée par l'alcool est « moins pure » que l'hystéro-saturnisme, par exemple. On verra plus loin (2ᵉ partie, chapitre IV)
ce qu'il faut penser de ces cas complexes, dans lesquels plusieurs éléments étiologiques interviennent.

Puis vient le travail de Grasset (Edmond) (4) qui traite de
tous les troubles de la sensibilité chez les alcooliques. Après
avoir mis de côté ceux qui sont dus aux névrites périphériques, il constate que d'autres altérations sensitives et sensorielles, du côté de la peau et des muqueuses, non en rapport

<hr>

1. Debove. — *Soc. méd. des hôp.* 1886 (*Apoplexie hystérique*).
2. Achard. — *Thèse et mémoire cités.*
3. Dreyfous. — *L'hystérie alcoolique. Un. méd.* 1887, nᵒˢ 135, 136, 140, 145,
et 147.
4. Grasset (Edmond). — *Troubles de la sensibilité cutanée chez les alcooliques.* Bordeaux, 1887.

avec la distribution des nerfs, et susceptibles d'être modifiées par les agents esthésiogènes, sont absolument analogues à celles que l'on rencontre dans l'hystérie. Il les rapporte à un trouble, probablement fonctionnel, siégeant dans la capsule interne, au carrefour sensitif ou dans les portions intérieures des centres nerveux. Edinger (1), qui analyse le travail de Grasset, dans une publication allemande, considère que cette hypothèse ne tient pas debout, mais n'en met pas d'autres à la place.

Je signalerai encore, parmi les travaux récents sur l'hystérie provoquée par l'alcool l'excellente thèse, déjà citée, d'Hischmann (2) qui donne plusieurs observations nouvelles fort intéressantes, et le mémoire de Guillemin (3).

Enfin il ne faut pas oublier une importante déclaration que fit récemment M. Lancereaux (4) à l'Académie de médecine, lors de la discussion qui eut lieu au sujet de la communication de Laborde sur la toxicité des alcools. Lancereaux, tranchant une fois pour toutes la question, affirme qu'il n'a jamais vu d'épilepsie vraie chez les absinthiques, à moins qu'il n'existe chez eux des lésions organiques ; mais alors c'est de l'épilepsie symptomatique. Les troubles convulsifs qu'il a constatés dans l'absinthisme, sont de véritables attaques d'hystérie et non pas de l'épilepsie. Cette déclaration, émanant d'un homme qui a fait de nombreux travaux sur cette question de l'alcoolisme, est précieuse à recueillir et n'est pas d'un médiocre poids dans l'espèce.

Presque tous les auteurs dont j'ai parlé jusqu'ici, considèrent que l'alcoolisme ne constitue qu'une cause occasionnelle de l'hystérie. C'est également l'opinion que je défends ici. Mais pas un d'entre eux n'a fait de distinction entre les cas de réveil simple et ceux de provocation de la névrose. La plupart des auteurs récents ne considèrent que ce second cas,

---

1. Edinger. — Analyse du travail de Grasset, in *Fortsch. der Med.*, 1888, n° 3.
2. Hischmann. — *Thèse citée.*
3. Guillemin. — *De l'hystérie alcoolique. Ann. méd. psych.*, mars 1888.
4. Lancereaux. — *Ac. de méd.*, 10 octobre 1888.

il est vrai, quoiqu'ils citent quelquefois des observations qui devraient rentrer dans le premier. Un des faits rapportés par Magnan est manifestement un exemple de réveil ; le malade avait eu auparavant des attaques de nerfs. C'est une distinction qu'il est cependant utile de faire en clinique et qui montre, ainsi que je l'ai déjà dit, que tout agent qui provoque l'hystérie, peut à plus forte raison la rappeler.

Si on ne considère pas l'alcoolisme comme la cause première de l'hystérie, qui n'en serait dans ce cas qu'un symptôme, on peut à la rigueur, si l'on veut, conserver le terme d'hystérie alcoolique, en comprenant bien qu'il veut dire seulement : hystérie chez un alcoolique. Mais il me semble que le mot *hystéro-alcoolisme,* analogue d'ailleurs à celui d'hystéro-traumatisme qui est aujourd'hui admis partout avec cette idée de cause occasionnelle, et à celui d'hystéro–saturnisme, que je proposais plus haut, conviendrait tout à fait bien.

J'ai pu observer l'an dernier un cas d'hystéro-alcoolisme. J'en donne ici l'observation :

OBSERVATION LIV (INÉDITE)

Hystérie développée chez un alcoolique. Attaques d'hystérie à forme d'apoplexie, suivies d'hémiplégie hystérique facilement curable.

Le nommé Haq... Edmond, âgé de quarante-cinq ans, comptable, entre à l'hôpital Tenon, service de M. le Dr LANDOUZY, le 15 mars 1887.

Pendant le premier séjour de ce malade à l'hôpital, n'ayant pas de notes écrites à son sujet, je ne sais s'il présentait déjà les stigmates de l'hystérie. Cependant cela est bien peu probable, car mon attention étant déjà attirée, à cette époque, sur les causes occasionnelles de l'hystérie, j'aurais noté son observation avec soin.

. Sept mois plus tard (4 octobre 1887) le malade revint à l'hôpital. Huit jours auparavant il avait subitement perdu connaissance et était resté ainsi pendant un temps assez long, mais dont il ne peut fixer la durée. Ce fait s'était produit sans cause aucune, sans émotion, sans traumatisme. Ramené chez lui, il s'était aperçu que son bras et sa jambe du côté droit ne fonctionnaient plus. Il resta alors confiné au lit et peu à peu le mouvement commença à revenir. Mais la restauration de la fonction se faisait si lentement, qu'il se décida à entrer à l'hôpital.

Là on reconnut l'existence d'une hémiplégie hystérique droite tout à fait typique. La face restait absolument indemne ; pas de paralysie faciale, pas non plus d'hémispasme glosso-labié.

L'impotence du membre supérieur est presque complète. Le malade est incapable de faire mouvoir l'aiguille du dynamomètre. La jambe et la cuisse ne sont pas absolument privées de mouvement, mais très faibles. Le malade en marchant traîne derrière lui son membre qui balaie le sol.

Quoiqu'il existe en même temps une perte complète du sens musculaire aux deux membres du côté droit, l'occlusion des yeux ne modifie pas très profondément la marche, qui est d'ailleurs impossible sans le secours d'un aide, elle la rend encore moins assurée, voilà tout.

Hémianesthésie droite complète, portant sur tous les modes de la sensibilité, contact, chaleur et froid, douleur (fig. 8 et 9). Cette anesthésie ne comprend pas seulement la surface cutanée, elle s'étend encore aux parties profondes : muscles, articulations, que l'on peut pincer et tordre sans que le malade manifeste la moindre douleur.

Il existe un point hystérogène très net au niveau de la fosse iliaque gauche, donnant à la pression tous les signes de l'aura hystérique. Le malade n'a jamais eu d'attaques de nerfs en dehors de celle dont l'hémiplégie actuelle a été la suite.

Le champ visuel, examiné, il est vrai, sans l'aide d'un périmètre, se montre notablement rétréci des deux côtés, plus cependant à droite qu'à gauche. Pas de dyschromatopsie bien nette.

Diminution notable de l'ouïe du côté droit.

Abolition de l'odorat du même côté.

Abolition du goût sur toute l'étendue de la langue.

Absence du réflexe cutané plantaire à droite, du réflexe pharyngien, du réflexe conjonctival.

Le malade est sombre, toujours seul, pensant continuellement à sa maladie. Il a autrefois présenté tous les signes de la neurasthénie, maux de tête en cercle, douleurs subjectives, impossibilité de travailler et de fixer l'attention. Il avoue même deux tentatives de suicide. Il présente aujourd'hui, au suprême degré, tous les caractères de l'état mental sombre, « en dessous », des hystériques mâles.

Les réflexes rotuliens sont abolis des deux côtés. On peut cependant les faire reparaître légèrement en faisant faire au malade un effort musculaire violent portant **sur** d'autres muscles (procédé de Jendrassik).

Il nie, il **est** vrai, toute hérédité nerveuse et dans tous les détails qu'il donne sur ses antécédents héréditaires, il est impossible de trouver dans ses récits quelques contradictions où quelques hésitations à ce sujet. C'est cependant pour lui plus que pour tout autre que l'on est en droit d'admettre l'influence de l'hérédité.

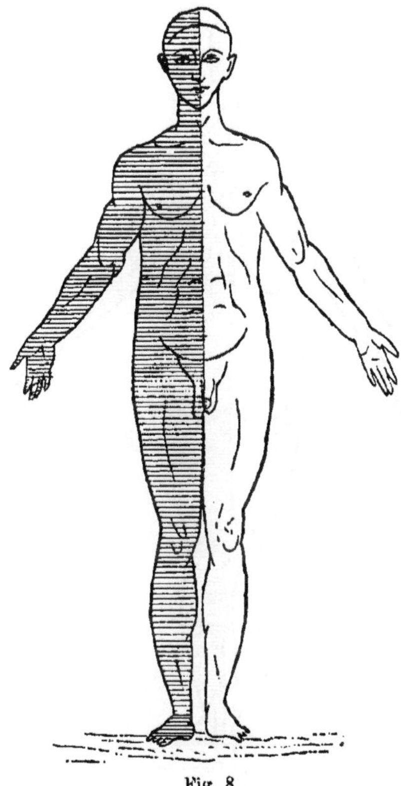
Fig. 8.

En outre, il est franchement alcoolique. Il avoue avoir fait autrefois des excès de boisson (vin, absinthe) qu'il a cessés depuis les premiers symptômes morbides qu'il a ressentis, mais qui n'en ont pas moins duré pendant plusieurs années. Il présente un tremblement très accusé des extrémités supérieures. Il a fréquemment des crampes dans les mollets. Et depuis longtemps, que ce phénomène doive être attribué à l'intoxication ou à l'hystérie (car on sait qu'il s'y rencontre fréquemment), il souffre d'insomnies et de cauchemars terrifiants survenant soit au moment du premier sommeil (hallucinations hypnagogiques), soit pendant la nuit.

Pas d'autre fait intéressant à relever dans l'histoire de sa vie.

Résumé : Hystérie, hémiplégie hystérique survenues chez un homme intoxiqué par l'alcool d'une façon chronique et ayant déjà présenté tous les signes de la neurasthénie.

Pendant les quelques jours que le malade resta à l'hôpital, la preuve de la nature hystérique de son affection put être faite, si besoin en eût été, de la façon suivante. Aussitôt le diagnostic fait, on applique des aimants, que l'on laisse en place toute l'après-midi. Le soir aucune modification ne s'était produite, ni dans la sensibilité ni dans la motilité. Le lendemain, nouvelle tentative ; réapparition de la sensi-bilité par plaques sur divers points du membre inférieur.

Pendant quatre jours l'aimant fut ainsi appli-qué et au bout de ce temps le malade mar-chait à peu près bien et avait acquis une certaine force dans le membre supérieur, qui ne reprit ses fonctions qu'après le membre inférieur. Mais l'observation ne put être poussée plus loin, le ma-lade ayant réclamé sa sortie.

Trois mois plus tard, le 5 janvier 1888, le ma-lade rentrait à l'hôpital. La veille il avait subite-ment perdu connais-sance et il nous arrivait dans le même état que lors de son second sé-jour, c'est-à-dire avec une hémiplégie hystéri-que bien nette, accom-pagnée de tous les stig-mates de la névrose. Cette fois la guérison

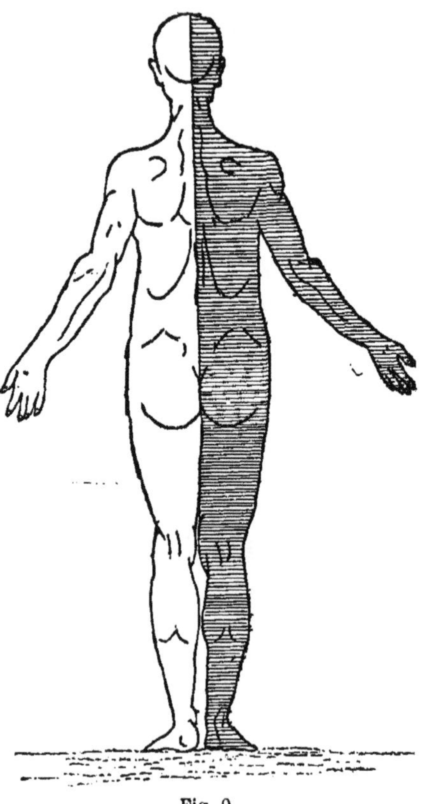

Fig. 9.

s'accomplit presque toute seule. On se contenta de faire faire au malade, de la main droite, quelques exercices avec le dynamomètre et la motilité revint graduellement.

Lorsqu'il sortit de l'hôpital, le 17 janvier, douze jours après son entrée, l'hémiplégie était à peu près guérie, la force restant cependant moindre du côté droit. Mais il portait toujours les

stigmates dont nous parlions plus haut : hémianesthésie, rétrécissement du champ visuel, anesthésies sensorielles. De plus son
état mental n'avait pas changé.

Il n'est pas douteux qu'il s'agisse dans ce cas d'une hystérie
tout à fait typique. Mais à quoi la rattacher ? Aucune cause
n'était invoquée par le malade. Il avouait seulement avoir fait
des excès de boisson et il était nettement alcoolique. L'alcoolisme est le seul agent qui ait pu chez lui favoriser le
développement de la névrose. Quant à nier qu'il fût prédisposé, cela est impossible. J'ai retrouvé dans les commémoratifs la preuve de l'existence antérieure d'une neurasthénie
dont il ne souffrait plus à ce moment, il est vrai, mais qui
montrait bien la prédisposition névropathique de cet homme.
Ce cas est intéressant à ce point de vue et j'aurai l'occasion d'y
revenir pour cette raison ultérieurement. Pour l'instant je me
contente de le considérer comme une nouvelle preuve de ce
fait : à savoir que l'alcoolisme chronique doit être rangé au
nombre des agents provocateurs de l'hystérie.

C) MERCURE.

La question de l'hystérie provoquée par l'intoxication
hydrargyrique a été traitée, il y a peu de temps, de main de
maître par M. Letulle (1), qui avait déjà auparavant fourni
une importante contribution à l'étude de l'hystéro-saturnisme.
Il ne reste donc pas grand'chose à dire sur ce sujet, du
moins au point de vue où je me place pour l'instant, c'est-à-
dire en ce qui concerne la réalité des faits bruts de provocation de l'hystérie par le mercure. Ici, comme dans les empoisonnements ci-dessus mentionnés, laissant de côté, bien
entendu, tous les troubles nerveux organiques dus à l'intoxica-

1. M. Letulle. — *De l'hystérie mercurielle. Soc. méd. des hôp*, 12 août 1887.

tion (1), on a à considérer plus particulièrement deux ordres de phénomènes nerveux, qui, longtemps mis sur le compte du mercure, doivent être rapportés à l'hystérie. Ce sont les troubles de la sensibilité et les manifestations convulsives ou paralytiques. Je ne dis pas : motrices, parce que le tremblement mercuriel faisant partie de ces dernières, ne rentre pas dans les symptômes hystériques, du moins pour la majorité des cas observés. En tous cas, à ce point de vue, faut-il faire une réserve bien justifiée, le tremblement mercuriel et le tremblement hystérique étant encore deux phénomènes fort mal étudiés et peu connus.

On ne trouve pas mention dans les travaux quelque peu anciens sur l'hystérie, du rôle provocateur du mercure dans le développement de la névrose, tandis que, on l'a vu, il se trouve indiqué déjà pour le plomb et l'alcool. D'autre part, n'ayant ni sources nouvelles ou pas connues, ni fait personnel à apporter en manière de contribution à l'étude du rôle étiologique du mercure, je me contenterai d'indiquer ici, d'après M. Letulle, les divers travaux dans lesquels il a glané pour trouver d'anciennes observations relatives au sujet qu'il a si bien étudié.

La première observation connue d'hémianesthésie avec paralysie due à l'hydrargyrisme est due à Jean (2) et reproduite par M. Hallopeau dans sa thèse d'agrégation (3). Puis vient la thèse d'Aigre (4) qui constate la guérison d'un des malades de Jean, par suite de l'application d'un aimant. Enfin les travaux de Destay (5) et de Maréchal (6) contiennent

1. M. Letulle. — *Recherches cliniques et expérimentales sur les paralysies mercurielles. Arch. de physiol.*, 1887, n°s 3 et 4, et *Ac. des sc.*, 3 janvier 1887.

2. Jean. — *Intoxication mercurielle ; paralysie diffuse ; hémianesthésie. Fr. méd.*, 1877, n° 9.

3. Hallopeau. — *Thèse agrég.*, 1878.

4. Aigre. — *Etude sur la métalloscopie et la métallothérapie externe.* Th. Paris, 1879.

5. Destay. — *Etudes sur la paralysie mercurielle.* Th. Paris, 1879.

6. Maréchal. — *Des troubles nerveux dans l'intoxication mercurielle lente.* Th. Paris, 1885.

la relation des deux derniers cas d'hémianesthésie mercurielle connus.

Dans tous ces travaux il ne s'agit, bien entendu, pas d'hystérie. C'est le mercure qui est coupable de tous les méfaits.
C'est alors que paraît la thèse d'Achard (1), qui sans apporter
de fait nouveau, tâche de donner aux faits de Jean, Aigre,
Destay et Maréchal, leur véritable interprétation. Il en reproduit deux et les rattache à l'hystérie à juste titre. Dans l'intervalle était parue la thèse de Schoull (2), où se trouve rapporté
un cas de contracture des muscles de l'avant-bras, présentant
tous les caractères de la contracture hystérique, et développée chez un hydrargyrique chronique.

M. Letulle reprend tous les faits antérieurs ; rapporte avec
détails les cas d'hémianesthésie en particulier et par une critique serrée arrive à prouver que dans tous les cas il ne s'agit
que d'hystérie. Son argumentation est d'autant plus intéressante et a d'autant plus de valeur, que l'un des quatre malades
dont il a trouvé l'histoire dans les auteurs a été observé par
lui longtemps après et qu'il a pu juger lui-même de la nature
hystérique des signes constatés par ses prédécesseurs et mis
par eux sur le compte du mercure. Éclairé par la lumière
qu'il venait de faire lui-même sur ces questions, M. Letulle
va même jusqu'à révoquer en doute le diagnostic d'un des
malades dont l'observation se trouve dans son premier
mémoire et dont il avait qualifié les troubles de mercuriels
six mois auparavant.

Dès lors l'hystérie provoquée par l'intoxication mercurielle était définitivement fondée, non qu'elle fût reconnue par
tous, ainsi qu'on le verra plus loin, ou que tous les auteurs
admissent la théorie de M. Letulle, qui ne considérait l'hydrargyrisme que comme une cause occasionnelle, mais du moins
l'idée avait été bien carrément affirmée et défendue.

Elle rencontra de nouveaux partisans en Hischmann (3) et

1. Achard. — *Th. citée.*
2. Schoull. — *Tremblement mercuriel.* Th. Paris, 1881.
3. Hischmann. — *Th. citée.*

Berbez (1) qui regardent tous deux l'hystérie comme simplement provoquée par l'intoxication mercurielle. Le premier reproduit une observation de Foot (2) qui n'est pas notée ailleurs, mais qui ne présente du reste qu'un intérêt médiocre, du moins en ce qui concerne le rôle du mercure lui-même. Il s'agit en effet dans ce cas d'un double empoisonnement par le mercure et le plomb, ce dernier étant peut-être plus coupable, ainsi que le fait d'ailleurs remarquer l'auteur lui-même.

L'idée d'hystérie symptomatique de l'hydrargyrisme, déjà émise, avec quelque réserve cependant, par Achard en 1887, rencontra un défenseur en Louis Guinon (3) qui l'affirma d'une façon catégorique quelques mois plus tard. Je résume ici le cas de Louis Guinon, car c'est sur les détails mêmes de l'observation que je me fonderai pour réfuter, dans un prochain chapitre, les conclusions qu'il en a tirées.

OBSERVATION LV (RÉSUMÉE)

Intoxications mercurielle et alcoolique. Tremblement. Accidents hystériformes. Guérison par l'aimentation (4).

(Louis Guinon. *Gaz. méd. de Paris*, 1887, n° 48.)

R... Eugène, miroitier, cinquante ans. Hôtel-Dieu, service de M. Bucquoy, mars 1887.

Antécédents héréditaires. — Pas d'antécédents nerveux chez le père, la mère, les frères et sœurs, et deux oncles.

Antécédents personnels. — A vingt-six ans commence à travailler le mercure. Pas de syphilis.

Pendant dix-sept ans aucun trouble grave. En 1880, stomatite grave, tremblement, dysesthésie plantaire, diminution de l'ouïe à gauche. Guérison par cessation du travail.

---

1. Berbez (Paul). — *Loc. cit. Gaz. des hôp.*, janvier 1888.

2. Foot. — *Partial hemiplegia with rhythmical unilateral tremor in the affected side, after exposure to the influence of mercury and lead. Dublin Journ. of. med. sc.*, 1873.

3. Louis Guinon. — *Hystérie mercurielle. Gaz. méd. de Paris.* 1887, 7ᵉ s., IV, n° 48.

4. Je reproduis textuellement le titre de l'observation de Louis Guinon.

En 1883, seconde atteinte : stomatite et tremblement. Surcroît de travail, donnant lieu à une intoxication massive. Commence à prendre 125 grammes de rhum tous les matins.

Un beau jour, tombe dans la rue. Entre à l'hôpital de Boston où il reste six mois. Il aurait eu à cette époque deux monoplégies du membre supérieur gauche et inférieur droit avec anesthésie (?).

Rapatrié en France, entre dans le service de M. le professeur Bouchard où on constate (1885) du tremblement, une anesthésie portant sur la face interne des jambes, surtout à droite, et le membre supérieur gauche (Le malade, gaucher, étendait le mercure avec sa main gauche et le trop plein se renversait souvent sur son membre inférieur droit).

En 1886, amélioré, reprend du travail à Madrid. Au bout de cinq mois, signes graves d'intoxication, stomatite, tremblement, etc. Sur ces entrefaites, bien que dépourvu d'appétit génital, il tente un coït et en plein orgasme, attaque de contracture. Depuis lors les accidents se suivent.

État actuel. — Homme amaigri, non cachectique. Stigmates de stomatites anciennes.

Troubles intellectuels: affaiblissement de la mémoire. Émotivité extrême. Symptômes ressemblant à de l'agoraphobie.

Tremblement, presque nul à l'état de repos, très considérable dans l'état d'émotion et les mouvements volontaires, plus fort à gauche.

Force musculaire très diminuée à gauche.

La marche provoque le tremblement et est presque impossible.

Attaque convulsive provoquée soit en serrant un objet de la main gauche, soit par extension forcée du bras droit, ou pronation forcée de la main droite ; soit par la constriction du bras gauche ; soit par un choc sur les cuisses ou les tendons rotuliens ; soit par frôlement d'un petit lipome sous-cutané de la nuque (1).

Attaque caractérisée par des convulsions épileptoïdes localisées à trois membres, les deux inférieurs et le supérieur gauche. Généralisée d'emblée quand on agit sur les points hystérogènes de la nuque.

1. Le fait de lésions chirurgicales, tumeurs ou autres, devenant le siège de points hystérogènes est bien connu. Un des hystériques mâles de Charcot avait un kyste du creux poplité qui constituait une des zones spasmogènes les plus sensibles (*Progr. méd.*, 1885).— Comparer également le cas de M. Raynaud (*Arch. gén. de méd*, 1829.) Il s'agit d'une hystérie traumatique développée à la suite d'un coup de pied au sein. L'hystérie et son étiologie ont été reconnues par l'auteur. Consécutivement il se forma au niveau du point frappé, deux petites tumeurs qui jouaient le rôle de zones hystérogènes. L'ablation d'une de ces deux tumeurs supprima les attaques.

L'attaque est arrêtée en mettant les membres dans une position opposée à celle qui la provoque, en frappant sur le tendon rotulien.

Aura, boule. Pas de perte de connaissance.

Anesthésie sensitivo-sensorielle, complète à gauche. Hypoesthésie à droite.

Anesthésie du pharynx.

Rétrécissement du champ visuel surtout à gauche. Léger scotome central pour le vert et le jaune. Pas d'inversion du champ visuel des couleurs.

3 *avril*. — Tentative d'hypnotisation, n'aboutissant qu'à une attaque de contracture.

5 *avril*. — Hypnotisation (pas de détails dans l'observation sur l'hypnotisme de ce malade), avec application d'un aimant à gauche. Au réveil, transfert de l'anesthésie à droite.

12 *avril*. — Hypnotisation et aimant. Disparition de l'anesthésie, qui reparait un peu les jours suivants, mais finit par céder complètement au seul emploi de l'aimant, ainsi que les plaques hystérogènes.

Dans la suite grandes variations dans l'étendue du champ visuel qui s'est montré une fois en juin considérablement rétréci. Finalement disparition de l'anesthésie sensorielle.

Cette observation est extrêmement intéressante. Je ne discuterai pas pour le moment les conclusions de l'auteur, auxquelles je ne saurais me rallier. Si son interprétation diffère par certains détails de celle qui me paraît être la bonne, du moins reconnaît-il qu'il s'agit bien là d'hystérie. C'est le seul point sur lequel je veuille insister maintenant.

Je n'ai pas de fait personnel à apporter dans cette question de l'hystérie provoquée par le mercure. Mais les cas auxquels j'ai fait allusion chemin faisant et qui sont devenus classiques, le dernier dû à Louis Guinon, montrent bien la réalité de l'existence de l'hystérie mercurielle que l'on pourrait appeler *hystéro-hydrargyrisme* pour éviter toute confusion dans le rôle de l'intoxication. Je sais bien que les auteurs qui considèrent l'hystérie comme symptomatique, ne voudraient pas accepter les termes d'hystéro-saturnisme, hystéro-alcoolisme, hystéro-hydrargyrisme et qu'ils préféreront ceux d'hystéries saturnine, alcoolique, mercurielle. Mais c'est précisément pour que les noms ne prêtent à aucun malentendu, que, partisan du rôle de simples causes occasionnelles de tous les agents provocateurs de la névrose, je préfère m'arrêter aux premières de ces dénominations. Quoi qu'il en soit, d'ailleurs, nous pouvons légitimement considérer l'hydrargyrisme chronique comme un des agents provocateurs de l'hystérie.

D) SULFURE DE CARBONE

• L'existence de l'hystérie dans l'intoxication sulfo-carbonée est de connaissance tout à fait récente. Déjà soupçonnée par Achard (1) et Hischmann (2) qui s'étaient occupés des empoisonnements par le plomb, l'alcool et le mercure et qui supposaient par analogie qu'il pouvait en être de même pour le sulfure de carbone, l'hystérie dans l'intoxication sulfo-carbonée fut établie pour la première fois par P. Marie (3) sur des faits sérieusement observés.

Quelques jours après, M. le professeur Charcot, dans une de ses leçons cliniques, présentait un des malades de P. Marie que celui-ci avait fait passer à la Salpêtrière et confirmait de tous points ses conclusions.

J'ai observé moi-même ces deux malades et je donne ici leurs observations dont P. Marie n'a présenté qu'un court résumé à la Société médicale des hôpitaux et dont il a bien voulu annoncer la publication intégrale dans ce travail, ce dont je lui suis bien reconnaissant.

L'hystérie est indéniable chez tous deux. Il s'agit dans les deux cas d'hémiplégie hystérique plus ou moins accentuée, avec hémianesthésie, rétrécissement du champ visuel accom-

1. Achard. — *Th. citée.*
2. Hischmann. — *Th. citée.*
3. P. Marie. — *Hystérie dans l'intoxication par le sulfure de carbone. Soc. méd. des hôp.*, 9 novembre 1888.

pagné de macropsie et de micropsie, anesthésie pharyngée, etc. Rien dans les antécédents personnels des malades ne se rapportait antérieurement à l'hystérie, de sorte qu'on peut bien dire que la névrose a été provoquée par l'intoxication. Le mode de développement est dans ces cas un peu particulier. Mais je n'insiste pas sur ce point pour l'instant et j'arrive tout de suite à la description de mes deux malades.

Observation LVI (Inédite)

Hystérie développée chez un ouvrier travaillant à la fabrication du sulfure de carbone, caractérisée seulement par la présence des stigmates et un certain degré d'hémiparésie, et ignorée du malade au moins pour la majorité des manifestations existantes.

Le nommé F... Étienne, âgé de trente-six ans, journalier, entre au mois de septembre 1888 à l'hôpital de la Pitié, salle Rostan, n° 36, service de M. Hutinel, suppléé par M. P. Marie (1).

Antécédents héréditaires. — Le malade ne donne à ce point de vue que des renseignements fort incertains et très incomplets. Sa mère est morte à l'âge de soixante ans, il ne peut dire de quelle maladie. Elle aurait été très nerveuse. Son père, âgé de soixante-cinq ans, vit encore et est bien portant. En ce qui concerne ses grands-parents, il ne peut donner de renseignements que sur son grand-père maternel qui est mort d'accident.

Il a un frère, âgé de trente-trois ans, qui est berger et qui souffre d'une maladie de foie survenue à la suite des fièvres qu'il a gagnées en exerçant son métier.

Lui-même est marié depuis l'âge de trente et un ans. Sa femme est bien portante. Il a un enfant de quatre ans en bonne santé. Sa femme a fait récemment une fausse couche de six mois dont elle s'est bien remise.

Antécédents personnels. — Dans son enfance le malade a eu la rougeole. C'est tout ce dont il se souvient. A l'âge de douze ans il commença à travailler dans les jouets d'enfants. Mais exposé à

---

1. Je remercie vivement mon cher maître et ami M. P. Marie, qui m'a signalé la présence dans ses salles de ce malade ainsi que de plusieurs autres dont on trouvera plus loin l'histoire, et m'a autorisé à prendre leurs observations.

l'humidité dans une partie de son travail (découpage et montage
des peaux de tambour) il fut atteint de douleurs dans les genoux
et obligé de quitter ce métier. Il travailla alors dans l'orfèvrerie,
à la soudure des manches de couteau. Il n'eut à cet époque aucun
accident saturnin. Il fut en dernier lieu chauffeur de machines
dans diverses fabriques.

Il n'a pas fait de service militaire par suite de sa petite
taille (1 m. 52). Ses parents étaient petits comme lui.

Pendant toute la période dont nous venons de raconter l'histoire, il ne fit aucune maladie, n'eut ni chaudepisse, ni vérole. Il
y a trois ans cependant, à la suite d'un refroidissement, il eut une
attaque de rhumatisme articulaire aigu (douleurs dans la plupart
des articulations avec accompagnement de fièvre) qui dura un
mois et demi. Ce fait ne s'est jamais reproduit depuis. Il prétend
n'avoir jamais fait d'excès de boisson.

Il y a sept mois il s'est mis à travailler dans une fabrique de
sulfure de carbone, à Saint-Denis. Les ouvriers qui exercent ce
métier, dit-il, ne sont exposés à d'autres accidents que ceux qui
résultent de l'absorption des vapeurs du sulfure de carbone,
accidentellement, lorsqu'il existe quelque fissure aux fours, ou
lorsqu'ils nettoient les bacs contenant le sulfure de carbone. Alors
on se trouve comme « pris aux parties » qui sont « serrées dans
un étau ». Il en résulte une sorte de douleur, d'étouffement et l'on
tombe sans connaissance. Il a vu une fois un ouvrier tomber ainsi
dans une cuve, privé de connaissance. On a été obligé de le remonter et il est resté quelque temps dans cet état. Ils attribuent
ces phénomènes à l'odeur dégagée par le sulfure de carbone.

Depuis qu'il se livre à ce métier, il prétend n'avoir éprouvé
aucun trouble de la santé, et il faut attirer son attention pour lui
faire dire que depuis trois ou quatre mois (trois mois environ
après son entrée à la fabrique) il est sujet à des cauchemars
effrayants, animaux monstrueux, assassins, vilaines figures, qui
troublent son sommeil ou lui apparaissent au moment où il va s'endormir. Disons tout de suite que le malade, qui nie toute habitude alcoolique, ne présente non plus aucun des signes de cette
intoxication.

A peu près à la même époque (il y a trois ou quatre mois) il a
commencé à s'apercevoir d'une certaine faiblesse dans la jambe et
le bras droits. Mais il ne s'en inquiétait pas et ce n'est que lorsque, l'hémiparésie dûment constatée, nous avons attiré son attention sur ce sujet qu'il nous a révélé ce fait.

Ce qui l'a amené à l'hôpital, c'est un essoufflement qu'il ressentait
après avoir marché vite ou monté un escalier. Il est en effet nota-

blement emphysémateux, et en ce moment il a dans la poitrine de nombreux râles sibilants de bronchite. Le premier bruit du cœur est mal frappé, peut-être même légèrement soufflant.

État actuel. — C'est un homme maigre, assez faible, cependant pas cachectique. Il ne porte aucun stigmate physique de dégénérescence. Il est d'une taille très au-dessous de la moyenne (1 m. 52).

Hémiparésie droite très nette. Les membres de ce côté sont encore doués de mouvements, mais ils résistent à peine aux mouvements passifs, tandis que ceux du côté opposé résistent bien. Les réflexes rotuliens sont conservés, plutôt un peu diminués à droite.

Pas de trace de paralysie faciale, ni d'hémispasme glosso-labié.

Dynamomètre (1) : Main droite = 25 k.; main gauche = 45 k.
La démarche ne présente rien de bien caractéristique.

Hémianesthésie droite au contact, à la douleur, au chaud et au froid, incomplète, en ce sens qu'il existe çà et là quelques plaques sensibles, mais encore d'une sensibilité assez obtuse. C'est sur les membres inférieurs que se rencontre le plus grand nombre de ces plaques. L'hémianesthésie est sur tout le corps assez nettement limitée à la ligne médiane. Elle occupe la face, le cou, le tronc et les membres.

Abolition du sens musculaire à la jambe et au bras droits. Les yeux fermés, le malade ne sait pas comment l'on place son membre inférieur, et il est incapable de trouver avec sa main gauche son membre supérieur droit.

Pas de signe de Romberg.

Rétrécissement du champ visuel, qui nous a paru très net quoique nous n'ayons pu faire cette recherche à l'aide du campimètre.

La vision des couleurs est peut-être altérée, mais il est fort probable que le malade exagère quelque peu son trouble. Il existe de la *diplopie monoculaire* avec *macropsie* pour l'œil droit.

Diminution de l'ouïe à droite. Une montre entendue à 40 centimètres à gauche, l'est à peine à 10 centimètres à droite.

Perte de l'odorat à droite.

Le goût semble être peu affiné à droite et à gauche. Mais il n'est aboli d'aucun côté.

---

1. Étant obligé de me servir en cette occasion d'un dynamomètre dont je n'avais pas l'habitude, j'ai constaté qu'un homme de force moyenne amenait de la main droite avec cet instrument le chiffre de 70 k.

Perte complète du réflexe pharyngien. Réflexe conjonctival conservé.

Le malade s'est déjà aperçu de quelques-uns de ces troubles sensoriels, mais il n'avait nulle connaissance de l'hémianesthésie que M. P. Marie découvrit la première fois qu'il examina ce malade.

Il n'existe ni points hystérogènes, ni plaques hypéresthésiques. Le malade n'a jamais eu d'attaques de nerfs d'aucune sorte, ni de pertes de connaissance. .

Il dit être très nerveux; il tremble à la moindre contrariété. « Il faut que je tape alors, dit-il, que je casse quelque chose : je me venge ainsi de mon énervement. » Il est émotif, pleure facilement ; le passage d'un enterrement lui fait verser des larmes.

Pas d'autre manifestation hystérique. Pas de boule, ni de clou. Pas de troubles viscéraux. Rien du côté de la vessie et du rectum.

Dans ce cas, on le voit, tous les stigmates de l'hystérie sont présents. De plus il existe une hémiparésie très nette dont la nature hystérique ne saurait être mise en doute. Les accidents hystériques se sont développés ici graduellement et la faiblesse n'est venue que petit à petit, si bien que le malade n'y attachait pas d'importance. Et cependant l'affaiblissement était assez accentué, ainsi qu'il est facile de le voir par l'examen dynamométrique. Malgré cela, il fallait attirer l'attention du malade pour le faire parler de ce symptôme, qui s'était développé si insidieusement.

Je fais remarquer dès maintenant de quelle façon le malade décrit les troubles que ressentent les ouvriers qui absorbent accidentellement une grande quantité de sulfure et qui souffrent momentanément d'une espèce d'intoxication aiguë, au point d'en perdre connaissance. Ils sont « pris par les parties qui se trouvent comme serrées dans un étau ». J'avais chez ce malade noté cette description à titre de simple renseignement, lorsque quelques jours plus tard, examinant le malade de l'observation suivante, je lui entendis répéter presque exactement les mêmes paroles. Il s'agit donc là d'un phénomène constant, d'un symptôme habituel de l'intoxication massive.

Les ouvriers ne s'y trompent pas ; quand ils ressentent ce phénomène, ils se soustraient bien vite à l'absorption des vapeurs, sachant qu'une perte de connaissance ou quelque accident grave va en résulter. Sauf ce petit point particulier, pour tout ce qui touche le reste de l'examen, c'est un hystérique vulgaire pareil à tous ceux qui ont été déjà décrits par tous les auteurs.

L'observation qui suit n'est pas moins intéressante et certains détails y sont encore plus nets.

OBSERVATION LVII (INÉDITE)

Hémiplégie hystérique chez un homme travaillant depuis longtemps à la fabrication du sulfure de carbone, survenue à la suite d'une attaque de sommeil hystérique causée par l'absorption accidentelle d'une grande quantité de vapeurs sulfo-carbonées (1).

Le nommé Pil... Paul, âgé de soixante-trois ans, journalier, entre le 28 septembre 1888 à l'hôpital de la Pitié, salle Rostan, n° 8, service de M. Hutinel, suppléé par M. P. MARIE.

Antécédents héréditaires. — Le père du malade est mort à quarante-neuf ans d'une fluxion de poitrine. Sa mère s'est éteinte à quatre-vingt-dix-huit ans.

De ses grands-parents tant paternels que maternels, tous sont très vieux ou sont morts à un très grand âge. Il y a eu parmi eux plusieurs centenaires.

Il a eu quatre frères : l'aîné est mort en duel à vingt-sept ans. Des trois autres, qui sont plus jeunes que lui, l'un est mort d'accident, un autre du choléra. Le troisième est vivant et bien portant.

Il connaît peu ses oncles et tantes, qui sont tous très vieux.

En somme le malade nie toute hérédité nerveuse. Mais il faut dire qu'il est loin de connaître parfaitement sa famille entière.

Antécédents personnels. — Il ne se rappelle pas quelles maladies il a pu faire pendant son enfance. Il n'a jamais été vacciné, sinon il y a huit ans, pendant un séjour à l'asile de convalescence de Vincennes, — et encore le vaccin n'aurait pas pris, au dire du malade.

1. C'est ce malade que M. le professeur Charcot a présenté à l'une de ses leçons du mardi.

A l'âge de huit ans, il commença à garder les moutons. Soldat
en 1843, il prit part à l'expédition d'Afrique et se porta bien pendant toute la durée de son service.

Venu à Paris à l'âge de vingt-trois ans, il jouit toujours ultérieurement d'une santé excellente et n'eut à souffrir que de quelques accidents En 1859, il eut la mâchoire démise. En 1873, un
collier de cheval lui tomba sur la tête. Il en résulta une sorte de
tumeur, probablement un abcès, qui fut opéré par Péan et guérit
bien sans complication (quarante jours de séjour à l'hôpital). Il y
a huit ans, il eut l'épaule cassée.

A son arrivée à Paris, il se mit à travailler comme terrassier et
exerça longtemps ce métier. C'était un homme robuste, qui gagnait
jusqu'à neuf francs par jour.

En 1872, il commença à travailler dans une fabrique de sulfure
de carbone (1). Il y resta quinze mois. Au bout de ce temps, il
s'aperçut qu'il maigrissait et revint à son métier de terrassier.
Trois mois plus tard il s'emploie de nouveau dans la fabrication
du sulfure de carbone. Pendant toutes les années qui suivirent,
jusqu'aujourd'hui, le malade travailla alternativement par périodes
tantôt à son premier métier de terrassier, tantôt à la fabrication
du sulfure de carbone. Lorsque son accident lui est arrivé, il y
avait quatre mois qu'il était occupé dans l'usine, et il compte qu'au
total, il y a à peu près travaillé pendant cinq ans.

Il est employé exclusivement à la fabrication du sulfure. Lorsqu'il existe une fuite dans les appareils, il se produit subitement
quelquefois un abondant dégagement de vapeurs sulfo-carbonées
qui causent aux ouvriers certains accidents. Mais c'est surtout
lorsqu'ils sont occupés au nettoyage des grands bassins dans lesquels on recueille le sulfure, que les ouvriers sont atteints plus
ou moins dangereusement. Ils ont « les parties comme serrées dans
un étau », ils étouffent, quelquefois sont pris de crachements de
sang et s'ils ne sortent pas immédiatement de la cuve, ils tombent sans connaissance. On les rattrape par les cheveux et quelquefois il n'en résulte rien de plus. Mais il n'en est pas toujours
ainsi, et le malade se souvient qu'un de ses camarades est mort à
la suite d'un semblable accident, paralysé des quatre membres.

Le lundi 24 septembre 1888, le malade était en train de nettoyer
une cuve, avec d'autres ouvriers (qui n'ont eu aucun accident).
Tout à coup il a commencé à se sentir « échauffé aux parties ».

1. Par une singulière coïncidence, ce malade et le nommé Fill... qui fait le
sujet de l'observation précédente, étaient tous deux employés dans la même
fabrique, mais non à la même besogne.

N'ayant plus que pour quelques instants de travail, il a voulu continuer quand même, mais il a été pris d'étouffements, puis après avoir ressenti « comme un coup sur la tête » il est tombé sans connaissance. Ses camarades, qui l'ont sorti de la cuve, lui ont dit qu'il était resté ainsi une demi-heure, sans se débattre, « comme asphyxié ».

Ayant repris ses sens, il a pu retourner chez lui à pied, s'est couché et a dormi toute la nuit. Le lendemain matin, il commença à ressentir de grands fourmillements dans le bras droit, mais rien encore dans la jambe. Du mardi au vendredi la paralysie arriva graduellement. Il ne sait pas au juste quand la jambe fut prise. Enfin le 28 septembre, il se présenta à la consultation de M. P. Marie qui l'admit dans son service.

Etat actuel (5 octobre 1888). — *Hémiplégie droite* flasque. Les doigts de la main sont un peu dans la position des doigts d'hémiplégique déjà contracturés, mais il n'y a aucune raideur et ils se laissent mouvoir sans peine. Le malade peut accomplir quelques mouvements isolés des doigts, du poignet, du coude et de l'épaule, mais ces mouvements sont extrêmement faibles et limités.

Il peut soulever les membres inférieurs à quelques centimètres au-dessus du plan du lit, mais sans aucune force. Il suffit de poser la main sur la jambe pour s'opposer entièrement à l'exécution de ce mouvement.

Dynamomètre : main gauche = 60 k. ; main droite = 11 k.

Le réflexe rotulien, normal à gauche, est plutôt diminué un peu à droite.

La démarche n'est pas tout à fait caractéristique. Le pied droit ne balaie pas absolument le sol, parce que les muscles de la cuisse et du bassin sont encore assez forts pour ramener un peu le membre tout entier en avant. Mais ni le genou ni le cou-de-pied ne fléchissent, et le pied ne quitte pas le sol et frotte. En somme, au lieu que ce soit la progression du corps qui entraîne le membre entier et lui fasse balayer le plancher, ce sont les muscles de la cuisse qui le traînent en avant.

La face présente un léger degré d'hémispasme droit. L'œil droit est un peu fermé et les paupières comme bridées. L'occlusion de l'œil s'opère parfaitement. La commissure labiale droite reste un peu tirée à droite et en haut à l'état de repos, comme dans les mouvements de la face. Enfin il existe un peu d'exagération des plis et des sillons de la moitié droite de la face. La langue est normale.

Hémianesthésie droite pour le contact, la douleur, le chaud et le froid, comprenant la face, le cou, le tronc et les membres. Elle est partout exactement limitée à la ligne médiane, sauf dans une petite surface située entre l'ombilic et le pubis et qui, du côté droit, est douée de sensibilité (fig. 10 et 11).

Il existe une certaine lenteur dans la perception des notions de position, ainsi qu'un certain trouble du sens musculaire, qu'on ne peut dire cependant aboli.

L'anesthésie est profonde, elle s'étend aux muscles et aux articulations, que l'on peut pincer et tordre sans que le malade accuse la moindre douleur.

Le réflexe crémastérien est diminué à droite, très diminué, presque absent à gauche. Le malade raconte qu'il avait encore des érections il y a six mois, mais qu'actuellement il n'en a plus du tout.

Le réflexe cutané de la plante des pieds est nul à droite, normal à gauche.

Le réflexe pharyngien est absolument aboli.

Ouïe. — Une montre dont le bruit est perçu à une distance de plus de 20 centimètres par l'oreille gauche, a besoin d'être collée contre l'oreille droite pour être entendue.

Fig. 10. — (Par suite d'une erreur dans la confection du dessin, l'hémianesthésie qui existe à droite a été portée à gauche.)

Goût. — Normal à gauche, complètement aboli à droite.

Il en est de même de l'*odorat.*

En ce qui concerne la *vue*, on constate à droite un notable rétrécissement concentrique du champ visuel, sans inversion, il est vrai, du champ visuel des couleurs (fig. 12). Les pupilles sont normales et réagissent normalement à la lumière et à l'accommo-

dation. Le réflexe conjonctival est complètement absent. De plus
on note à droite de la diplopie monoculaire avec macropsie et
micropsie très accentuées.

Il n'existe nulle part de plaques hyperesthésiques ni de points
hystérogènes. D'ailleurs
le malade n'a jamais eu
aucune espèce d'atta-
ques de nerfs ni de per-
tes de connaissance en
dehors de celle qui a précédé les accidents ac-
tuels.

Le malade est un
homme encore assez ro-
buste pour son âge. Il
est intelligent, sa mé-
moire est bonne et il dit
ne pas être autrement
nerveux ni émotif.

Il est très sobre et ne
présente aucun signe
d'alcoolisme.

Dans la suite, le ma-
lade passa à la Salpê-
trière. Pendant les pre-
miers temps de son sé-
jour, on constata un
phénomène fort inté-
ressant. L'hémispasme
glosso-labié, qui était à
peine indiqué au début,
s'accentua d'une façon
notable. La déviation de
la face devint frappante
à première vue. De plus
la langue se courba en

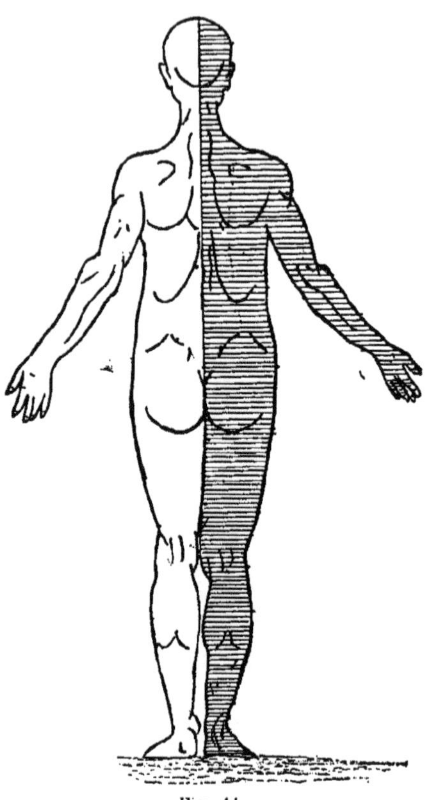

Fig. 11.

crochet, et le malade pouvait à peine la tirer hors de la bouche.
En outre le rétrécissement concentrique du champ visuel à droite
augmenta considérablement (V. fig. 13. p. 194).

Inutile de s'arrêter ici à discuter le diagnostic d'hystérie.
Il s'impose de lui-même. Le mode de début des accidents est

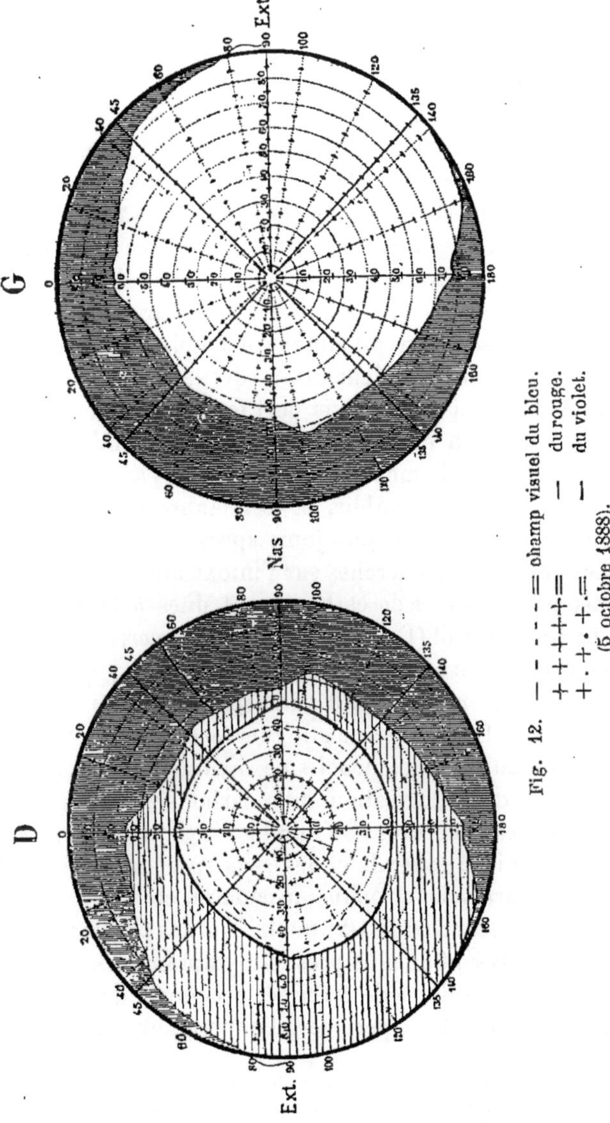

Fig. 12.   — - - - - - = champ visuel du bleu.
+ + + + + =   — du rouge.
+ . + . + . =   — du violet.
(5 octobre 1888).

seulement digne d'être noté. Il a eu lieu dans ce cas sous forme d'une attaque de pseudo-apoplexie hystérique. Quant à la sensation de constriction des testicules qui est désignée par les malades comme signe avant-coureur de l'attaque, doit-on lui accorder une valeur spéciale? Il me semble, d'accord en cela avec P. Marie, que l'on doit voir là une véritable forme de l'aura hystérique. Cette sensation est suivie d'étouffement et l'attaque est enfin réalisée complètement lorsque le sujet a ressenti comme une sorte de coup sur la tête. Ainsi dans ce cas, début brusque par une attaque de sommeil, ressemblant à l'attaque d'apoplexie hystérique de Debove et Achard. Seulement au réveil, le malade n'est pas hémiplégique; il se couche et dort toute une nuit et ce n'est que le lendemain que des fourmillements commencent à se faire sentir dans le membre supérieur. La paralysie met deux ou trois jours à s'y établir, et le membre inférieur se prend ensuite à son tour quelques jours après.

Les premières recherches sur l'intoxication spéciale déterminée par le sulfure de carbone sont dues à Delpech. Dans un premier travail (1) cet auteur décrit un certain nombre de troubles, en particulier de troubles nerveux, qu'il prétend constituer un ensemble tout à fait spécial, reconnaissable cliniquement et possible à distinguer des autres intoxications telles que saturnisme, alcoolisme, hydrargyrisme. Les signes principaux de l'intoxication sulfo-carbonée, d'après Delpech, consistent en désordres de l'intelligence, insomnie, troubles de la sensibilité générale et des sens spéciaux, lésions de la motilité, paralysie, atrophie musculaire, etc...

Dans un second travail (2), publié sept ans plus tard, le même auteur, analysant de plus près les symptômes de l'empoisonnement par le sulfure de carbone, reconnaît dans la marche des symptômes deux périodes. La première est caractérisée

1. Delpech. — *Sur les accidents que développe chez les ouvriers en caoutchouc l'inhalation du sulfure de carbone en vapeurs. Ac. de méd.*, 1856.

2. Delpech. — *Nouvelles recherches sur l'intoxication spéciale que détermine le sulfure de carbone. Ac. de méd.*, 1863.

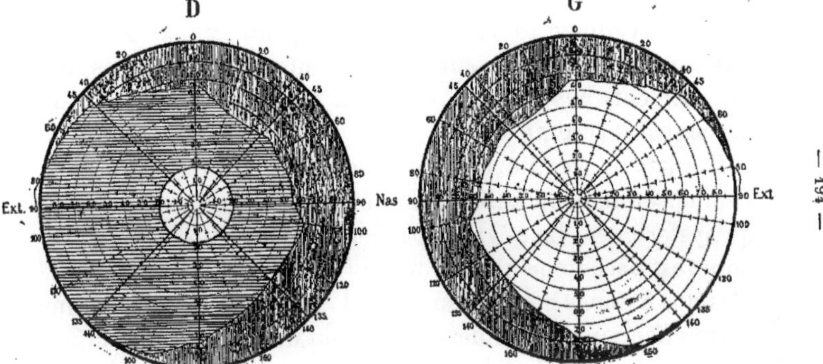

Fig. 13. — (17 octobre 1888.)

par de la céphalalgie, un changement du caractère, qui devient violent, des *convulsions épileptiformes*, de l'excitation génitale et des hypéresthésies. La seconde période, ou période de dépression est toute différente. On y trouve notés l'abattement, l'apathie intellectuelle, pouvant aller jusqu'à l'hébétude, *les rêves tristes et effrayants*, *les anesthésies cutanées et sensorielles*, l'impuissance génitale, les paralysies, paraplégies ou monoplégies.

En parcourant ces travaux où l'auteur s'efforce de démontrer que cette intoxication sulfo-carbonée se présente en clinique comme une affection particulière, reconnaissable à sa symptomatologie toute spéciale, on peut soupçonner déjà que, souvent tout au moins, les accidents nerveux décrits sont des accidents hystériques, bien que les auteurs ne les aient pas signalés comme tels.

Il existe en réalité des manifestations nerveuses dues à l'empoisonnement sulfo-carboné qui ne sont rien moins qu'hystériques. La névrite, par l'action du sulfure de carbone, est parfaitement démontrée (1). Mais à côté de ces troubles dus à une lésion organique, il y a lieu de placer une autre affection dans le développement de laquelle le sulfure ne joue plus qu'un rôle de cause occasionnelle ou d'agent provocateur. C'est l'hystérie.

On trouve la confirmation évidente de cette proposition dans le travail de Bonnet (2). Cet auteur, qui n'envisage pas la possibilité de l'existence de l'hystérie dans l'intoxication par le sulfure de carbone, décrit à côté les uns des autres, comme troubles nerveux développés par l'empoisonnement sulfo-carboné, des phénomènes hystériques et des lésions organiques. A côté de pseudo-tabes par névrite, par exemple, il rapporte des cas comme celui-ci : .

1. Brissaud. — Th. agrég., 1886.

Huguin. — Th. Paris, 1874.

Berbez (P.). — *Fr. méd.*, 1885.

2. Bonnet. — *Des troubles nerveux dans l'intoxication par le sulfure de carbone*. Th. Paris, 1885.

Observation LVIII (Résumée)

Hystérie dans l'intoxication sulfo-carbonée.

(Bonnet. Th. Paris, 1885).

Homme de vingt-huit ans, caoutchoutier.

Père mort du choléra ; le reste de la famille bien portant.

Manipule le sulfure de carbone depuis un an.

Dès le début, maux de tête. Au bout de trois ou quatre mois, vertiges avec sorte d'obnubilation intellectuelle, comme s'il était ivre.

Excitation génitale au début. Anaphrodisie ensuite.

Quelques troubles dyspeptiques. Pas d'alcoolisme. Amaigrissement.

État actuel. 17 juillet. — Vertiges pendant la marche.

Engourdissements et fourmillements dans tout le côté droit du corps. Bourdonnements d'oreille.

Cauchemars toutes les nuits.

Hémiparésie droite. La main droite peut à peine serrer. Faiblesse du membre inférieur droit.

Anesthésie très marquée dans les membres du côté droit. La peau peut être traversée avec une épingle. Rien de semblable au tronc.

Secousses fréquentes dans les muscles de la face.

Douleur au creux épigastrique, exaspérée par la pression, application de l'aimant sur le côté gauche.

22 *juillet.* — Légère réapparition de la sensibilité, diminution de la douleur épigastrique.

24 *juillet.* — Retour d'un certain degré de force dans la main droite.

27 *juillet.* — Retour de la sensibilité au membre supérieur droit.

30 *juillet.* — La force revient. La main serre assez énergiquement. Jambe encore faible.

Le malade sort le 31. Les forces étaient revenues ; la sensibilité avait fait moins de progrès.

Il s'agit là bien probablement d'hystérie. Cette anesthésie en manchon et en gigot est caractéristique de la névrose hystérique. De plus le retour de la motilité et de la sensibilité sous l'influence de l'aimant plaide en faveur du diagnostic d'hystérie. A noter également les secousses dans les muscles de.la face, qui ne sont souvent qu'un léger degré d'hémispasme facial hystérique.

A côté de ces troubles de la sensibilité, Bonnet place les troubles de la motilité. Ceux-ci existaient déjà très nets dans l'observation précédente. Ils sont encore plus accentués dans la suivante.

OBSERVATION LIX (RÉSUMÉE)

Hystérie provoquée par l'intoxication sulfo-carbonée.
(Bonnet. *Th. citée.*)

Femme de cinquante ans entrée à l'hôpital le 2 mai 1874.

Ouvrière en caoutchouc depuis onze ans, sans accidents. Récemment elle change d'atelier et est exposée d'une façon beaucoup plus active à l'absorption du sulfure de carbone.

Depuis cette époque, affaiblissement, anémie. Difficulté à se tenir debout par faiblesse des jambes. Faiblesse des membres supérieurs également.

Céphalalgie continue, lancinante, exaspérée pendant la nuit.

Étourdissements, vertiges. Il y a quelques jours chute avec perte de connaissance.

Etat actuel. — Anesthésie cutanée au contact et à la douleur, fort étendue.

Pseudo-paralysie ; impossibilité de marcher.

Un peu d'emphysème pulmonaire. Rien au cœur.

Anémie notable.

Pas de troubles digestifs. Constipation habituelle.

Arrêt des règles à la suite d'une métrorrhagie il y a neuf mois.

Grande émotivité.

La difficulté de la marche est augmentée par l'anesthésie plantaire, dont la malade a conscience.

Faiblesse de l'œil droit.

12 *mai*. La malade commence à marcher, mais en traînant encore la jambe droite.

20 *mai*. La malade quitte l'hôpital non guérie. La jambe droite traîne toujours. La sensibilité à la douleur est à peu près revenue, mais la sensibilité au contact est toujours complètement abolie.

Je ne veux pas multiplier les exemples. Ceux que j'ai donnés plus haut et les deux précédents me semblent suffisants pour affirmer l'existence de l'hystérie dans l'intoxication sulfo-carbonée. Les phénomènes hystériques que l'on rencontre dans ces empoisonnements sont bien caractéristiques. Les troubles de la sensibilité tout d'abord, hémianesthésie, anesthésie en gigot, en manche de veste. Delpech signale un exemple de cette anesthésie en gigot, que M. le professeur Charcot a bien montré n'appartenir qu'à l'hystérie. Les plaques hystérogènes se rencontrent également, en particulier les points pseudo-ovariens de l'homme. Du côté des sens, on observe l'abolition du goût, de l'odorat, de l'ouïe, le rétrécissement concentrique du champ visuel, la polyopie monoculaire avec macropsie et micropsie. L'hémiplégie, les monoplégies limitées, l'hémispasme glosso-labié sont notés nombre de fois. En ce qui concerne ce dernier, il semble être fréquent ; il est constaté dans mes observations et de plus dans celle de Bonnet que je rapportais plus haut. Delpech rapporte le cas d'un malade qui avait une contracture de la langue qui l'empêchait de parler. Notons enfin les attaques véritablement hystériques, qui semblent cependant plus rares relativement que les troubles sensitifs et sensoriels, enfin l'état psychique mélancolique, déprimé, les cauchemars, tels qu'on les rencontre chez les hystériques mâles ordinaires.

Quant à la façon dont l'hystérie s'établit, on peut distinguer deux modes de début, l'un lent, progressif, l'autre brusque, déterminé souvent par une sorte de shock dû à l'absorption accidentelle d'une dose exagérée de poison (Obs. LVI).

Tels sont les caractères de l'hystérie provoquée par l'empoisonnement sulfo-carboné. Comme on le voit, ils ne diffèrent en rien des signes de l'hystérie déterminée soit par un traumatisme, soit par une émotion, une maladie aigüe ou une intoxication. On verra plus loin pourquoi j'insiste dès maintenant sur cette similitude absolue de tous les cas. Il faut bien se convaincre de l'identité de l'hystérie partout et toujours, si l'on veut bien en comprendre le mécanisme.

Mais je m'arrête ici, et je conclus de tous ces faits, avec M. le professeur Charcot et P. Marie, que l'intoxication sulfo-carbonée fait partie des agents provocateurs de l'hystérie.

2° INTOXICATIONS AIGUËS

Il n'y a pas que les intoxications lentes et chroniques qui puissent provoquer l'hystérie chez certains sujets. Les empoisonnements aigus peuvent également produire le même résultat. Mais je fais tout de suite ici une distinction, et j'élimine complètement les auto-intoxications du cadre de ce chapitre. La question de l'hystérie provoquée par les auto-intoxications a été soulevée par Dreyfous (1) dans son mémoire sur l'hystérie alcoolique. Jusqu'ici aucun fait bien probant n'a été publié. On pourrait dire peut-être que l'hystérie, chez les diabétiques par exemple, est provoquée par les auto-intoxications fréquentes dans cette affection. Mais il est beaucoup plus simple actuellement de rapporter au diabète lui-même, maladie de la nutrition, ou plutôt à l'état où il met l'organisme, les troubles nerveux hystériques qu'il provoque. J'en dirai autant d'une observation de Hischmann (2) qui a trait à un cas d'hystérie par auto-intoxication urémique. Dans ce fait, la malade était depuis longtemps épuisée par de grands chagrins et par l'évolution d'une maladie de Bright à accidents multiples. Il me semble qu'il est bien plus naturel d'attribuer le développement de la névrose à ces puissants facteurs qu'à une intoxication urémique, d'autant plus qu'on avait déjà constaté les premiers symptômes de l'hystérie bien

1. Dreyfous. — *Loc. cit.*
2. Hischmann. — *Th. citée.*

avant l'apparition des signes de l'urémie et même bien avant
la découverte de l'albuminurie. Je laisse donc de côté les
auto-intoxications, manquant absolument de bases solides
pour apprécier leur rôle en ce qui touche l'hystérie.

Mais il n'en est pas de même pour les intoxications aiguës
ordinaires, et on possède aujourd'hui un certain nombre
d'exemples d'hystérie provoquée par des empoisonnements.
Je laisse de côté une observation de Dunoyer (1) relative à un
cas d'aphasie transitoire toxique et rapportée par Hischmann,
mais qui ne me semble pas suffisamment probante. En
revanche le fait suivant, dû à Planat (2), est parfaitement
caractéristique.

OBSERVATION LX (RÉSUMÉE)

*Accidents hystériformes consécutifs à l'absorption de vingt grammes
de camphre.*

(Planat. *Ann. méd. psych.*, mars 1885, cité par Hischmann. *Th. citée.*)

X... vingt ans, sous prétexte de calmer un accès de toux, absorbe
d'un seul coup vingt grammes de camphre. Le jour même il est
pris de frissons, accompagnés de troubles de l'idéation et il n'a
plus conscience du monde extérieur. L'administration d'un ipéca
ne produit aucun changement dans son état. Au contraire, il commence à avoir des hallucinations de la vue et à plusieurs
reprises perd complètement connaissance.

Trois semaines plus tard survient une assez vive céphalalgie ; il
perd la mémoire et éprouve la sensation d'une boule qui lui
remonterait à la gorge et l'étoufferait. Son état continue sans amélioration ; il éprouve fréquemment des hallucinations de la vue
et de l'ouïe. En outre, il a des craintes puériles, des pollutions
nocturnes et diurnes.

Il finit par entrer dans une maison de santé, et il s'y comportait
comme un véritable automate.

Guérison incomplète quelque temps après. Persistance des
hallucinations.

1. Dunoyer. — *Gaz. méd. de Paris.*, 1884, n° 39.
2. Planat. — *Ann. méd. psych.*, mars 1885.

C'est surtout dans une certaine intoxication que l'on a relaté le plus grand nombre de cas d'éveil de l'hystérie : je veux parler de l'INTOXICATION PAR LE CHLOROFORME, déterminée soit dans un but criminel, soit dans un but thérapeutique, l'anesthésie chirurgicale. Là, comme dans tous les autres cas que nous avons examinés jusqu'ici, il faut distinguer deux catégories de faits : ceux où il n'y a qu'un simple réveil de la névrose, et ceux où il y a véritablement provocation.

En ce qui concerne les premiers, on sait combien l'absorption du chloroforme, si commode quelquefois pour arrêter les attaques d'hystérie, les provoque facilement. Quand l'individu est notoirement hystérique, l'inhalation du chloroforme n'agit pas tant comme intoxication que comme un incident quelconque, émotion, traumatisme ou autre, qui peut produire une attaque. Il n'y a là rien que de très connu et de très vulgaire et il est inutile d'insister sur ce point. Il n'en est pas tout à fait de même lorsque l'hystérie, quoique ayant déjà existé antérieurement, est cependant éteinte depuis un certain temps. Il ne s'agit encore là que de réveil de la névrose, mais le fait est un peu plus particulier. Le cas suivant, emprunté à Lebreton (1), est un cas de ce genre.

OBSERVATION LXI (RÉSUMÉE)

Paraplégie hystérique survenue à la suite d'une tentative d'empoisonnement par le chloroforme.

(Lebreton (P.-A.). *Des différentes variétés de la paralysie hystérique.*
Th. Paris, 1868.)

Femme de vingt-huit ans, mariée. Aurait eu antérieurement des attaques d'hystérie. Le 3 janvier 1867 tentative d'empoisonnement par le chloroforme, à la suite de laquelle survient une violente attaque de nerfs. La malade est apportée à l'hôpital Saint-Antoine, avec une paraplégie complète, accompagnée d'anesthésie générale de la peau et des muqueuses.

1. Lebreton. — *Des différentes variétés de la paralysie hystérique.* Th. Paris, 1868.

Douze jours plus tard la paraplégie s'améliore. L'anesthésie prend la forme hémiplégique.

Attaques d'hysteria major bien caractérisées pendant toute la durée du séjour à l'hôpital.

Un mois plus tard hématémèses abondantes, puis melœna. Hoquet, toux hystériques.

Fausse couche; la malade était enceinte de quatre mois.

Guérison en deux mois.

L'intoxication, l'émotion, la frayeur ont joué dans ce cas un rôle pour provoquer le réveil de la névrose. Le fait est donc encore un peu trop complexe pour que l'on puisse légitimement incriminer le seul empoisonnement. Mais à côté de cet exemple on peut en placer d'autres dans lesquels on s'est attaché précisément non seulement à ne considérer que l'hypothèse de provocation, mais encore à éliminer l'action possible de l'émotion et du traumatisme, car il s'agit ici d'anesthésie chirurgicale suivie d'une opération. C'est à Michaux (1) que nous devons l'étude de ces cas très intéressants. Cet auteur, dans son excellent travail, élimine tout d'abord les cas où l'hystérie existait antérieurement, puis dans les faits mêmes d'hystérie survenue à la suite d'une opération faite avec l'aide de l'anesthésie chloroformique, il ne considère que les seuls cas où l'action du traumatisme opératoire et l'émotion produite par l'attente de l'opération peuvent être négligées, en tant qu'agents provocateurs de l'hystérie. Il ne reste donc que l'action de l'intoxication chloroformique même.

Ce qui a conduit l'auteur à une aussi grande sévérité dans les détails, ce sont les différentes considérations qui avaient suivi une communication de Villeneuve (de Marseille) à la Société de chirurgie (2). Il s'agissait d'une jeune fille sans antécédents personnels, mais fille d'hystérique, qui à la suite de l'opération d'un petit kyste du sourcil, faite sous le sommeil

1. Michaux. — *De l'éveil d'un état constitutionnel (hystérie) à la suite de l'anesthésie par le chloroforme.* Th. Paris, 1886.

2. *Soc. de chir.*, 5 décembre 1883.

chloroformique, fut prise de sa première attaque d'hystérie, renouvelée bien souvent dans la suite, et devint en somme une grande hystérique. Dans la discussion qui suivit le rapport sur ce fait, présenté par M. Terrier, MM. Nicaise, Pozzi, Verneuil, Trélat, Berger incriminèrent, qui l'émotion, qui le traumatisme. Et cependant M. Terrier avait donné l'opinion de M. le professeur Charcot qui, dans une communication écrite, émettait l'avis que, bien qu'il n'en connût pas d'exemple, l'intoxication chloroformique pouvait être un agent de provocation de l'hystérie. La question restait donc en suspens.

Dans les faits qu'il rapporte, Michaux tâche de se débarrasser des deux éléments incriminés dans le cas de Villeneuve : le traumatisme opératoire et l'émotion ressentie par l'opéré. Dans le premier il s'agit d'un malade chez qui l'émotion était nulle, qui désirait vivement l'opération et qui de plus avait subi sans inconvénient une première opération auparavant. Voici l'observation de ce cas brièvement résumée.

OBSERVATION LXII (RÉSUMÉE)

Hystérie provoquée par l'anesthésie chloroformique.

(Michaux . Th. Paris, 1886.)

Homme de vingt-quatre ans, bien bâti, nerveux mais non hystérique, fils de parents nerveux. Vient à la maison de santé pour se faire opérer d'une petite malformation pénienne congénitale, qui le gêne pendant le coït.

Le 7 février 1885 on sectionne aux ciseaux quelques brides du frein, sans chloroforme. Pas de troubles nerveux.

Le 10 février, pointes de feu dans le pharynx pour une angine chronique.

Le 14 février, sur les instances du malade qui n'est nullement ému, on l'endort pour l'opérer. L'anesthésie se fait normalement ; période d'excitation de violence modérée, résolution complète. Opération très bénigne, rapide et facile. On fait le pansement et on laisse le malade qui commençait à se réveiller, aux soins d'un infirmier.

Tout à coup cris, sensations d'étouffement, respiration sifflante, constriction laryngée. Puis grande attaque hystéro-épileptique, très violente, d'une durée de trois quarts d'heure. Réveil, absence absolue de souvenir de ce qui s'était passé.

Quelques jours après le malade quitte l'hôpital.

A quoi attribuer l'hystérie dans ce cas ? à l'émotion? Elle était nulle. Au traumatisme? Il était si léger, en comparaison surtout de l'empoisonnement chloroformique. Si l'on veut chez cet homme rapporter l'hystérie à celui de ces deux éléments, traumatisme et intoxication, que l'on considère comme le plus perturbateur, il est certain que l'on doit donner la préférence au chloroforme et que c'est l'intoxication, bien plutôt que le tout petit traumatisme, qui a provoqué la névrose.

L'observation suivante est encore plus nette à ce point de vue, parce que la première manifestation hystérique a eu lieu pendant le sommeil chloroformique, avant que l'on ait terminé l'opération. Que si les détails de ce cas ne semblent pas suffisants, on peut s'en rapporter en ce qui concerne le diagnostic à l'affirmation de Sébileau qui a fourni l'observation à Michaux et qu'un long séjour à la Salpêtrière avait familiarisé avec les exemples d'hystérie.

OBSERVATION LXIII (RÉSUMÉE)

Hystérie provoquée par le chloroforme ; première attaque pendant le sommeil chloroformique, avant le début de l'opération.

(Obs. de Sébileau, communiquée à Michaux. *Th. citée.*)

Femme portant un kyste de l'ovaire. C'est une campagnarde de trente ans, apathique, peu intelligente. Elle entre dans le service de M. Terrillon pour se faire enlever son kyste. Elle désire vivement l'opération et se plaint du moindre retard qui y est apporté.

La malade est endormie par la méthode lente, sans émotion préalable, loin de la salle d'opération. Période d'excitation peu marquée. La résolution est obtenue lentement, mais sûrement.

On commence l'opération. Tout à coup contracture des mâ-

choires, du thorax, puis des bras et des jambes, suivie de convulsions irrégulières soulevant le tronc tout entier. On donne une
forte dose de chloroforme. La résolution se manifeste de nouveau
et l'opération peut être heureusement faite.

Au réveil, aucun souvenir de ce qui s'était passé.

La suite des accidents eût été intéressante à connaître chez
cette malade, ainsi que l'état de la sensibilité générale et des
sens dans la période qui suivit la guérison. Malheureusement
l'observation est muette sur tous ces points. L'hystérie, dont
cette attaque pendant le sommeil chloroformique a été la
première manifestation, s'est-elle constituée chez le sujet à
l'état d'affection chronique dont elle aura eu à souffrir ultérieurement? Voilà ce qu'il eût été bon de savoir. Mais telle
qu'elle est, l'observation est déjà fort intéressante.

Il est bien certain que dans les cas d'empoisonnement aigu,
l'intoxication n'agit pas de la même façon que lorsqu'on a
affaire à une imprégnation lente et progressive comme chez
les saturnins, les alcooliques ou autres. Il s'agit ici plutôt
d'une sorte de shock physique, peut-être d'une action du
poison sur les centres encéphaliques amenant un désordre
fonctionnel brusque et immédiat. C'est l'opinion d'ailleurs à
laquelle s'arrête Michaux. Quoi qu'il en soit, il me semble
qu'on peut conclure de tous ces faits que les intoxications
aiguës doivent être également rangées au nombre des agents
provocateurs de l'hystérie.

CHAPITRE VI

Maladies de l'appareil génital.

Inutile de rappeler ici les anciennes idées qui avaient
cours autrefois au sujet de l'étiologie de l'hystérie. Ce nom
même d'hystérie vient de là et c'est ce qui fait qu'aujourd'hui
un certain nombre d'auteurs répugnent à s'en servir. Quoique
cette façon d'envisager l'hystérie fût depuis longtemps tombée
en désuétude, quelques chirurgiens cependant, au mépris
des idées alors existantes, remettant en honneur les théories
de nos ancêtres, crurent que par des opérations portant sur
les organes génitaux de la femme, on pourrait arriver à guérir
l'hystérie, qui en dérivait suivant eux. C'est principalement en
Angleterre, en Amérique, et en Allemagne aussi, que ce mouvement s'accentua, surtout depuis qu'Hegar et Battey en 1872
firent les premières opérations de castration chez la femme. Un
véritable engouement s'empara des esprits, presque exclusivement à l'étranger, on doit le dire, et des quantités de travaux furent publiés sur cette question.

En 1885 parut en France un travail très intéressant et très
complet donnant, outre un certain nombre de faits nouveaux, l'état exact de la question à cette époque. Je veux
parler de la thèse de Tissier (1). Je ne reviendrai pas après
lui sur l'histoire de ce point de pathologie, ni sur l'examen des
faits publiés, dont le nombre, dit-il, est capable de découra-
ger le compilateur le plus acharné. Je veux seulement présenter ici quelques considérations sur lesquelles, à mon avis,
l'attention ne s'est pas encore peut-être suffisamment portée.

1. Léon Tissier.—*De la castration de la femme en chirurgie.* Th. Paris, 1885.

A coup sûr on ne saurait mettre en doute que l'hystérie ait, avec l'appareil génital, des relations assez étroites, au moins en apparence. Tout le monde connaît l'existence des points hystérogènes testiculaire et funiculaire chez l'homme, et la fréquence de l'ovarie ainsi que de la zone hystérogène ovarienne chez la femme. Chez celle-ci il est aujourd'hui bien prouvé que la douleur de la fosse iliaque et les phénomènes résultant de la pression en ce point, sont dus à l'ovaire et non le fait de quelque névralgie ou d'hypéresthésie simple superficielle ou profonde. Pitres a montré cependant que chez quelques malades la friction ou le pincement de la peau au niveau de la région ovarienne produisait le même résultat que la pression profonde sur l'ovaire. D'autre part on sait que les hystériques mâles présentent souvent une zone hystérogène correspondant exactement comme situation topographique à la zone ovarienne de la femme. C'est ce que Charcot a appelé le point pseudo-ovarien des hystériques mâles.

Ces faits pourraient peut-être conduire à conclure que la douleur spontanée ou provoquée, localisée à la région de la fosse iliaque chez la femme, n'est pas due à l'ovaire puisque chez quelques-unes l'hypéresthésie siège dans la peau, et que chez l'homme l'ovaire n'existe pas à la place où se manifeste la douleur. Mais il n'en est rien et M. le professeur Charcot a démontré, pour ainsi dire, pièces en mains, que la douleur de la fosse iliaque chez la femme était bien réellement due à l'hypéresthésie ovarienne.

Une des grandes hystériques de la Salpêtrière, chez qui l'ovarie existait antérieurement, devint enceinte. Or à partir du début de la grossesse, on put voir la zone hystérogène ovarienne remonter dans le ventre et changer de place, à mesure que l'ovaire, entraîné lui-même en haut par le développement graduel de l'utérus, remontait également. On put suivre ainsi le déplacement et l'ascension graduelle de la zone ovarienne, parallèlement au déplacement et à l'ascension de l'ovaire. Après l'évacuation du fœtus, l'ovaire reprit sa place et la zone hypéresthésique aussi.

J'ai également, en 1885, observé le même fait chez une hystérique, pendant toute la durée de la grossesse et d'une façon non moins caractéristique. De plus, pendant l'accouchement, un phénomène jusqu'ici non noté plaidait encore en faveur de cette manière de voir. Cette femme, nommée Witt... dont l'observation se trouve dans tant de travaux sur l'hystérie, émanant de l'école de la Salpêtrière, était une grande hypnotique. L'accouchement, que je pratiquai vers la fin de l'année 1885, c'est-à-dire après avoir hypnotisé nombre de fois la malade pendant cette année, où j'avais l'honneur d'être interne de M. le professeur Charcot, fut long et laborieux. En raison des douleurs violentes, mal supportées à la fin par la patiente, je l'hypnotisai dans l'intervalle de deux contractions utérines, pour lui permettre de terminer son accouchement en léthargie, c'est-à-dire dans l'anesthésie absolue. Le sommeil hypnotique fut facilement obtenu, mais à la première contraction utérine, la malade se réveilla. Je l'hypnotisai de nouveau, une fois la douleur passée, mais derechef le réveil se produisit à la contraction suivante,... et ainsi de suite plusieurs fois, car je ne me bornai pas à mes deux tentatives.

On sait que chez les grandes hypnotiques, le réveil du sommeil nerveux peut être obtenu, entre autres procédés, par l'excitation d'une des zones hystérogènes que présentent les malades. Or Witt... avait une ovarie double. N'est-il pas évident que, dans cette occasion, chaque contraction utérine, par l'intermédiaire des ligaments larges, tiraillait l'ovaire et produisait exactement le même effet que la pression de ce même organe à l'aide de la main à travers la paroi abdominale? Chaque douleur expulsive amenait ainsi le réveil de la malade.

L'ovaire doit donc être réellement mis en cause dans l'ovarie, c'est certain. Mais de ce qu'il constitue un véritable point hystérogène, doit-on voir en lui la cause de la névrose elle-même? Il faut faire ici, tout au moins en ce qui concerne l'ovaire, car la question ne se pose pas pour les autres organes génitaux, une importante distinction : 1° le ou les ovaires sont sains ; 2° ils sont malades.

Il est vrai que les cas de la première catégorie sont rares, car presque tous les ovaires extirpés ont été trouvés plus ou moins atteints de dégénérescence kystique. Mais ce n'est là en réalité qu'une lésion banale et on sait combien elle constitue une fréquente trouvaille d'autopsie, même chez des malades qui n'en ont jamais souffert le moins du monde tout le long de leur existence. Je ne parle donc que des cas où l'ovaire est, à tort ou à raison, diagnostiqué sain pendant la vie. Dans ces faits il s'agit d'un simple point hystérogène. On n'a jamais eu l'idée, je suppose, de considérer une plaque de peau hypér-resthésiée et provoquant l'attaque quand on la frôle ou la pince, comme la cause de la névrose hystérique. Pourquoi donner ici plus d'importance à l'ovaire ?

On me répondra que certains faits plaident en faveur de cette manière de voir. C'est ainsi, pour ne citer qu'un exemple, que von Hoffmann (1) publia en 1884 un cas d'hémiplégie hystérique avec ovarie et règles douloureuses, guérie par la castration. Il existe en effet bien des faits de ce genre ; on en trouvera dans la thèse de Tissier la nomenclature complète jusqu'en 1885 ainsi que la description des plus intéressants d'entre eux. Seulement ils ne sont pas toujours bien interprétés.

Qu'il y ait des cas de guérison complète et vraie de l'hystérie à la suite de l'ablation des ovaires normaux, je ne le nie pas. Mais je crois que dans ces faits, ce n'est pas tant l'extraction des glandes qui guérit l'hystérie, que l'opération elle-même, le shock traumatique, l'émotion, l'attente de l'intervention chirurgicale et le désir de guérir à l'aide d'une tentative désespérée. Le shock, l'émotion peuvent, on le sait, amener la disparition de certaines manifestations hystériques.

Mais si dans quelques cas la guérison radicale et réelle a été le résultat de l'opération, dans la majorité des autres, nous ne savons pas si l'on a obtenu véritablement la disparition complète et absolue de la névrose hystérique. La plupart du temps,

1. Von Hoffmann. — *The western Lancet.* San-Francisco, 1884. n° 1. *in* Tissier. *Th. citée.*

14

on pratique la castration pour des cas de dysménorrhée nerveuse avec douleurs ovaralgiques accompagnées de crises
convulsives. Les ovaires enlevés, les douleurs cessent parce
qu'on a supprimé leur siège, les crises convulsives disparaissent parce qu'on a supprimé le point hystérogène qui était
momentanément leur point de départ, mais a-t-on guéri
l'hystérie? Je prends pour exemple la femme de von Hoffmann
dont je citais plus haut le cas. Elle était hémiplégique depuis
cinq ans et, depuis huit ans, elle souffrait à chaque époque
menstruelle. On lui enlève les deux ovaires, et sa paralysie
guérit en deux mois. Peut-on appeler ce résultat guérison
de l'hystérie ? Disparition de l'hémiplégie et guérison de la
névrose sont deux choses bien différentes.

Ainsi posée la question devient beaucoup plus restreinte et
pourrait presque se formuler ainsi : de l'indication de la castration ovarienne pour la guérison de certains symptômes hystériques. C'est tout autre chose que si l'on disait : pour la guérison de l'hystérie. On dira peut-être qu'il ne s'agit pas
d'enlever les ovaires à toutes les hystériques qui ont de l'ovarie par exemple, mais à celles-là seulement chez qui le syndrome névropathique est assez accentué pour constituer une
grande gêne dans l'existence et justifier en somme la tentative
opératoire. L'hystérique pourra bien souvent la réclamer,
cette tentative, dans son inconséquence d'hytérique et sans
regarder plus loin, mais reste à savoir si le médecin ou le chi-
rurgien, mieux éclairés sur la gravité de l'opération qu'on
leur demande, se décideront aussi facilement à l'accorder,
d'autant plus qu'ils ne sont rien moins que certains que le lendemain de la guérison de la manifestation actuelle, une autre
ne se développera pas, venant bien affirmer la présence de
l'hystérie, qui aura résisté, elle, à l'intervention chirurgicale.
Tout est là en effet et pourrait se résumer en deux mots : une
hémiplégie hystérique vaut-elle une ovariotomie ? Je ne le
crois pas et il semble bien que ce soit cet avis qui ait à l'heure
actuelle prévalu, au moins parmi les chirurgiens français.

Il existe, mais en dehors de la sphère génitale, ce qui

explique que l'attention ait été moins attirée sur eux, des faits
absolument analogues. Je citais plus haut (page 180, note) le
cas, dû à Raynaud, d'une hystérie rebelle, soi-disant guérie
par l'extirpation d'une petite tumeur du sein (1) ; il s'agissait
là d'un cas d'hystérie traumatique survenue à la suite d'un
coup de pied au sein. Ultérieurement il s'était formé au point
qui avait été frappé deux petites tumeurs qui jouaient un rôle
dans la production des attaques et constituaient de véritables
zones hystérogènes. L'ablation d'une de ces tumeurs supprima
les attaques. Croira-t-on réellement qu'elle ait guéri l'hystérie ? A côté de ce fait on peut placer l'histoire de la contracture de l'avant-bras survenue chez le roi Charles IX à la suite
d'une saignée et qui disparut par une incision pratiquée au
niveau de la cicatrice (2). Bégué rapporte des cas analogues
qu'il met, bien à tort, sur le compte de la déchirure des nerfs (3).
Dans l'un il s'agit d'une hystérie développée à la suite d'une
saignée. L'incision de la cicatrice guérit les attaques (fait
emprunté à Swan). Dans un autre il est encore question d'hystérie traumatique provoquée pas un coup de chaise derrière
l'oreille. Le point frappé devient hystérogène ; attaques violentes, arc de cercle, etc. Une incision faite au niveau du point
qui avait été le siège du traumatisme amène la guérison (fait
emprunté à Pouteau).

Doit-on dire dans tous ces cas que l'intervention chirurgicale ayant porté sur des points hystérogènes a guéri l'hystérie ? Je ne le crois pas, et à l'appui de cette affirmation,
j'invoquerai le fait suivant. L'homme dont je parlais plus
haut (page 180, note) à côté de la malade de Raynaud et dont
l'histoire se trouve racontée tout au long dans le livre de
M. Charcot (4), portait, ainsi que je l'ai dit, un kyste du
creux poplité, qui jouait le rôle de point hystérogène. Dans la

1. Raynaud. — *Arch. gén. de méd.*, 1829, III.

2. Dechambre. — *Dict. encycl. des sc. méd.* Art. *Contracture.*

3. Bégué. — *Du spasme traumatique consécutif aux déchirures incomplètes
des nerfs.* Th. Paris, 1885.

4. Charcot. — *Leç. sur les mal. du syst. nerv.*, t. III et *Progr. méd.* 1885. *A
propos de six cas d'hystérie chez l'homme.* Observation I, le nommé Rig...

suite le malade fit opérer ce kyste. Le point hystérogène disparu, cet homme n'eut plus besoin en s'asseyant de faire attention à ne pas frapper son jarret contre son siège, la pression ne provoquant plus ni attaque ni phénomènes d'aura. Mais il resta bel et bien hystérique.

On peut en dire autant des femmes à qui on enlève les ovaires dans l'espoir de guérir chez elles l'hystérie. On fait disparaître un point hystérogène, on fait cesser telle ou telle manifestation, dysménorrhée douloureuse, ovaralgie, voire paralysies. Mais on les laisse hystériques comme devant.

Jusqu'ici il ne s'est agi que d'organes sains ou considérés comme tels avant l'opération. Examinons maintenant le cas où les organes génitaux de la femme, ovaires, trompes, utérus, sont atteints d'une affection quelconque, le plus souvent de fibromes en ce qui concerne la matrice, de kystes pour ce qui est des ovaires. J'admets bien entendu que l'opération n'est pas nécessitée par la tumeur elle-même. Ici deux cas sont à considérer : dans l'un l'élément morbide génital ne joue qu'un rôle relativement secondaire dans le développement de l'hystérie elle-même, dans l'autre c'est la maladie génitale qui a été le signal des premiers accidents hystériques, le véritable agent provocateur de la névrose.

Dans la première hypothèse, nous retombons presque exactement dans les cas examinés ci-dessus. S'il s'agit d'une métrite dont les douleurs deviennent, lorsqu'elles s'exaspèrent le signal de l'apparition des attaques, on devra toujours guérir la métrite comme si elle était seule, et pallier ou guérir ainsi les accidents, véritables troubles réflexes auxquels elle donne naissance. Mais si l'on est en présence de quelque petit fibrome utérin, de quelque petit kyste ovarique que l'on laisserait tel quel s'il n'existait pas de troubles nerveux, il n'en est plus de même et l'opération n'est pas non plus indiquée, car il est évident que comme chez le malade au kyste du creux poplité dont je parlais plus haut, l'hystérie survivrait à la manifestation hystérique dont la tumeur constituait pour ainsi dire uniquement l'épine.

Dans la seconde hypothèse les indications et contre-indications thérapeutiques restent les mêmes, bien que le rôle de l'élément morbide génital ne soit plus du tout analogue. Ici en effet la maladie des ovaires, de l'utérus surtout, les métrites chroniques en particulier, sont de vrais agents provocateurs de l'hystérie. Cette proposition n'est point faite pour étonner les gynécologistes qui sont bien au courant du fait. L'affection génitale agit ici comme toute affection chronique, comme le diabète, le paludisme, la syphilis et de plus son rôle d'agent provocateur de la névrose est encore augmenté par ce fait qu'il s'agit d'une maladie des organes génitaux, avec lesquels celle-ci affecte des rapports sinon aussi étroits que le prétendaient nos ancêtres qui ont créé le terme d'hystérie, du moins très réels et très particuliers.

On sait combien les états névropathiques tels que l'hypocondrie, sont fréquents lorsqu'il survient des modifications normales ou pathologiques dans les organes génitaux de la femme. Tout le monde connaît l'hystérie de la ménopause, et sans aller si loin, les troubles nerveux qui se manifestent si souvent chez la femme à l'âge critique. Cela ne ferait que montrer une fois de plus combien l'hystérie est intimement liée aux organes génitaux, mais dans un sens tout différent de celui qu'admettaient nos ancêtres. Les mêmes états nerveux se manifestent également dans les affections chroniques de l'utérus. Il s'agirait là, pour certains auteurs, de troubles nerveux réflexes. Selon Holst (1) dans les cas d'hystérie provoquée par une affection génitale, c'est à la faveur de ces troubles réflexes, dus primitivement à l'irritation de certains départements nerveux de la sphère génitale, que l'hystérie se constituerait. Mais il reconnaît qu'une fois établie elle prend son individualité propre et, se dégageant de ses rapports étiologiques, elle acquiert une parfaite franchise en même temps symptomatique que nosologique. Quelle que soit l'opinion qu'on puisse se faire sur le mécanisme du développement de l'hystérie provoquée par une affection de ce genre, il est

____

1. Holst. — *Arch. f. Psych. und. Nervenheilk.* XI, 3.

certain que la seconde proposition de Holst est absolument vraie. C'est à quoi on devrait réfléchir, lorsqu'on songe à débarrasser une femme de l'hystérie dont elle souffre en lui enlevant quelque fibrome utérin ou quelque petit kyste ovarique.

Avant d'en finir avec l'appareil génital de la femme, je veux parler d'une cause occasionnelle de l'hystérie résidant dans une modification de ces organes, la grossesse et l'accouchement. La grossesse est regardée par bon nombre de médecins comme un puissant modificateur de l'hystérie déjà existante (1). C'est en se fondant sur ce fait que Bernutz, par exemple, permet souvent et conseille quelquefois le mariage aux femmes hystériques (2). Mais s'ils amènent dans certains cas une sédation notable des manifestations de la névrose, la grossesse et surtout l'accouchement peuvent quelquefois devenir des agents de provocation de l'hystérie.

L'observation suivante a trait à un cas, non pas de provocation, mais de réveil de l'hystérie à la suite de l'accouchement. Elle est empruntée à Macario (3).

OBSERVATION LXIV (RÉSUMÉE)

Paraplégie hystérique à la suite de l'accouchement.

(Macario. *Des paralysies dynamiques ou nerveuses,* 1859. Extrait du *Journ. de méd. de la Loire-Inférieure.*)

Jeune femme déjà atteinte antérieurement d'attaques d'hystérie. Accouchement laborieux, attaques éclamptiques, forceps. Quelque temps après, paraplégie avec hypéresthésie cutanée. On croit d'abord à une myélite, mais les symptômes généraux (amaigrissement, etc.) n'étant pas en rapport avec la longue durée de la maladie, on pense à une paralysie hystérique. — Guérison complète.

1. Voir, à ce sujet, Thermes. — *Traité élémentaire d'hygiène et de thérapeutique de l'hystérie.* Paris, 1889.
2. Bernutz. — *Dict. de méd. et de chir. prat.* Art. *Hystérie.*
3. Macario. — *Des paralysies dynamiques ou nerveuses.* Paris, 1859.

J'ai eu l'occasion d'observer un cas typique de provocation de l'hystérie par un accouchement en 1887. Malheureusement je n'ai conservé aucune note sur ce fait et je ne puis que le signaler sans en donner l'histoire tout au long.

L'observation suivante est extraite de la thèse de Bataille (1). C'est un exemple de provocation de l'hystérie à la suite d'un accouchement chez une primipare.

Observation LXV (Résumée)

Hystérie développée à la suite de l'accouchement.
(Bataille. *Traumatisme et névropathie*. Th. Paris, 1887.)

Femme de vingt-neuf ans.
Dans l'enfance, convulsions, sueurs nocturnes.
Après son premier accouchement attaques d'hystérie qui durent dix-huit mois, puis cessent quelque temps, pour reprendre ensuite. Ovarie droite, point mammaire.
Crises de pleurs, étouffements.
Pas de mention des autres stigmates.

Il est bien certain que l'accouchement n'agit pas comme les autres maladies des organes génitaux, pour provoquer l'hystérie. Son rôle d'agent provocateur lui vient plutôt de ce fait qu'il constitue un véritable et même un très grand traumatisme. Il n'en est pas moins vrai que l'on doit le ranger aussi bien que les affections de l'appareil génital, parmi les agents provocateurs de l'hystérie.

1. Bataille. — *Traumatisme et névropathie*. Th. Paris, 1887

CHAPITRE VII

Maladies du système nerveux.

Nous entrons maintenant dans une série de faits qui diffèrent un peu de tous ceux qui ont été examinés jusqu'ici. En
effet, chez tous les malades que nous avons considérés jusqu'à
présent, la prédisposition nerveuse, que j'admets chez tous,
ainsi qu'on le verra plus loin (V. 2ᵉ partie, chap. II), ne
s'était manifestée d'aucune façon tangible pour ainsi dire.
Chez ceux que nous allons passer en revue maintenant, la
prédisposition névropathique s'est déjà affirmée par l'existence
d'une maladie antérieure du système nerveux. On pourrait à
la rigueur soutenir que dans ces cas, le rôle d'agent provocateur attribué à la maladie nerveuse la première en date est
absolument gratuit. La prédisposition des sujets se manifeste
doublement, voilà tout, et il y a simple coïncidence des deux
manifestations de l'aptitude innée du malade. Il est possible
de dire en effet que si la première affection n'avait pas existé,
la seconde, l'hystérie, aurait pu aussi bien se développer.

Mais l'hypothèse contraire est fort soutenable également, et,
en se fondant sur tous les exemples accumulés précédemment,
il me semble qu'il est impossible de refuser à la maladie nerveuse antérieure un rôle dans le développement de la névrose
apparue en seconde ligne. On a déjà vu qu'il suffisait chez
certains individus, d'une affection soit aiguë soit chronique
pour faire éclore l'hystérie. Si on accorde ce rôle provocateur à une pneumonie, une fièvre typhoïde, au diabète, à la
syphilis, pourquoi vouloir ne pas le concéder également à la
sclérose en plaques, au tabes, ou à l'atrophie myopathique

progressive? Parce que la prédisposition étant déjà affirmée d'une manière effective, la névrose ultérieure ne peut être mise que sur le compte de celle-ci? Mais ce n'est pas une raison.

J'admets que, les sujets étant dans ces cas, à n'en pas douter, des prédisposés, leur prédisposition aurait pu seule suffire pour faire éclore l'hystérie. Mais je l'admets aussi dans tous les autres cas qui ont été considérés dans les précédents chapitres. Si tel qui est devenu hystérique à la suite d'une chute du quatrième étage, n'était jamais monté sur les toits, il aurait pu un jour contracter la syphilis ou devenir saturnin et voir l'hystérie se développer chez lui. Tel deviendra hystérique à la suite d'un tremblement de terre, qui aurait vaillamment résisté aux effets dans ce sens de l'intoxication alcoolique par exemple. On ne peut objecter que dans les cas actuels la prédisposition est plus forte, parce que les malades sont déjà atteints d'une maladie nerveuse. On n'a pas le droit de créer ainsi dans un élément aussi abstrait en lui-même et d'ailleurs aussi peu connu dans son essence, des degrés divers. Alors on aurait un certain nombre de classes de prédisposés : ceux à prédisposition forte, ce sont les malades qui font le sujet de ce chapitre ; ceux à prédisposition moyenne, ce sont les sujets dont les cas ont été examinés jusqu'ici ; ceux à prédisposition faible, ce seraient les sujets qui, bien que notoirement prédisposés, résistent toute leur vie et n'assistent pas à la manifestation objective de leur prédisposition, quoique pouvant cependant engendrer des prédisposés. Ce dernier fait n'est pas rare et l'on voit souvent des enfants engendrés par des pères qui sont sains au point de vue nerveux, mais dont les ascendants étaient entachés de quelque tare névropathique.

Je ne crois pas qu'il faille envisager la question de cette manière. Je ne nie pas cependant que la prédisposition ne puisse paraître en réalité plus accentuée chez les uns que chez les autres. Il semble qu'un individu qui compte dans ses ascendants un nombre respectable d'hystériques, de paralytiques généraux, de tabétiques, etc... doit avoir plus de chances de voir aboutir ses aptitudes innées qu'un autre qui ne connaît qu'un aliéné dans ses collatéraux, par exemple. Mais sans incriminer exclusivement la prédisposition, je pense que certains sujets résistent mieux que d'autres à certains agents provocateurs. Comme je le disais quelques lignes plus haut, tel prédisposé résistera à l'intoxication saturnine, en tant que cause provocatrice d'hystérie, s'entend, qui succombera à un traumatisme ou à une émotion morale simple. Mais je reviendrai sur ces considérations en traitant des cas complexes où plusieurs agents provocateurs se surajoutent les uns aux autres chez un même individu. Pour le moment, je veux simplement essayer de montrer que quand l'hystérie apparaît chez un sujet atteint de sclérose en plaques, par exemple, on peut, admettant là plus qu'une simple coïncidence, penser que la névrose s'est développée à la faveur de la maladie antérieure, et qu'elle n'aurait peut-être jamais éclos sans le rôle d'agent provocateur joué par celle-ci.

Je n'ai pas la prétention de conférer le rôle d'agent provocateur de l'hystérie aux seules affections du système nerveux qui vont être énumérées ici. Si j'avais pu penser ainsi un instant, les faits eux-mêmes seraient venus me donner tort, car pendant le cours de ce travail, je me suis vu forcé, par suite de l'observation de cas nouveaux, d'allonger la liste que j'avais primitivement dressée en le commençant.

Ceci dit j'arrive tout de suite à l'exposé des faits.

A) SCLÉROSE EN PLAQUES

De l'avis de M. le professeur Charcot (1) et de M. P. Marie (communication orale) la sclérose en plaques est, de toutes les maladies du système nerveux, celle qui se combine le plus

1. Charcot. — *Leçons du mardi à la Salpêtrière. Policlinique* 1888-89, leçon du 11 décembre 1888.

souvent avec l'hystérie. Il semble qu'il existe entre ces deux affections une sorte d'affinité, la première ayant tendance à appeler la seconde. Dans les cas où les deux sont déjà bien constituées, le diagnostic de ce qui revient à chacune d'entre elles parmi les symptômes nerveux constatés chez le malade, peut être souvent très difficile. M. le professeur Charcot, dans une de ses leçons cliniques (1) s'est attaché à éclairer ces faits, en en présentant un dans lequel l'embarras eût peut-être été très grand pour un médecin peu familiarisé avec les sujets de cette espèce.

Ce cas, outre les difficultés du diagnostic, qui le rendent particulièrement intéressant, est aussi un bel exemple d'hystérie développée chez une femme atteinte de sclérose en plaques, et probablement, ajouterai-je, à la faveur de celle-ci.

OBSERVATION LXVI (INÉDITE)

Hystérie développée chez une femme atteinte de sclérose en plaques.

P... Esther, âgée de vingt et un ans, domestique. Service de la clinique des maladies du système nerveux.

Antécédents héréditaires. — Père graveleux, mère hystérique, morte de phthisie pulmonaire. Un oncle maternel goutteux. Un frère bien portant.

Antécédents personnels. — Rien à noter dans la santé générale de la malade pendant l'enfance. Son tempérament nerveux se manifestait déjà à cette époque par de violentes crises de colère. A la moindre réprimande, elle se roulait à terre en criant et en agitant ses membres. Parfois même pour la calmer, on était obligé de lui projeter de l'eau à la figure. Ce sont d'ailleurs ces crises qui prirent plus tard nettement le caractère hystérique.

La malade avait aussi des tics convulsifs, des contractions dans les muscles de la face et des mouvements de la tête et du cou. Elle avait l'habitude de relever à chaque instant ses jarretières, lors-

---

1. Charcot.— *Leçons du mardi*, 1888-89. *Loc.cit.* L'observation de cette malade, qui se trouvait dans les notes que M. Charcot a bien voulu me communiquer, a été prise par M. Gilles de la Tourette, chef de clinique.

qu'elle marchait. Actuellement, depuis le début des grandes attaques, les tics ont disparu.

Réglée à seize ans, elle l'a toujours été irrégulièrement depuis cette époque. Vers le même moment, elle aurait eu dans le cuir chevelu des plaques de pelade.

A l'âge de dix-huit ans, elle s'aperçoit que sa vue, très bonne jusqu'alors, commence à faiblir. La lecture devenait difficile; elle perdait à chaque instant la ligne qu'elle suivait et les lettres dansaient devant ses yeux. Elle avait des mouches volantes et par moment un scotome devant l'œil gauche. Elle eut à ce moment de la diplopie passagère. Ces troubles visuels augmentèrent pendant la durée de trois mois, puis il y eut une sorte de période de *statu quo*. Actuellement depuis deux mois les troubles oculaires augmentent très rapidement.

Elle était en outre incommodée par une odeur de phosphore, qu'elle ne savait à quoi attribuer et qui l'obsédait et la poursuivait partout.

Elle éprouvait en même temps au niveau des tempes une céphalalgie continuelle, mais peu intense.

La démarche était un peu incertaine, déjà titubante. Cette titubation augmenta peu à peu à un tel point que la marche devint impossible. A cela vinrent s'ajouter des vertiges, plusieurs fois suivis de chute.

A la même époque, tremblement pendant les mouvements volontaires, qui a beaucoup diminué depuis.

Deux mois après le début des troubles visuels, elle commença à éprouver des fourmillements dans la plante des pieds, et il y aurait eu à cette époque une anesthésie complète pour le toucher, la douleur et la température, limitée à cette région.

Elle tomba un jour dans un de ses vertiges et se fit quelques contusions au nez et à la joue. Mais elle ne se releva pas immédiatement et resta quelques minutes privée de connaissance. En revenant à elle, elle était complètement sourde, et ne percevait que des sensations subjectives telles que bourdonnements, d'ailleurs presque continuels, ou sifflements aigus. Ces phénomènes s'affaiblirent au fur et à mesure que l'ouïe revenait. Mais ce ne fut que quinze jours après l'accident qu'elle commença à distinguer les sons de l'oreille droite. La gauche recouvra aussi peu à peu ses fonctions, mais l'ouïe resta toujours un peu moins nette de ce côté-là. D'ailleurs l'audition ne revint jamais complètement à son intégrité primitive.

Depuis le début des troubles visuels, la malade avait de temps en temps une petite crise convulsive, mais en septembre 1887, c'est-à-dire il y a un peu plus d'un an, deux ans après le début de l'affection organique du système nerveux, parurent les grandes attaques hystériques, pour lesquelles la malade fit un séjour à l'Hôtel-Dieu, et qui ont duré toujours jusqu'aujourd'hui. Les règles se supprimèrent à cette époque.

Les grandes attaques sont annoncées par une aura consistant en sensation de boule partant de la région ovarienne gauche, constriction pharyngienne, battements dans les tempes. Quelquefois tout peut se borner là et l'attaque convulsive ne se produit pas. Quand elle se produit, elle est très violente et tout à fait caractéristique. Il y a d'abord une phase de contractions toniques avec arcs de cercles, puis une phase clonique avec grands mouvements et grands cris et enfin une période d'attitudes passionnelles. La durée de l'attaque varie d'une demi-heure à une heure. La malade perd connaissance. Pas de morsure de la langue, pas de miction involontaire. Les attaques se répètent deux à trois fois par semaine.

Elle a aussi de petites crises hystériques sans perte de connaissance, caractérisées seulement par quelques mouvements convulsifs dans les membres ou dans la tête.

État actuel (28 mars et 5 décembre 1888). — *a*) *Symptômes tenant à la sclérose en plaques.* — Exagération des réflexes tendineux aux membres supérieurs et inférieurs, surtout prononcée du côté gauche. Pas de trépidation spinale.

Lorsqu'on lui fait prendre un verre d'eau de la main gauche, pendant l'exécution de ce mouvement, le membre supérieur est agité d'un léger tremblement, assez fort cependant pour lui faire renverser à terre une partie du liquide contenue dans le verre.

La démarche présente à un certain degré les caractères de la démarche titubante. Il paraît que ce signe a été autrefois beaucoup plus accusé qu'il ne l'est aujourd'hui.

Pas de diminution de la force musculaire.

Pas de troubles de la parole, qui n'est nullement scandée.

Symptômes oculaires : nystagmus aujourd'hui très accentué. Regard vague. Diplopie. Conservation des réflexes pupillaires. Décoloration atrophique de la papille. Rétrécissement non concentrique mais très irrégulier du champ visuel des deux yeux. (névrite optique) encore plus accentué en décembre qu'en mars. Achromatopsie complète de l'œil droit.

b) *Symptômes tenant à l'hystérie.* — Ovarie double donnant naissance à tous les phénomènes de l'aura.

Hémianesthésie gauche. Les troubles de la sensibilité sont distribués de la façon suivante : hypoesthésie simple sur la moitié gauche de la tête, du cou, du tronc et du membre inférieur du même côté. Anesthésie absolue au niveau du membre supérieur gauche, pour le contact, la douleur et la température.

Pas d'anesthésie pharyngienne.

La jambe gauche est habituellement le siège d'une sensation subjective de froid.

Affaiblissement de l'odorat à gauche.

Conservation du goût.

Ouïe : (Note remise par M. Gellé.) Léger degré de surdité. La montre entendue à 45 centimètres à droite ne l'est qu'à 20 centimètres du côté gauche. Affection exclusivement nerveuse, hystérique. Aucune lésion. Conservation du réflexe binauriculaire et de la mobilité normale de l'appareil de transmission.

Vue : Polyopie monoculaire. Dyschromatopsie de l'œil gauche : en mars le champ visuel du bleu était passé en dedans de celui du rouge. En décembre le rouge seul était vu, les autres couleurs n'étaient point perçues. De mars à décembre, la malade a eu à diverses reprises des accès passagers d'amaurose plus ou moins complète. Ainsi le 30 novembre 1888 elle a été prise subitement d'une cécité absolue qui l'a forcée de se mettre au lit. Le lendemain matin elle ne distinguait encore les objets que difficilement. Elle se plaignait surtout d'une céphalalgie violente.

$$\text{Acuité visuelle, mars} \begin{cases} D = 1/4 \\ G = 1/6 \end{cases} \text{décembre} \begin{cases} D = 1/30 \\ G = 1/20 \end{cases}$$

En septembre 1888 la malade, après une grossesse normale, accoucha d'un garçon. Vers la fin de la grossesse, les crises nerveuses étaient devenues un peu plus fréquentes.

Présentée de cette façon, l'histoire de cette malade paraît toute simple ; d'une part des symptômes de sclérose en plaques, d'autre part des signes d'hystérie. Mais quand il s'est agi de débrouiller tous ces signes les uns d'avec les autres, en ce qui concerne les troubles visuels en particulier, cela n'a pas été aussi facile. Mais de même que l'on peut chez un individu qui délire reconnaître d'après les caractères divers de son délire, s'il n'y en a pas plusieurs espèces chez lui, de même chez un nerveux il faut bien avoir soin toujours d'analyser chaque symptôme, de l'étudier en détail, pour lui donner sa véritable valeur séméiologique, pour ne pas mettre par exemple, dans ce cas,

les attaques avec les vertiges, l'amblyopie et la dyschromatopsie par névrite optique avec les autres signes oculaires de
nature hystérique et enfin ne pas confondre le tout sous
une étiquette commune : hystérie ou sclérose en plaques.

Une fois le diagnostic dûment établi, on peut se demander
si de ces deux affections l'une, la première en date, n'a pas
aidé à l'apparition de la seconde, qui serait restée peut-être
latente sans la présence de l'autre. Ici c'est l'hystérie qui a fait
son apparition quelque temps après le début de la sclérose en
plaques. Je ne m'arrête pas un seul instant à l'idée que, poussant trop loin dans cette voie, on prétende faire de l'hystérie
purement et simplement un symptôme de l'affection organique.
Une pareille hypothèse, si elle a jamais été émise, ne semble
pas tenir debout. Mais ce que l'on peut dire, à mon avis, sans
trop s'avancer, c'est que la sclérose en plaques a probablement joué dans ce cas le rôle d'agent provocateur de l'hystérie.
Justement parce que c'est une maladie nerveuse, ce n'est pas
une raison pour lui refuser un rôle qu'on aurait accordé à
une maladie quelconque, syphilis ou diabète, bien au
contraire.

B) TABES DORSAL

Dans la même leçon dans laquelle M. le professeur Charcot
présentait la malade qui fait le sujet de l'observation précédente, il montrait également à ses auditeurs une autre femme
atteinte celle-là, non plus de sclérose en plaques et d'hystérie,
mais de tabes et d'hystérie (1). Les cas examinés précédemment, pour être probablement les moins rares de tous ceux de
cette catégorie, ne sont pas encore bien fréquents. Ceux qui
font le sujet de ce paragraphe, sont encore plus rares que les
autres, et cependant le tabes est une maladie fréquente, beau-

1. Charcot. — *Leçons du mardi.* 1888-89 (Voir note p. 219).

coup plus fréquente assurément que la sclérose en plaques, dont les cas cependant se sont notablement multipliés depuis que l'on connaît bien les formes frustes de la maladie. Néanmoins il semble qu'il y ait moins de sympathie entre l'hystérie et lui.

Observation LXVII (Inédite)

Hystérie chez une tabétique.

M... (Esther), cinquante-huit ans, domestique.

C'est une enfant naturelle qui ne connaît absolument rien de ses *antécédents héréditaires*. Lors de sa naissance elle fut mise par ses parents à l'hospice de Valognes, et de là envoyée chez une nourrice, chez qui elle resta jusqu'à l'âge de treize ans.

Antécédents personnels. — Femme très émotive. Elle pleure à propos de rien, à la moindre contrariété, en voyant passer un enterrement, en assistant à une première communion, en entendant jouer un morceau de musique triste. Elle a uriné au lit jusqu'à seize ans.

Croup à onze ans. Péritonite à quarante et un ans.

A partir de l'âge de treize ans, elle se place comme domestique jusqu'à trente ans. A cette époque elle se marie. Onze ans après son mari meurt. Il n'eut pas d'enfant de ce mariage. Elle se replace comme domestique ensuite.

1876. — A quarante-six ans elle commence pour la première fois à ressentir des douleurs, qui sont survenues, dit-elle, subitement. C'étaient des élancements qui siégeaient dans le dos (elle ne précise pas davantage) et étaient très intenses. Ces douleurs ont duré pendant quatre jours sans interruption. Lorsqu'elles eurent cessé, la malade resta raide du dos, elle ne pouvait se bouger sans souffrir et était forcée de se remuer tout d'une pièce à cause d'une hypéresthésie exquise des parties qui avaient été le siège des douleurs.

Quelque temps après, les mêmes douleurs ont apparu dans les jambes et dans les pieds. Immédiatement après les douleurs passées, il persistait une hypéresthésie de ces parties.

Plus tard les douleurs gagnent les membres supérieurs, où elles occupent le trajet du nerf cubital.

Peu de temps après le début des douleurs la malade a commencé à avoir des vertiges au moment où, étant assise, elle voulait se lever. Lorsque survenaient ces vertiges, elle était obligée de s'étendre pour ne pas tomber. L'état vertigineux durait dix à vingt minutes.

1882. — Crises gastriques. Vomissements apparaissant par crises dont chacune durait une demi-heure, au moment où la malade ressentait des douleurs fulgurantes en d'autres points non en rapport, comme siège, avec les vomissements. Les crises survinrent au début tous les trois ou quatre mois. Les vomissements étaient liquides, non alimentaires.

1884. — A cette époque la malade s'aperçut qu'elle ne pouvait pas marcher dans l'obscurité. Pour descendre un escalier, il lui semblait qu'il y avait du vide devant elle et qu'elle allait être précipitée. De plus elle ne pouvait avancer sur un terrain plat droit devant elle.

Des troubles du côté de la vessie firent leur apparition à ce moment. La malade ne pouvait uriner que par secousses et avec effort.

1887. — *Giving way of the legs* soit lorsqu'elle se met debout en quittant un siège, soit même lorsqu'elle est debout depuis un certain temps.

1888. — Alternative de constipation opiniâtre durant dix à quinze jours et de diarrhée. Cela existe d'ailleurs depuis sept ou huit ans.

Elle n'a jamais vu double.

Réflexes rotuliens complètement abolis.

Signe de Romberg.

Inégalité pupillaire. Signe d'Argyle Robertson.

La démarche n'est pas classique. Elle ne jette pas ses jambes de droite et de gauche, mais fléchit sur ses jarrets à chaque pas.

Douleurs en ceinture.

Histoire de l'hystérie. — En 1882 la malade a commencé à avoir des crises nerveuses, les mêmes d'ailleurs que celles dont elle souffre encore aujourd'hui. Elles sont précédées, ce qui permet à la malade de les prévoir, par une sorte de malaise et de tristesse. Puis quelques instants après la crise arrive.

Elle ressent des battements intenses au niveau du creux épigastrique et du dos, puis éprouve la sensation d'une boule qui lui monte à la gorge et l'étrangle. Pas d'aura céphalique nette. Puis elle sanglote et pousse des cris très aigus. Le tout se termine par un déluge de larmes. Il n'y a pas de mouvements convulsifs, mais inconscience complète pendant toute la durée de l'attaque.

Au début les crises survenaient tous les mois environ, puis elles devinrent de plus en plus fréquentes.

Sensibilité au contact, à la douleur, à la température, très diminuée sur toute la moitié droite du corps.

Le réflexe pharyngien existe.

Le goût est presque aboli.

La pression sur l'ovaire droit détermine une sensation de strangulation analogue à celle que la malade ressent pendant son attaque. Mais ce point n'est nullement frénateur, car si on exerce une pression sur lui pendant l'attaque, celle-ci augmente notablement d'intensité.

Sens musculaire absent, surtout pour le membre inférieur droit.

La vision est diminuée de l'œil droit. Ce symptôme avait déjà été remarqué il y a quatre ans et à cette époque on avait parlé d'atrophie du nerf optique. Mais on constate aujourd'hui qu'il n'en existe pas trace. En revanche on reconnaît l'existence d'un double rétrécissement concentrique du champ visuel, accusé surtout à droite. L'œil gauche est atteint de dyschromatopsie pour le vert et le bleu (*dyschromatopsie tabétique*), tandis que l'œil droit complètement achromatopsique pour toutes les autres couleurs, distingue encore nettement le rouge (*dyschromatopsie hystérique*). De plus diplopie monoculaire avec macropsie.

A l'heure actuelle, tous les symptômes, tant de l'hystérie que du tabes, sont enchevêtrés chez cette femme et on pourrait bien s'y tromper si on n'apportait à son examen la plus grande attention. C'est surtout en ce qui concerne les yeux que la combinaison des deux affections est intéressante. On peut dire que la malade est hystérique d'un œil et tabétique de l'autre, du moins en ce qui concerne les couleurs, car pour le champ visuel, elle est hystérique des deux côtés.

On a pu voir, car cette femme est depuis de longues années à la Salpêtrière, se dérouler un à un tous les accidents tabétiques et l'hystérie faire son apparition au milieu d'eux. Peut-on refuser à la maladie de la moelle toute espèce d'action sur le développement de la névrose ? Je ne le crois pas et je pense au contraire que, dans ce cas, le tabes a très probablement joué, comme l'eût fait le diabète ou quelque autre maladie chronique, le rôle d'agent provocateur de l'hystérie.

C) MALADIE DE FRIEDREICH

MM. Gilles de la Tourette, Blocq et Huet (1) ont publié cette année dans la « Nouvelle Iconographie de la Salpêtrière, » un intéressant mémoire sur cinq cas de maladie de Friedreich. L'une de leurs malades a pu être suivie pendant une période de trois années consécutives. Or pendant ce temps, tandis qu'ils constataient l'aggravation progressive de tous les symptômes de l'ataxie héréditaire, ils ont vu se développer chez la malade, de nouveaux phénomènes qui ne pouvaient pas être mis sur le compte de l'affection médullaire. C'était l'hystérie qui venait faire son apparition au milieu des symptômes de la maladie de Friedreich, et probablement à la faveur de cette dernière.

Voici l'histoire de ce cas.

OBSERVATION LXVIII

Hystérie survenue chez une jeune fille atteinte de maladie de Friedreich (2)

La nommée Suzanne Desch... âgée de dix-sept ans, soignée dans le service de clinique de M. le professeur CHARCOT, salle Duchenne (de Boulogne).

Dans les *antécédents héréditaires* de la malade, dans ceux du moins qui sont connus, car on est loin de les connaître tous, on ne relève d'intéressant, qu'une *mère hystérique* et une *grand'mère paternelle atteinte de tremblement sénile.*

La maladie de Friedreich a débuté chez Suzanne vers l'âge de dix ans, par de l'incoordination motrice pendant la marche, et un certain degré de tremblement des mains et de la tête.

1. Gilles de la Tourette, Blocq et Huet. — *Cinq cas de maladie de Friedreich. Nouvelle Iconographie de la Salpêtrière.* 1888.

2. Cette observation a été publiée par MM. Gilles de la Tourette, Blocq et Huet, dans leur travail sur *Cinq cas de maladies de Friedreich*, paru en 1888, dans la *Nouvelle Iconographie de la Salpêtrière.* Je n'ai fait qu'y ajouter quelques renseignements complémentaires recueillis auprès de la malade.

En août 1885, époque à laquelle elle a été observée par M. Huet, elle présentait tous les signes de la maladie de Friedreich, que

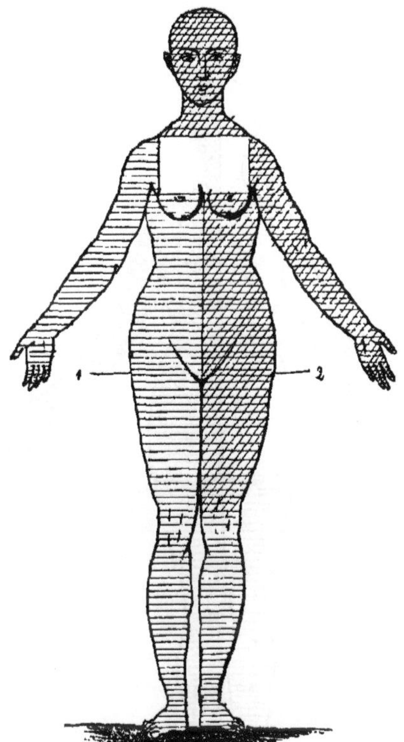

Fig. 14. — 1. La striation simple indique l'hypoesthésie. — 2. La striation croisée indique l'anesthésie absolue.

nous résumons brièvement ici.

Tremblement des mains. Ecriture un peu tremblée.

Parole traînante, scandée et nasonnée. Tremblement de la langue, quand elle est hors de la bouche.

Nystagmus.

Dans la station debout, instabilité et oscillations du corps. Signe de Romberg très accentué.

Pendant la marche, titubation, augmentant notablement par l'occlusion des yeux.

Tremblement et incoordination motrice des membres supérieurs.

Pas de troubles de la sensibilité (août 1885).

Abolition des réflexes rotuliens.

Quelquefois incontinence nocturne d'urine. Mais pas d'autres troubles urinaires.

Très émotive. Sommeil souvent troublé.

Céphalalgie frontale fréquente.

Scoliose assez prononcée de la colonne vertébrale.

Histoire de l'hystérie développée ultérieurement. — La malade, étant déjà fortement déprimée par son affection médullaire, avait eu dans un espace de temps assez court à souffrir de nombreuses contrariétés et de vifs chagrins. Elle avait perdu successivement son grand-père et sa grand'mère. De plus elle avait toujours été très malheureuse dans sa famille. Sa mère, atteinte d'hystérie, était sujette à des colères terribles pendant lesquelles « elle ne se connaissait plus ». Bien souvent il lui arrivait alors de battre sa fille malade.

C'est dans ces conditions qu'au mois de novembre 1888 apparurent les premières attaques hystériques, la maladie médullaire ayant de son côté plutôt empiré. Ces attaques se montrent dans les conditions et avec les apparences suivantes.

Le jour où elle doit avoir sa crise, elle se réveille fatiguée, énervée ; un rien l'irrite. Ce n'est toutefois que dans l'après-midi que se montrent les phénomènes convulsifs. Quelque temps avant leur apparition, elle a la sensation d'une boule qui, montant de l'épigastre, vient lui serrer la gorge ; puis surviennent des battements dans les tempes et des bâillements réitérés. Elle est alors obligée de se coucher. Parfois ces phénomènes prémonitoires font défaut, et les convulsions se montrent d'emblée.

Les membres supérieurs et inférieurs se raidissent, puis ne tardent pas à être agités de mouvements cloniques, en même temps que la malade, se portant sur le côté gauche, fait des esquisses d'arc de cercle latéral. De plus, quelques mouvements de projec-

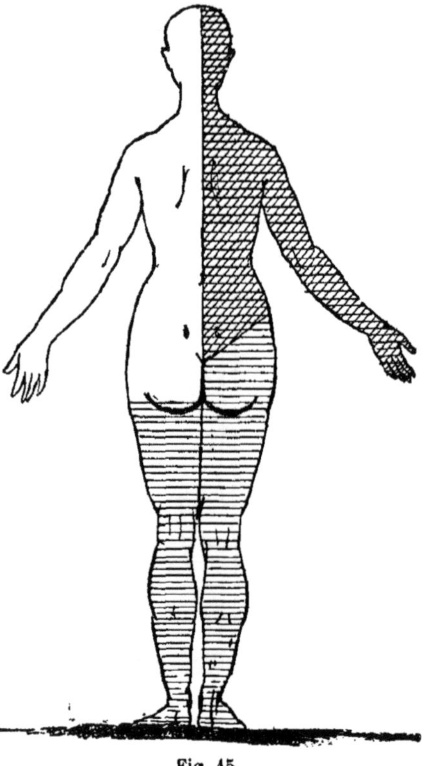

Fig. 15.

tion du bassin en avant. En résumé, phénomènes les plus légitimes d'une série d'attaques d'hystérie, qui ne durent en moyenne pas plus d'une heure. Puis tout se dissipe ; et la malade, qui ne perd jamais connaissance, peut se lever et reprendre ses occupations habituelles.

Ces attaques, qui, à leur début, revenaient dans les trois ou quatre jours, ne se montrent plus en moyenne que tous les cinq ou six jours.

L'examen de la sensibilité révèle les particularités suivantes :

Sur la face antérieure (fig.14) du corps, zone d'anesthésie totale à la piqûre, à la douleur et au froid, comprenant la tête, la face et le cou, limitée en bas par une ligne transversale passant par les clavicules. Au-dessous, plaque sensible coupant transversalement les seins à leur partie moyenne. Zone d'hémianesthésie gauche, descendant jusqu'au genou. Le reste du membre inférieur est hypoesthésique. Le côté droit, y compris le bras, est hypoesthésique au-dessous de la ligne mammaire indiquée.

En arrière (fig. 15) hémianesthésie, y compris le bras, intéressant tout le côté droit et descendant jusqu'à la naissance de la fesse ; au-dessous hypoesthésie. A gauche, hypoesthésie du membre inférieur à partir du pli fessier ; le segment supérieur, y compris le bras, possède sa sensibilité normale.

La sensibilité profonde, articulaire, n'est pas moins intéressée dans les régions correspondantes, que la sensibilité superficielle ou cutanée.

Le goût et l'odorat sont abolis.

La muqueuse buccale est insensible. Le réflexe pharyngien est totalement aboli.

L'acuité auditive est très diminuée des deux côtés.

A droite et à gauche, rétrécissement concentrique du champ visuel très accusé (fig. 16). Abolition de la perception du violet.

En juillet 1888 la malade a été prise d'une hémoptysie violente. Depuis cette époque on a constaté tous les signes d'une tuberculose pulmonaire à marche assez rapide. La malade est confinée au lit où la retiennent plutôt son état général et sa faiblesse que les troubles de la motilité dus à son affection médullaire.

La malade est morte pendant l'automne de la même année.

Je ne puis que répéter à propos de la maladie de Friedreich, ce que je disais plus haut à propos de la sclérose en plaques et du tabes. Il n'y a pas de raison pour ne pas penser que l'hystérie s'est développée à la faveur de cette affection singulièrement longue, grave et affaiblissante, qui a joué vis-à-vis de la névrose un véritable rôle d'agent provocateur.

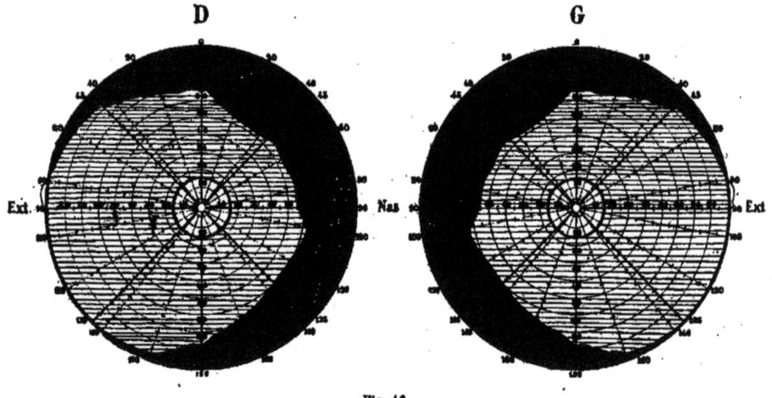

Fig. 16.

D) MYOPATHIE PROGRESSIVE PRIMITIVE

Personne ne s'étonnera sans doute que j'aie rangé cette affection qui semble appartenir au système musculaire, parmi les maladies du système nerveux. Elle affecte de telles ressemblances avec certains troubles névropathiques que l'on ne peut s'empêcher de croire, ainsi que l'ont dit Landouzy et Déjerine, que si les centres et les conducteurs nerveux sont trouvés intacts chez les myopathiques, ce ne soit au fond le système nerveux qui commande toutes ces lésions. Du reste on sait aujourd'hui, depuis les recherches récentes de Vizioli, que les myopathiques présentent certains signes, la plupart empruntés à la craniométrie et à l'état mental, qui permettent de les ranger parmi les dégénérés, les héréditaires.

J'ai eu l'occasion d'observer en 1885, entre autres cas du même genre, une jeune fille dont j'ai publié à cette époque l'histoire dans un mémoire fait en collaboration avec P. Marie (1). Cette malade, il est facile de s'en convaincre par la lecture de l'observation prise à cette époque, ne présentait les signes d'aucune affection nerveuse autre que sa myopathie progressive à forme d'atrophie héréditaire de Duchenne (de Boulogne) à début par la face. Pendant les années qui suivirent, cette jeune fille, qui était restée tout le temps à la Salpêtrière, devint hystérique. J'ai pu reconstituer son histoire depuis le moment où je quittai la Salpêtrière jusqu'aujourd'hui. Voici cette intéressante observation.

OBSERVATION LXIX (INÉDITE)

Hystérie survenue chez une jeune fille atteinte de myopathie progressive primitive.

La nommée Lav... Léonie, âgée de dix-neuf ans et demi, est entrée à la Salpêtrière en janvier 1885 pour une atrophie musculaire d'ori-

1. P. Marie et Georges Guinon. — *Contribution à l'étude de quelques-unes des formes de la myopathie progressive primitive*, etc. Rev. de méd., 1885.

gine myopathique. Nous donnons ici le résumé rapide des principaux traits de cette affection qui ne présente pour notre sujet qu'un intérêt rétrospectif. On trouvera ailleurs tous les détails de l'observation à ce point de vue (1).

Antécédents héréditaires. — Rien du côté maternel. La grand'mère paternelle et le père sont tous deux atteints de myopathie progressive primitive.

Un père et deux sœurs en bonne santé.

Antécédents personnels et histoire de l'affection myopathique. — Quelques maladies peu graves dans l'enfance.

L'atrophie musculaire a débuté dans l'enfance par la face. On s'est aperçu de bonne heure que la lèvre supérieure restait presque toujours immobile et que l'enfant en dormant avait toujours les yeux ouverts.

Puis survint de la faiblesse dans les membres supérieurs, en particulier dans le mouvement de flexion de l'avant-bras sur le bras. La faiblesse des jambes a débuté seulement en 1884. Vers la même époque, la lèvre inférieure a semblé devenir plus volumineuse et se renverser en « rebord de pot de chambre ».

L'atrophie de la face est très caractérisée : inocclusion des paupières ; immobilité et inocclusion des lèvres ; effacement des sillons faciaux ; méplat de chaque côté de la bouche.

Conservation du réflexe pharyngien et palatin (Ceci était noté en 1885 ; aujourd'hui, en 1888, le réflexe pharyngien est totalement aboli, du fait de l'hystérie).

Voici, brièvement résumée, la nomenclature des muscles envahis par l'atrophie :

Au cou, les fléchisseurs de la tête.

Au tronc, les deltoïdes, les pectoraux, les portions moyenne et inférieure des trapèzes, le grand dorsal, les rhomboïdes, les droits antérieurs de l'abdomen.

Aux membres supérieurs, les biceps, le coraco-brachial, les fléchisseurs et extenseurs du carpe.

Aux membres inférieurs, les muscles de la région antéro-externe de la jambe.

Clavicules saillantes, renversement de l'omoplate qui est complètement détachée du tronc. — Ensellure considérable.

Pas de contractions fibrillaires.

---

1. L'observation de la nommée Lav... a été publiée *in extenso* en ce qui concerne l'affection myopathique, dans mon mémoire fait en collaboration avec M. le Dr P. Marie. — *Rev. de méd.*, 1885, n° 10.

Pas de réaction de dégénérescence, dans les muscles atteints. Etat intellectuel bon.

Aujourd'hui (septembre 1888) l'atrophie s'est considérablement accentuée aux membres inférieurs, à la cuisse en particulier. En ce qui concerne la face et les membres supérieurs, elle est à peu près restée stationnaire. Les mains n'ont pas été atteintes.

Arrivons maintenant à la partie de cette observation qui nous intéresse le plus, au point de vue du moins auquel nous nous plaçons, à l'histoire de la névrose hystérique, développée chez cette jeune fille atteinte de myopathie progressive primitive.

Histoire de l'hystérie survenue ultérieurement. — Placée dès son entrée à l'hôpital dans des salles où se trouvaient nombre d'hystériques et d'épileptiques, Léonie dit qu'elle a toujours ressenti une impression très vive de frayeur à la vue des malades en attaque hystérique ou comitiale. « C'est bien sûr, dit-elle, à force de les voir et d'en rêver, qu'elle a fini par faire comme elles. »

En 1886 (vers le mois d'avril) pour la première fois, à la suite d'une violente colère survenue à propos d'une discussion vive avec une autre malade du service, elle eut une attaque de nerfs qui dura une heure et demie, avec perte de connaissance. Depuis ce jour elle « tombait » fréquemment « comme une épileptique », sans qu'aucune aura la vînt avertir de l'imminence de sa chute et elle se contusionnait quelquefois en tombant. Ces attaques n'étaient pas franchement caractérisées, elles duraient quelques minutes. La malade tombait par terre, toute pâle, restait ainsi immobile pendant quelques instants et se relevait. La plupart du temps alors, elle crachait le sang en reprenant connaissance.

Pendant plusieurs mois les choses restèrent dans cet état. La malade était soignée dans sa salle lorsqu'elle avait ces petites attaques et ce n'est que lorsque les grandes attaques se multiplièrent qu'elle attira sur son état l'attention des médecins. A cette époque (juillet 1886) on l'examina minutieusement au point de vue de l'hystérie et on s'aperçut qu'elle en portait tous les stigmates. — Quand les premiers stigmates ont-ils apparu ? Quels ont été les premiers en date ? Ce sont là des questions auxquelles nous ne pouvons répondre. On ne se méfiait pas au point de vue de l'hystérie. L'affection myopathique, pour laquelle la malade était entrée à l'hospice, attirait seule l'attention et on ne vit les phénomènes hystériques que quand ils éclatèrent avec fracas. Au mois de juillet 1886, lors de la première constatation de l'invasion de l'hystérie, le malade était en séjour à l'hospice depuis dix-huit mois. Déjà à cette époque elle s'était aperçue que lorsqu'on l'électrisait « elle ne sentait pas de la jambe et de la main droite, tandis que tout le reste du corps était très sensible à l'électricité ».

Toute l'année 1886 se passa ainsi. Le seul incident constaté fut un *hoquet hystérique* qui ne dura qu'une ou deux semaines et qui guérit spontanément. Mais il n'en fut pas de même l'année sui-vante. En 1887 la malade fut atteinte d'une série de petits acci-dents hystériques variables, généralement de peu de gravité, consistant en paralysies, contractures variées, affections doulou-reuses diverses. Le premier en date fut une *monoplégie brachiale hystéro-traumatique* survenue dans les circonstances suivantes. En se promenant dans les jardins de la Salpêtrière, elle fut, en manière de plaisanterie, bousculée par une de ses camarades de salle et se frappa violemment l'épaule gauche contre un arbre. La secousse fut assez forte ; la contusion fut assez considérable pour amener ultérieurement la formation d'une large ecchymose. Immédiatement après le choc, Léonie ressentit un **grand engour-**dissement dans tout le membre supérieur de ce côté et en essayant de le mouvoir, elle s'aperçut que cela lui était impossible. M. le Dr Babinski, alors chef de clinique de M. le professeur Charcot, fit le jour même disparaître la paralysie par l'application de l'aimant. Cette paralysie du bras présentait les caractères des monoplégies hystéro-traumatiques.

A cette époque les attaques changèrent un peu de caractère, elles durèrent plus longtemps et, en reprenant connaissance, la malade avait toujours les deux jambes contracturées et les pieds en varus équin. Ces contractures duraient toujours longtemps et on ne sait combien de temps elles eussent persisté si on les avait abandonnées à elles-mêmes, car toujours on les faisait disparaître soit par le massage, soit par des inhalations d'éther.

La facilité avec laquelle la moindre choc produisait des para-lysies psychiques chez cette jeune fille, est extraordinaire. Nous relevons ces quelques lignes, dont nous avons d'ailleurs constaté plus d'une fois l'exactitude, dans une sorte de petit mémoire rédigé par la malade sur les divers incidents qui se sont succédé pendant quelque temps. « Aussitôt que je me cognais, écrit-elle, je ne pouvais plus remuer la partie qui avait été frappée, ou je restais contracturée. »

Un jour elle se prit la main dans une courroie de transmission, au service électrothérapique et il en résulta une paralysie hystéro-traumatique de la main. M. le professeur Charcot fit de ce cas le sujet d'une de ses leçons cliniques en 1887.

Un autre fait, qui me semble bien démontrer cette bizarre distribution de la paralysie psycho-traumatique par segments de membre, est le suivant, que raconte la malade. Un jour elle se cogna l'épaule gauche et une paralysie se déclara. L'épaule et le bras ne pouvaient remuer, tandis que le coude, l'avant-bras, la main avaient parfaitement conservé tous leurs mouvements.

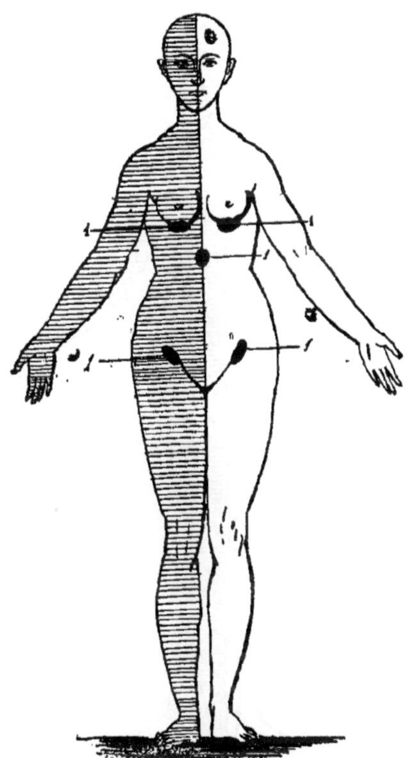

Fig. 17. — 1. Points hystérogènes.

Tels sont les renseignements que fournit la malade. Aujourd'hui (septembre 1888), laissant à dessein de côté tous les symptômes se rapportant à l'affection myopathique, qui, disons-le en passant, a plutôt fait des progrès que rétrocédé, l'état de la malade est le suivant.

Etat actuel. — Hémianesthésie droite complète et générale (fig. 17 et 18), exactement limitée à la ligne médiane du corps, pour tous les modes de la sensibilité : contact, douleur, chaleur, froid.

Rétrécissement concentrique du champ visuel des deux côtés, mais plus accentué à droite (fig. 19). Achromatopsie pour le violet, rétrécissement du champ visuel du rouge et du bleu, le bleu se trouvant en dedans du rouge. Diplopie monoculaire avec macropsie et micropsie à droite ; rien de semblable à gauche.

Ouïe : la malade entend une montre à une distance de 10 centimètres de l'oreille à droite, à près de 50 centimètres à gauche.

Odorat : fortement diminué à droite.

Goût : aboli à droite, fortement diminué à gauche.

Réflexe conjonctival complètement aboli à droite, normal à gauche.

Réflexe pharyngien absent.

Réflexe rotulien faible à gauche, à peu près absent à droite. (Il est bon de rappeler ici l'atrophie musculaire qui est sans doute plus en cause que l'hystérie.)

Points hystérogènes : ovariens, beaucoup plus accentués à gauche (ovarie et hémianesthésie croisées); sous-mammaires des deux côtés; épigastrique, sur la ligne médiane. De ces points l'ovarien gauche est spasmofrénateur, c'est sur lui que la malade applique la pelote du compresseur de l'ovaire, lorsqu'elle « est en attaque ».

Aujourd'hui les attaques sont fréquentes. Il ne se passe guère de semaine que la malade n'en ait plusieurs. Elles présentent ceci de remarquable qu'elles ne sont précédées d'aucune aura, ou bien d'auras diverses, de sensations pas spéciales qui ne suffisent pas à avertir la malade. Le plus souvent elle tombe brusquement, là où elle se trouve, se débat pendant un temps qui varie de quelques minutes a une heure et plus. On ne remarque pas dans son attaque la division bien nette en périodes: les attitudes passionnelles manquent. Après toute attaque subsiste une contracture des deux jambes avec pieds en varus équin, que l'on peut faire disparaître le plus souvent par le massage des muscles antagonistes, quelquefois cependant en recourant aux inhalations d'éther.

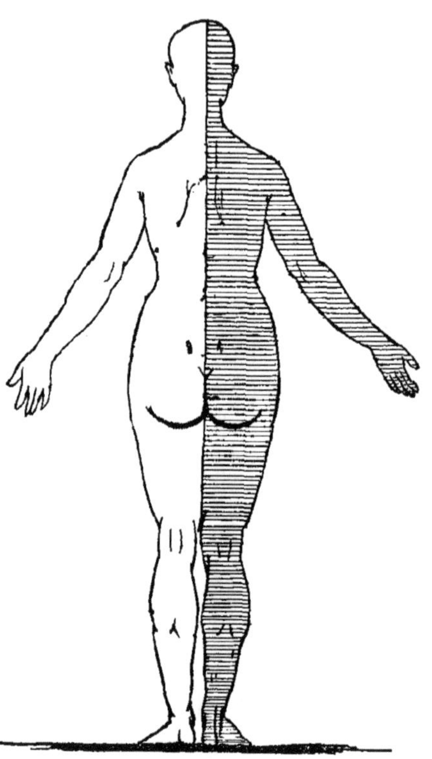

Fig. 18.

L'état général de la malade n'est pas très bon. Elle est sujette à ce qu'elle appelle des syncopes; mais il est probable que ce sont

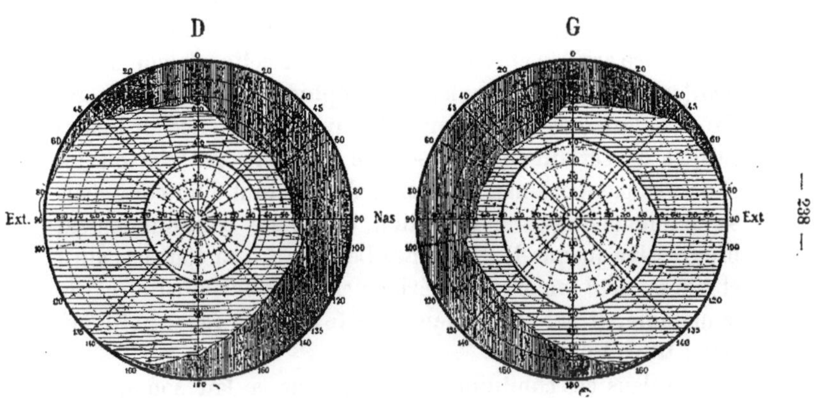

Fig. 19. — +++++ champ visuel du rouge.
          - - - - - -   —   du bleu.

bien plutôt de petites attaques d'hystérie. Elle mange peu, est sujette à de fréquents embarras gastriques avec fièvre. — L'auscultation ne révèle aucune lésion dans la poitrine. Le cœur est normal. La malade va régulièrement à la selle, et ne souffre pas de constipation.

Diagnostic : Hystérie chez une myopathique, cela ne souffre aucune difficulté. Mais par quel mécanisme s'est développée cette hystérie ? Il y a là bien des éléments étiologiques en présence, l'émotion, la frayeur causées par la vue des attaques d'épilepsie et d'hystérie, la contagion enfin et par-dessus tout, du moins à mon avis, l'influence de la maladie myopathique, affection essentiellement chronique, affaiblissante et pas encore arrivée chez cette jeune fille à cette période où en était son père, par exemple, où l'atrophie reste pour ainsi dire dans le *statu quo* et est compatible avec l'existence ordinaire jusqu'à un certain point. Il semble que dans les cas où les choses se passent ainsi, l'affection s'arrête tout d'un coup dans sa marche et cesse son évolution, qui a été continuellement progressive jusque-là. Mais chez Léonie, il n'en était pas ainsi et elle en était encore à la période active, pour ainsi dire, de la maladie, et par conséquent sous le coup de ce long et laborieux travail morbide.

C'est dans ces conditions que l'hystérie a fait son apparition chez elle. Je crois qu'il faut voir dans ce fait plus qu'une coïncidence et que l'on peut en vérité admettre que l'affection myopathique a compté pour beaucoup dans le développement dela névrose dont elle a été un véritable agent provocateur.

E) COMPRESSION LENTE DE LA MOELLE. MAL DE POTT.

Le mal de Pott, en sa qualité d'affection chronique profondément débilitante, peut, on le conçoit, devenir l'agent provocateur de l'hystérie. Le fait n'est pas fréquent, il est vrai, et cette

rareté est peut-être due à ce que, quoi qu'on en ait dit (1), la tuberculose, aussi bien vertébrale que toute autre, ne sympathise
guère avec l'hystérie. Mais en tous cas il n'y aurait pas lieu de
ranger le mal de Pott en tant que tuberculose vertébrale,
parmi les affections du système nerveux. Si je l'ai mis à cette
place, c'est que, dans le cas que je vais rapporter, le mal ver-
tébral se compliquait de symptômes nerveux d'origine médullaire et que l'on peut considérer la compression de la moelle
comme une sorte d'épine ayant eu quelque part dans la provocation des accidents nerveux *sine materia* qui sont venus
se greffer sur les premiers. On verra que d'autres interpréta-
tions sont susceptibles de s'appliquer aussi à ce cas.

Observation LXX (Inédite)

*Hystérie survenue chez une femme atteinte depuis longtemps de mal
de Pott avec compression de la moelle et paraplégie guérie une
première fois (2).*

B... Rosalie, âgée de 47 ans ; Salpêtrière.

Cette femme, une des très anciennes malades de M. Charcot, est
entrée à la Salpêtrière il y a une vingtaine d'années. Elle avait
alors 27 ans. Elle était, lors de son entrée, atteinte d'un mal de
Pott compliqué de compression médullaire avec paraplégie. Celle-
ci dura un an.

Antécédents héréditaires. — On ne connaît pas grand'chose à ce
sujet. La mère est morte hydropique, le père d'une maladie de
cœur. La malade a deux sœurs bien portantes.

Antécédents personnels. Histoire de la maladie. — Née à la campagne, elle y est restée jusqu'à l'âge de 13 ans. Aucune maladie

1. Voyez à ce sujet : Huchard. — *Loc. cit.* Grasset (J.). — *Des rapports de
l'hystérie avec les diathèses scrofuleuse et tuberculeuse.* Paris, 1884.

2. Cette malade a été présentée par M. le professeur Charcot à l'une de ses
leçons cliniques du mardi, le 18 décembre 1888. C'est d'après les notes que j'ai
prises pendant la leçon et d'après celles que M. Charcot a bien voulu me communiquer que j'ai écrit cette observation et les quelques considérations qui la
suivent.

pendant toute cette période, pas d'attaques de nerfs, seulement quelques migraines.

A 23 ans elle arrive à Paris où elle s'affaiblit et s'anémie tout d'abord. Puis elle fait une fièvre typhoïde grave pour laquelle elle fut soignée à la Charité et qui la laissa depuis toujours mal portante et maladive.

A 25 ans, début du mal de Pott, qui met deux ans à se constituer entièrement jusqu'à la formation d'une déviation de la colonne vertébrale. L'incurvation du rachis se fit lentement et la paraplégie s'établit progressivement. Lorsqu'elle entra en 1868 à la Charité dans le service de Pidoux, après avoir été déjà soignée dans divers autres hospices, la paraplégie était constituée.

En 1869, elle avait alors 27 ans, elle entra à la Salpêtrière. Elle présentait alors tous les symptômes de la compression lente de la moelle épinière : paraplégie spasmodique, exagération des réflexes rotuliens, trépidation épileptoïde, douleurs en ceinture, troubles de la sensibilité au niveau des membres inférieurs, et par moment, rétention d'urine. On la traita par les pointes de feu le long de la colonne vertébrale; et au bout d'un an elle quitta le lit et put marcher. Cette guérison se maintint; la malade put s'employer comme servante dans l'hospice, faisant des courses quelquefois assez longues dans l'établissement et au dehors, et à plusieurs reprises M. Charcot la présenta à son cours comme exemple de guérison d'une paraplégie par compression de la moelle. Mais néanmoins

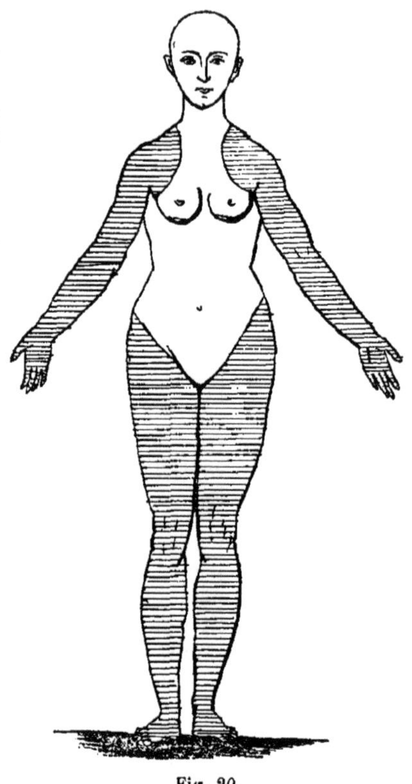

Fig. 20.

l'état spasmodique persista et aujourd'hui encore (décembre **1888)** elle présente de l'exagération des réflexes rotuliens et de la trépidation épileptoïde des deux côtés.

Depuis un mois (la malade est actuellement en pleine ménopause) elle recommence à éprouver un peu les mêmes symptômes qu'autrefois. Elle se plaint de douleurs dans le dos, en ceinture, de faiblesse dans les jambes quand elle marche. De plus ses membres supérieurs semblent se prendre aussi, ils sont faibles, maladroits, douloureux quand la malade se meut, quand elle porte les mains au-dessus de sa tête. Enfin des troubles mal définis, des malaises, des bouffées de chaleur, une émotivité particulière se sont emparés d'elle. Elle craint de voir sa paraplégie reparaître et même les bras se prendre aussi, comme autrefois les membres inférieurs.

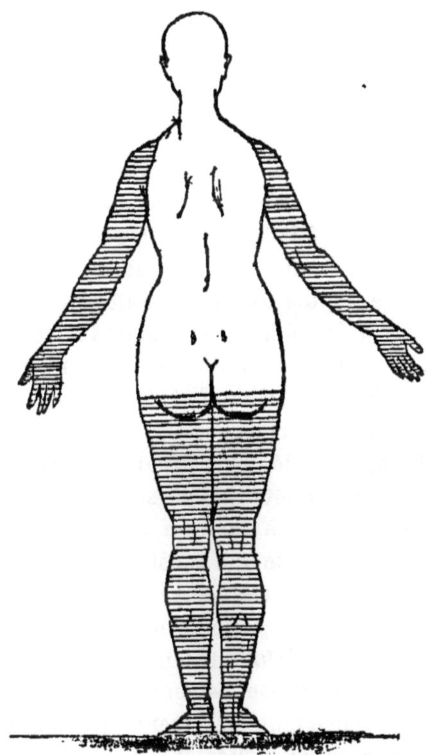

Fig. 21.

A l'examen, on constate une anesthésie complète des membres inférieurs en forme de gigot (fig. 20 et 21), comprenant tout le membre et s'arrêtant à l'aine et à la fesse. De plus perte complète du sens musculaire dans toutes ces parties. Elle ne se doute pas de la position que l'on imprime à ses membres ou à ses orteils.

Mêmes phénomènes aux membres supérieurs. Anesthésie complète avec perte du sens musculaire comprenant tout le membre et le moignon de l'épaule, en forme de manche de veste.

Pas d'attaques de nerfs.

Rétrécissement concentrique du champ visuel pour les deux yeux.

Etat mental particulier, un peu analogue à celui que l'on rencontre fréquemment chez les femmes à l'époque de la ménopause, mais bien plus accentué qu'il ne l'est habituellement. Emotivité extrême. Elle pleure à chaque instant à propos de rien.

Il est évident qu'il s'agit dans ce cas d'hystérie, pour ce qui est des troubles récents. On aurait pu croire et la malade croyait elle-même, fait qui n'est pas sans importance, à l'existence d'une récidive de la paraplégie avec invasion des membres supérieurs. Tout d'abord ce fait de propagation ascendante, étant d'une excessive rareté — on n'en connaît qu'un cas, dû à Louis — devait attirer l'attention et faire naître quelques doutes au premier abord. Mais voilà qu'en examinant la malade on s'aperçoit qu'elle porte une anesthésie avec perte du sens musculaire des membres inférieurs, fait absolument contraire à l'idée de paraplégie par compression au début. De plus, dans cette hypothèse, étant donné la situation de la gibbosité, l'anesthésie aurait dû remonter jusque sur le ventre et non s'arrêter à l'aine en avant et à la fesse en arrière. En passant aux membres supérieurs, même constatation : anesthésie en manche de veste, avec perte du sens musculaire. Les anesthésies de cette espèce, de cette forme, sont, on le sait, caractéristiques de l'hystérie. Il fallait bien admettre celle-ci, que l'existence d'un double rétrécissement concentrique du champ visuel et la présence d'un état mental particulier vinrent affirmer encore plus catégoriquement.

Mais comment s'est développée la névrose chez cette vieille femme ? Il n'y a guère qu'une façon de concevoir les choses. Deux éléments sont entrés ici en jeu pour provoquer l'hystérie : la lésion organique de la moelle et l'état général psychophysique produit par la ménopause. A aller bien au fond des choses, peut-être la ménopause joue-t-elle ici un rôle plus franchement provocateur que la lésion médullaire. Celle-ci semble avoir été plutôt la cause déterminante de la forme qu'a affectée la maladie hystérique. Par une véritable suggestion inconsciente la malade a localisé son hystérie sur les points où se localisaient les résultats de l'altération de la moelle. Elle a même été trop loin et par une sorte de continuation de son travail mental, elle a porté jusqu'aux membres supérieurs, par analogie, la localisation de l'hystérie.

On a déjà lu chemin faisant (pages 110 et 111), lorsqu'il s'agissait de la syphilis, la relation de deux faits, qui peuvent se rapprocher de celui-ci ; ce sont les deux cas de M. le professeur Potain. Dans tous deux il y avait une lésion organique qui n'a pas été sans influence sur le développement des accidents hystériques, mais qui cependant ne leur a pas aussi nettement tracé leur direction, pour ainsi parler, que dans le cas présent.

L'intérêt de cette observation ne réside pas seulement dans le mode de développement de l'hystérie sous l'influence de la compression lente de la moelle causée par le mal de Pott. Elle est aussi digne d'être retenue pour la raison suivante : l'hystérie peut, dans certains cas, simuler à s'y méprendre le mal de Pott avec tous ses symptômes. Il est donc fort important lorsque chez un malade on se trouve en présence des signes du mal de Pott combinés avec ceux de l'hystérie, de diagnostiquer avec certitude ce qui revient à la carie vertébrale et ce qui se rapporte à la névrose, ou encore de se rendre exactement compte si tout ne doit pas être imputé à cette dernière. Il y a là une question de pronostic sur laquelle il n'est pas besoin d'insister.

J'en ai fini avec cette liste longue et peut-être un peu monotone des agents provocateurs de l'hystérie. Mais il ne suffit pas de grouper les faits les uns à la suite des autres. De leur réunion en masse et de l'examen d'un certain nombre d'entre eux, il est permis de tirer quelques enseignements et quelques conclusions qui n'ont pu trouver place dans cette simple énumération. Il ne faut pas se borner à dire : l'hystérie est provoquée par tel, tel et tel agent ; il faut encore prouver qu'il s'agit bien là d'hystérie, montrer à quelle catégorie de causes appartiennent ces agents, comment leur action peut imprimer certaines formes aux manifestations de la névrose, et enfin après avoir examiné les différentes modalités cliniques du développement de l'hystérie sous l'influence de ces causes provocatrices, essayer d'élucider le mécanisme de sa production, au moins dans certains faits où cette tentative est possible. C'est le but que je me proposerai dans la deuxième partie de ce travail.

DEUXIÈME PARTIE

CHAPITRE PREMIER

La maladie provoquée par tous les agents précédemment énumérés est véritablement la névrose appelée hystérie et rien autre chose. — Cas complexes. — Hystérie et neurasthénie. — Diagnostic.

On pourra peut-être se demander, en lisant le titre de ce chapitre, pourquoi chercher à démontrer ce que les faits démontrent si bien d'eux-mêmes? Peut-être l'accumulation d'un certain nombre de faits analogues, placés les uns à côté des autres, ainsi que j'ai fait dans la première partie de ce travail, est-elle capable d'entraîner la conviction. Le but que je me suis proposé, en les groupant de cette manière, au risque d'une énumération un peu longue et fastidieuse serait atteint, s'il en était ainsi. Cette façon, si simple cependant, de faire la preuve, n'a pas encore été tentée jusqu'aujourd'hui et on ne s'est guère occupé que de chaque catégorie séparément, celui-ci du traumatisme, celui-là des intoxications et ainsi des autres. Il en résulte que chacun a édifié sa théorie se fondant sur quelques cas particuliers. Ce sont précisément ces théories que je veux essayer de discuter et de réfuter ici, lorsqu'elles ne sont pas conformes à celle qui me semble être la vraie.

Autrefois on a prétendu qu'il s'agissait là de lésions organiques. Il est évident que bon nombre des agents qui viennent d'être énumérés produisent dans certains cas des lésions nerveuses organiques. On peut, dans un traumatisme exercé sur l'épaule, s'arracher les racines du plexus brachial. Les cas véritables de contusion de la moelle et du cerveau par suite de chutes ou de coups sont connus. On sait très bien en outre que l'alcool, le plomb, le sulfure de carbone, certaines maladies aiguës, la diphtérie, la fièvre typhoïde, etc., produisent des névrites. Mais il faut avoir soin de distinguer, ainsi que je l'ai dit en traitant de chacun de ces agents en particulier, ces cas bien définis et bien nets des cas tout différents qui font le sujet de ce travail.

La paralysie par arrachement des racines du plexus brachial ne ressemble en rien à la monoplégie hystérique produite par un choc sur l'épaule. L'anesthésie est toute différente dans les deux cas. *En manche de veste,* dans cette dernière, hors de tout rapport avec la distribution des filets sensitifs de la peau, elle affecte dans le cas de lésion du plexus une distribution précisément en relation avec celui-ci, c'est-à-dire que le bras, presque entièrement innervé, en ce qui concerne la peau, par des filets du plexus cervical et des intercostaux, conserve sa sensibilité et que l'avant-bras est, à peu de chose près, seul anesthésié.

La vraie paralysie saturnine des extenseurs de l'avant-bras par névrite ne ressemble en rien aux paralysies que l'on rencontre chez les hystériques. J'en dirai autant des névrites alcooliques, sulfo-carbonées, mercurielles, diphtéritiques, typhoïdes et autres. D'une façon générale on peut dire que les anesthésies par segments de membre, en manche de veste, en manchette, en manchon pour le bras et l'avant-bras, en gigot, en bas ou en chaussette pour la jambe et la cuisse, n'appartiennent pas aux lésions organiques.

Les troubles graves de la contusion ou de la commotion

cérébrale vraie sont bien différents des accidents nerveux dont il est question ici, accidents à début plus ou moins retardé, et en tout cas toujours bénins du moins en ce qui concerne l'existence. D'ailleurs à quoi bon s'efforcer de prouver à nouveau ce qui a été déjà magistralement démontré? M. le professeur Charcot a consacré, il y a près de quatre années, plusieurs de ses leçons à cette partie du sujet qui a trait au traumatisme (1). Ses conclusions, qui découlent si naturellement des faits examinés avec soin et sans idée préconçue, peuvent s'appliquer à presque tous les autres cas, car il a eu affaire à un nombre assez considérable de malades, chez lesquels il a rencontré les accidents les plus variés, depuis l'hystérie convulsive avec tout son cortège de symptômes et de stigmates caractéristiques, jusqu'aux cas les plus frustes ou les plus anormaux.

Je ne m'attarderai donc pas plus longtemps à discuter cette hypothèse de lésions organiques dans les cas dont il est question ici. Lorsqu'elles existent, elles donnent lieu à des consensus symptomatiques tout différents de ce que nous observons dans ces derniers. Bien entendu, en parlant de lésions organiques je n'ai en vue que les véritables altérations visibles à l'œil nu ou au microscope, en un mot reconnaissables par nos procédés actuels d'investigation. C'est de ces lésions, en ce qui concerne les accidents nerveux consécutifs au traumatisme, que parlaient Erichsen (2), Leyden (3) et ceux qui les ont suivis à cette époque. De celles-là, l'existence ne saurait plus être soutenue aujourd'hui.

Mais à côté de ces auteurs, on en trouve d'autres qui, comme Strümpell (4), admettent dans certains cas de névrose consécutive au traumatisme, l'existence de « lésions matérielles, inconnues, mais certaines » des centres nerveux. Si ces

1. Charcot. — *Leçons sur les maladies du système nerveux*, t. III, passim et *Prog. méd.*, 1885.

2. Erichsen. — *Loc. cit.*

3. Leyden. — *Traité clinique des maladies de la moelle épinière*, 1879.

4. Strümpell. — *Ueber die traumatischen Neurosen. Berl. Klinik.* 1888. Heft 3.

lésions sont inconnues, et on les a cherchées, ou inaccessibles à nos moyens actuels d'investigation, nous sommes bien près de nous entendre avec l'auteur allemand. Un trouble fonctionnel est précisément une lésion de ce genre, dite *sine materia* parce qu'elle est trop fine ou trop passagère pour être visible à nos yeux. S'il en était ainsi dans l'esprit de Strümpell, on pourrait admettre à la rigueur avec lui l'existence de cette lésion organique que personne ne voit ni ne connaît. Mais c'est qu'il existe, selon lui, d'autres cas de *névrose traumatique* (c'est le nom qu'il choisit pour désigner ces faits) dans lesquels cette lésion n'existe pas et où les accidents proviennent d'un trouble de l'idéation. Dans ce second cas, c'est de l'hystérie qu'il s'agit. Mais il est nécessaire d'entrer ici dans quelques détails pour l'intelligence du sujet (1).

Strümpell reconnaît deux catégories de névroses traumatiques. La première, *névrose traumatique générale* répond, en ce qui touche l'hystérie seule, car nous verrons plus loin que l'auteur comprend sous ce nom des faits d'ordre différent, aux cas d'hystérie ordinaire, caractérisés par des attaques, des troubles de la sensibilité générale et spéciale et l'état mental. La seconde, *névroses traumatiques locales*, comprend les cas d'hystérie locale, pour lesquelles il admet quoique à regret, le mot lui paraissant mauvais, l'existence de l'hystérie. Ce sont les accidents du premier groupe, qui, au dire de Strümpell, seraient dus à l'existence d'une lésion organique inconnue. Pourquoi admettre la présence d'une lésion, lorsque personne n'a pu la voir et n'est capable de la reconnaître, dans l'état actuel de nos connaissances? Jusqu'à plus ample informé, nous pouvons considérer que là où on n'a pas vu de lésion, c'est qu'il n'y en a pas, du moins, en entendant par ce mot: lésion, ce qu'on a coutume d'entendre aujourd'hui, c'est-à-dire quelque chose de susceptible d'être recherché et trouvé à l'aide de nos procédés actuels d'investigation. Cette lésion, qu'elle existe ou qu'elle n'existe pas, nous ne pouvons

1. Voir à ce propos pour plus de détails : Georges Guinon. — *A propos de deux travaux récents sur l'hystérie traumatique. Prog. méd.*, 1888, n° 44.

la saisir. C'est pour cela que nous dénommons les accidents de cette nature : *sine materia*. Qu'il y ait une altération quelconque, c'est indéniable ; et nous le reconnaissons en disant qu'il s'agit là d'un trouble fonctionnel. Aller plus loin c'est, il me semble, se hasarder un peu.

Donc il ne s'agit pas dans les troubles nerveux produits par les agents dont il est question ici, de lésions organiques véritables. Il s'agit d'hystérie, cela est facile à démontrer. Prenons en effet un par un chacun de ces facteurs dont le rôle étiologique a été élucidé dans la première partie de ce travail, et comparons les troubles nerveux que chacun d'eux provoque à ceux que les autres déterminent. Il est facile de prouver que tous ces troubles sont identiques toujours. C'est le premier point à démontrer.

1° LES TROUBLES NERVEUX PROVOQUÉS PAR LES AGENTS CI-DESSUS ÉNUMÉRÉS SONT IDENTIQUES DANS TOUS LES CAS, QUEL QU'AIT ÉTÉ L'AGENT PROVOCATEUR.

D'une façon générale on peut les grouper sous trois chefs : troubles de la sensibilité, de la motilité, état mental.

A) *Troubles de la sensibilité*

Au premier rang se placent les *anesthésies*. Superficielles ou profondes, absolues ou incomplètes, disséminées irrégulièrement en plaques ou délimitées sous forme d'hémianesthésie, ou encore affectant les formes très spéciales en manche de veste, en gigot, etc., elles présentent toutes les mêmes caractères. Il est absolument impossible de distinguer l'hémianesthésie d'un alcoolique de celle d'un saturnin, d'un mercuriel, d'un intoxiqué par le sulfure de carbone, par exemple, pas plus que de celle de l'individu qui aura vu les accidents nerveux se développer à la suite d'un traumatisme, de la scarlatine, du diabète, de la syphilis ou de l'une des maladies nerveuses énumérées ci-dessus. Presque toutes, et on a vu chemin faisant que ce n'avait pas été pour quelques-unes d'entre elles sans frapper certains auteurs (1), sont susceptibles de se modifier sous l'action des esthésiogènes et en particulier de l'aimant.

Je le dis ici une fois pour toutes, je ne puis reprendre un à un tous les symptômes mentionnés dans les soixante-dix observations que j'ai rapportées, et les comparer entre eux dans chacune d'elles. Cela m'entraînerait beaucoup trop loin et ce serait se répéter un peu inutilement. Car ce que je suis obligé de dire ici en deux mots ne paraîtra que l'expression de la pure vérité à celui qui aura bien voulu se donner la peine de lire la relation des faits.

Dans bon nombre de cas, l'anesthésie cutanée s'accompagne d'anesthésies sensorielles diverses, telle que surdité, anosmie, disparition de l'odorat. Du côté des yeux, amblyopie spéciale (2), rétrécissement concentrique du champ visuel avec ou sans dyschromatopsie et inversion du champ visuel des couleurs, accompagnée souvent de diplopie monoculaire avec macropsie et micropsie. De plus, en général, anesthésie des muqueuses, de la conjonctive du côté hémianesthésié, du pharynx. Voilà pour les anesthésies.

L'*hyperesthésie* peut également s'observer. Elle se présente généralement par plaques tantôt simplement hyperesthésiques, tantôt donnant, par l'excitation ou la pression, naissance à des phénomènes spéciaux précédant l'attaque de nerfs et l'annonçant. Chez les traumatisés il est fréquent de voir le point qui a été frappé par traumatisme devenir le siège d'une de ces plaques hyperesthésiques ou spasmogènes. J'ai dit plus haut ce qu'il fallait penser de ces lésions chirurgicales devenues points hystérogènes (V. p. 180 et 211). Chez les gens intoxiqués par le sulfure de carbone, le testicule devient souvent

---

1. Debove. — *Soc. méd. des hôp., loc. cit.*

Vulpian. — *De l'influence de la faradisation localisée sur l'anesthésie de causes diverses,* 1880.

2. V. à ce sujet: Radziejewski (Max.).—*Amblyopie und Hysteria virilis,*Inaug. Diss. Berlin, 1887.

un point spasmogène semblable. Les malades disent que quand ils sont soumis à une intoxication massive, « ils sont pris aux bourses qui se trouvent comme comprimées dans un étau ». Ce point testiculaire se retrouve chez les malades de toutes les catégories, de même que le point ovarien chez la femme ou le pseudo-ovarien chez l'homme.

Un des caractères de ces hyperesthésies, c'est d'être souvent superficielles, à moins évidemment qu'il ne s'agisse de points profonds, viscéraux, comme dans l'hyperesthésie ovarienne. Le frôlement, le pincement de la peau produit souvent à leur niveau beaucoup plus d'effet qu'une pression énergique et profonde. Ce signe est, on le sait, utilisé dans le diagnostic de certaines lésions hystériques sous le nom de *signe de Brodie*.

L'hyperesthésie des sens est plus rare. On la trouve cependant quelquefois chez les traumatisés, au moins au début des accidents nerveux ou dans cette période de shock pendant laquelle le moindre bruit, la moindre lumière un peu vive sont perçus avec une intensité douloureuse.

Tous ces troubles de la sensibilité se trouvent mentionnés chez les malades dont les observations sont données plus haut. Qu'on se reporte seulement aux quelques figures qui accompagnent certaines observations, on verra déjà combien, pour le peu qu'il y en a, sont semblables entre elles.

B) *Troubles de la motilité.*

Ils consistent principalement en *attaques convulsives, paralysies* et *contractures*.

L'*attaque convulsive* varie depuis la simple syncope, le plus faible degré de la petite attaque hystérique, jusqu'à la grande attaque avec perte de connaissance, grands mouvements, attitudes passionnelles, etc... On la trouve mentionnée dans un grand nombre des observations chez les traumatisés, après les fièvres graves, chez les syphilitiques, les diabétiques, les paludiques, les surmenés et les épuisés, après les maladies nerveuses, chez bon nombre d'intoxiqués. Diverses variétés

d'attaques peuvent être également observées. On trouve souvent chez les intoxiqués et d'autres une attaque à forme d'apoplexie, laissant après elle une hémiplégie de la motilité et de
la sensibilité. La crise nerveuse à forme d'attaque d'épilepsie
partielle a même été notée chez quelques malades. Chez tous,
alcooliques, saturnins, mercuriels, syphilitiques, traumatisés, etc., l'attaque revêt toujours des formes semblables qui
permettent de l'identifier dans des cas en apparence bien
différents. Dans d'autres, il est vrai, elle peut manquer, mais
on n'aura pas, je pense, la prétention d'exiger pour diagnostiquer une maladie ou simplement reconnaître un même
ensemble de phénomènes, ce que je fais simplement en ce
moment, la présence constante de tous ceux-ci sans en excep-
ter un seul.

Les *paralysies* sont très fréquentes. Paralysies flasques en
général, quelquefois combinées avec un certain degré de contracture. On rencontre toutes les formes, depuis la monoplégie
limitée à la main (Observation XII, cas de Nothnagel, paralysie par le choc de la foudre) jusqu'aux hémiplégies bien
délimitées (ces cas ne manquent pas dans la première partie)
et aux paralysies complètes de trois ou quatre membres. Elles
s'accompagnent toujours, dans tous les cas où la recherche
en a été faite, d'anesthésie distribuée de façon toute spéciale,
en gigot, en manchon, en manche de veste, s'il s'agit de
monoplégies, sous forme d'hémianesthésie si l'on a affaire à
une hémiplégie. Il existe aussi, en général, une abolition complète de la sensibilité musculaire et articulaire au niveau des
parties paralysées, ainsi qu'une perte plus ou moins absolue
du sens musculaire. On a trouvé ces signes chez tous les
malades atteints de paralysies dont l'observation est assez
récente pour que l'auteur ait pu songer à en faire méthodi-
quement la recherche.

Les *contractures* sont moins fréquentes. Elles sont cependant
dant notées dans quelques observations. Elles s'accompagnent souvent aussi d'anesthésie. Qu'il s'agisse de contractures
ou de paralysies, mais spécialement dans ces dernières, tou-

jours dans tous les cas, même ceux où l'atrophie musculaire survient, ou note l'absence de modifications dans les réactions électriques des muscles atteints. Ce phénomène régulièrement constaté a, dans l'espèce, une importance considérable. Il faut signaler en outre l'absence habituelle de troubles trophiques, même dans les cas anciens et rebelles, quoique cependant il y ait lieu d'admettre quelques exceptions à cet égard.

C) État mental.

L'état mental des hystériques a été l'objet de nombreux travaux de toute sorte. Malgré cela il n'est pas encore bien connu dans bon nombre de petits points particuliers. En ce qui concerne cette étude, il n'est pas besoin d'amples détails. On peut, à cet égard, distinguer deux formes bien tranchées d'état psychique chez les malades dont nous nous occupons ici. Les uns, les femmes en particulier, sont le plus souvent des évaporés, des bizarres, gais, ne songeant qu'à plaire et qu'à s'amuser, soigneux de leur personne, efféminés, changeants et mobiles « comme la plume au vent ». Mais il est une autre manière d'être de nos malades, et c'est surtout cette habitude psychique que l'on trouvera notée dans les observations qui précèdent. On la rencontre principalement chez les mâles, pour ce qui est du sexe. Les sujets sont sombres, tristes ; leur attention est continuellement attirée sur leur maladie ; ils fuient la société, restent des journées entières, le regard perdu dans le vague, agitant des pensées sombres dans leur pauvre cerveau. Ceux-là ont leur sommeil continuellement interrompu par des cauchemars effrayants, des visions de bêtes monstrueuses, de figures inhumaines qui se précipitent sur eux, les tourmentent, les attaquent, veulent les tuer, les dévorer. Ou bien ils tombent du haut d'un toit dans leurs rêves. En outre ils ont souvent des hallucinations hypnagogiques toujours effrayantes, composées des mêmes figures terribles ou des mêmes visions tristes. Ces cauchemars, ces hallucinations, dont on faisait autrefois le monopole de l'alcoolisme, M. Charcot a démontré qu'ils se rencontraient aussi chez les hystériques à état mental sombre, en particulier dans l'hystérie mâle (1).

On retrouvera dans quelques-unes des observations qui précèdent, les relations d'un semblable état mental. Il est presque la règle chez les traumatisés et les intoxiqués, plus fréquent en général chez les hommes.

Voilà donc en gros, brièvement résumés, les principaux symptômes que l'on rencontre chez les malades, symptômes provoqués par l'un des agents dont l'énumération a été faite dans la première partie de ce travail. Ce n'est pas que je prétende que ces agents ne peuvent pas produire d'autres phénomènes que ceux-là. J'ai déjà dit que j'éliminais les cas de lésions organiques non douteuses amenés par eux. Je ne veux pas affirmer maintenant qu'il n'existe pas d'autres accidents, ne dépendant pas non plus d'une altération organique des centres ou conducteurs nerveux, qui puissent être provoqués par ces mêmes agents étiologiques. Une pareille affirmation est même bien loin de ma pensée, ainsi qu'on le verra plus loin. Mais pour l'instant je veux ne m'occuper que des signes dont j'ai parlé plus haut.

Après avoir montré, si j'y réussis, comme je l'espère, que la maladie nerveuse produite par l'un quelconque de ces agents provocateurs est toujours la même, quel que soit l'agent qui l'ait provoquée, il s'agit de prouver maintenant que cette maladie n'est autre chose que la névrose appelée hystérie.

2° LA RÉUNION DE CES TROUBLES NERVEUX TOUJOURS LES MÊMES CONSTITUE UNE MALADIE IDENTIQUE A LA NÉVROSE APPELÉE HYSTÉRIE.

Ainsi amenée, une fois le chemin bien déblayé, cette propo-

1. Charcot. — *Leçons sur les mal. du syst. nerv.*, t. III. *Hystérie chez l'homme.*

sition, il me semble, ne répugne nullement à l'esprit. La preuve peut être faite d'ailleurs, d'une façon bien simple. Il suffirait de reprendre la description donnée ci-dessus des principaux accidents nerveux qui sont relevés dans les observations et que je groupais sous ces trois chefs : troubles de la sensibilité, de la motilité, état mental. Il y a là, personne ne pourra le contester, une description abrégée des symptômes de la névrose hystérique avec leurs principaux caractères. Que l'on ouvre un traité classique quelconque, point n'est besoin de longues monographies, et l'on se convaincra facilement de ce fait ; ces troubles de la sensibilité générale et sensorielle, ces désordres de la motilité, cet état mental sont tous symptômes hystériques. Je n'insiste pas ; cela saute aux yeux des moins clairvoyants.

Cependant quelques auteurs répugnent encore à qualifier ces troubles d'hystériques, surtout chez le mâle. Les uns trouvent cette expression mal appliquée lorsqu'il s'agit de l'homme. On a vu plus haut que Strümpell, parlant de ses névroses traumatiques locales, y reconnaît l'hystérie mais à regret, ce mot lui semblant peu juste. Il est évident que si l'on veut aller chercher l'étymologie de ce terme, hystérie chez l'homme est une ineptie. Mais aujourd'hui le mot hystérie est absolument dégagé de son étymologie et quand on parle de cette névrose chez les femmes, on ne pense plus guère à l'utérus qui remonte et étouffe la malade. Ce mot s'applique à une névrose caractérisée comme l'on sait et l'utérus est tout à fait hors de cause. Pourquoi ne pas conserver une expression dont la signification, si peu en rapport qu'elle soit avec son étymologie, a cependant un sens sur lequel tout le monde s'entend ?

Ce n'est pas que des tentatives n'aient été faites pour changer le mot, qui à ce compte est déplacé également chez la femme. Un essai de ce genre a été fait déjà en 1817 par Bouneau(1) qui proposait de remplacer hystérie par *névropile*.

---

1. Bouneau. — *Quelques propositions relatives à la névrose connue sous le nom d'hystérie.* Th. Paris, 1817.

Cette dénomination, « tirée, dit l'auteur, du symptôme principal de cette affection,... me paraît infiniment préférable, en ce que, outre qu'elle fait entrevoir de suite la nature de la maladie qu'elle exprime, elle n'a pas les inconvénients majeurs de perpétuer l'erreur des anciens touchant le siège de l'hystérie, et de faire de celle-ci l'apanage exclusif de la femme, lorsqu'il est constant que l'homme n'y est pas étranger. » Dans une note manuscrite ajoutée au bas de la première page de l'exemplaire que j'ai entre les mains, l'auteur dit qu'il eut préféré le terme de *névrosphérie* auquel son président de thèse a substitué celui de névropile. Il n'en est pas moins vrai cependant que Bouneau a mis en tête de son travail le mot hystérie, mais ajoute-t-il, « c'est uniquement pour me conformer à l'usage ; car je n'y attache aucun sens particulier, et je n'ai nul égard à son étymologie ».

C'est exactement ce qui semble le plus logique. Hystérie a une signification pratique, hors de toute considération de linguistique ; conservons-la. Je ne saurais mieux faire que de répéter ici les quelques lignes de Trousseau que je citais ailleurs (1). « Les faiseurs de nomenclature, dit cet auteur (2), devraient bien regarder autour d'eux et voir quelles sont les dénominations qui ont survécu et qui traverseront bien des siècles encore, toujours jeunes, toujours intelligentes et toujours triomphantes, malgré les attaques dont elles sont l'objet. Je ne veux pas justifier les mots de danse de Saint-Guy, épilepsie, *hystérie*...; on parle en général pour être compris et les mots qui s'appliquent nettement et exclusivement à la chose que l'on veut désigner sont nécessairement les meilleurs ». On pourrait ajouter et conclure avec Brodie : « Je me sers du mot hystérie, parce qu'il est passé dans le langage et qu'il y aurait des inconvénients à le changer (3). »

D'autres auteurs répugnent à se servir du terme hystérie

1. Georges Guinon. — *Loc. cit. Progr. méd.*, 1888, n° 44.
2. Trousseau. — *Clinique médicale de l'Hôtel-Dieu*, t. I. Introduction, p. 22.
3. Brodie (B) — *Leçons sur les affections nerveuses locales.* **Trad. franç. par** Douglas Aigre. Paris, 1880.

parce qu'il s'attache à ce vocable, du moins dans le monde extra-médical, une signification très spéciale qui peut porter préjudice au malade auprès des personnes avec qui il est en rapport. Il y a à peine un an pareille théorie a été soutenue dans les colonnes d'un grand journal médical anglais. A propos d'un cas d'hystéro-traumatisme communiqué par Beevor à *the medical Society of London*, il est dit que les troubles nerveux sont bien dus au traumatisme, que le traumatisé mérite dans les cas de ce genre des dommages-intérêts, mais qu'il ne faut pas appeler sa maladie du nom d'hystérie, parce que c'est lui porter préjudice (1). Nous ne pouvons cependant, nous autres médecins, changer toute notre terminologie sous de pareils prétextes. Pourquoi ne pas abandonner alors les mots : délire alcoolique, épilepsie et tant d'autres qui ne produisent certes pas bon effet sur un certificat et les remplacer par d'autres qui seraient moins désagréables aux malades ? On peut aller loin dans cette voie.

C'est pourquoi le vocable *hystérie* doit être conservé, parce que l'usage l'a consacré et parce que tous les médecins savent ce qu'il veut dire. Les linguistes peuvent le critiquer ; les cliniciens s'en serviront quand même dans la pratique.

A côté de ces auteurs qui ne veulent pas du mot, quoique admettant la chose, il en est d'autres qui, acceptant le mot, révoquent en doute la réalité de l'hystérie dans ces cas. C'est en particulier en ce qui concerne les intoxications et le traumatisme, que cette divergence d'opinions s'est produite. Quelques médecins soutiennent que les névroses toxiques, que les névroses traumatiques sont des affections spéciales ne pouvant être complètement assimilées à l'hystérie, quoiqu'elles lui ressemblent par bien des points. Ils en font en conséquence des maladies à part, ayant leur place bien séparée dans les cadres nosologiques. C'est principalement en Allemagne que cette théorie a été soutenue.

A ce point de vue, il faut distinguer deux périodes de temps

<hr>

1. *Traumatic hysteria. Brit. med. Journ.* 1888, 26 mai, n° 1430.

bien différentes, tout en ne remontant pas au delà de cinq années. Au début MM. Oppenheim et Thomsen (1) ont prétendu en effet qu'il ne s'agissait pas d'hystérie dans ces cas, se fondant sur certains caractères que présentent les symptômes observés. C'est tout d'abord la ténacité des stigmates, l'hémianesthésie en particulier, qui dure telle quelle des mois et des années, sans présenter ces changements capricieux qui seraient, selon eux, caractéristiques de l'hystérie. C'est en second lieu l'état psychique des malades, qui, au lieu d'être changeants, mobiles, plutôt gais, comme cela se produit, disent-ils, chez les hystériques, seraient plutôt mélancoliques, déprimés, et cela d'une façon permanente et durable.

M. le professeur Charcot a réfuté victorieusement ces arguments dans ses leçons sur l'hystérie chez l'homme (2). Il a montré que les stigmates hystériques, l'anesthésie en particulier, sont loin d'être toujours fugaces et mobiles chez la femme. Comme exemples à l'appui de cette manière de voir, il a présenté deux vieilles pensionnaires de la Salpêtrière chez lesquelles persistaient sans modification l'anesthésie sensitivo-sensorielle, depuis quinze ans pour l'une, depuis trente-quatre ans pour l'autre. De plus, il a fait voir que dans l'hystérie mâle très accusée, l'état mental triste, déprimé, hypocondriaque, est plutôt la règle, et non pas le caractère enjoué et mobile.

Certains auteurs avaient paru se rendre à ces arguments. Tandis que Thomsen (3), par exemple, maintenait ses précédentes conclusions, Oppenheim (4) d'une part, Bernhardt (5)

1. Oppenheim et Thomsen. — *Loc. cit.*

2. Charcot. — *Leç. sur les mal. du syst. nerv.*, t III et *Progr. méd.*, 1885.

3. Thomsen.— *Vier Fälle von traumatischer und Reflexpsychose. Charite-Annalen*, 1888, XIII Jahrg.

4. Oppenheim. — *Wie sind die Erkrankungen des Nervensystems auszufassen, welche sich nach Erschütterung des Rückenmarkes, insbesondere Eisenbahnunfällen, entwickeln ?* Berlin, 1888. *Sep. abd.* et *Bull. méd.*, 1888, n° 8 — et aussi, même sujet. *Berl. aertzl. Corrpdbl.* 5

5. Bernhardt. — *Beitrag zur Frage von der Beurtheilung der nach heftigen Körpererschütterungen, in speciälen Eisenbahnunfällen, auftretenden nervösen Störungen. Soc. de méd. int. de Berlin*, 6 février 1888 — et *Deutsch. med. Wochschft*, 29 mars 1888.

d'autre part, au commencement de l'année 1888 publiaient
deux intéressants mémoires dans lesquels ils se ralliaient en
grande partie à l'opinion de Charcot, et reconnaissaient l'existence de l'hystérie dans la majorité des cas de *railway-spine*.
Dans la discussion qui suivit la communication de ces deux
travaux à la Société de médecine interne de Berlin, M. le professeur Leyden (1) vint encore appuyer de sa haute autorité
les conclusions d'Oppenheim et affirmer que les troubles nerveux consécutifs aux accidents de chemin de fer étaient des
exemples d'hystérie virile.

Oppeinheim cependant faisait quelques réserves qu'il accentua encore davantage dans un nouveau travail paru cette
année (2). Ce récent mémoire, très intéressant et plein d'un
grand nombre de faits très bien observés, contient l'analyse
et l'étude détaillée de tous les symptômes consécutifs au shock
nerveux produit par le traumatisme. Il admet bien à la vérité
le rôle de l'émotion dans la production du shock nerveux et
aussi le mode de réalisation des accidents par auto-suggestion
dans un grand nombre de cas, mais il ne veut pas se ranger à
l'unique névrose hystéro-traumatique des auteurs français.
Cette manière de voir mérite quelque discussion.

Parmi les auteurs qui ne veulent pas admettre l'hystérie
traumatique, entre autres, les uns s'y refusent parce que la
cause provocatrice est, à leur avis, trop prépondérante. Ils ne
veulent pas faire de cette entité morbide un simple syndrome
devenant symptomatique de tel, tel ou tel agent étiologique
et en cela ils ont parfaitement raison. Mais il y a loin de là à
fonder de nouvelles névroses, dites névrose traumatique,
névrose mercurielle, névrose saturnine. Cette tendance, tout
à fait fausse, à mon avis et de l'avis de M. Charcot, provient
évidemment de ce que chez ces auteurs la notion de cause est
beaucoup trop compréhensive. Elle englobe tout et de ce que
la même série de symptômes a été produite chez deux individus par deux causes différentes, ils prétendent que ce n'est

<hr>

1. Leyden. — *Soc. de méd. int. de Berlin.* Séance du 6 février 1888.
2. Oppenheim. -- *Die traumatischen Neurosen.* Berlin, 1889.

plus la même maladie. Nous trouvons cette théorie soutenue, pour ne citer qu'un exemple, à propos de mercure, non pas sans doute sous cette forme concise et nette qui en montre le mal fondé, mais qui en reproduit l'essence et l'esprit. Hadlich s'exprime en ces termes, à la fin d'un article consacré à l'analyse du travail de Louis Guinon sur l'hystérie mercurielle (1). Après avoir cité textuellement les conclusions de ce dernier auteur qui affirme que dans ces cas l'hystérie est symptomatique de l'intoxication, il ajoute : « Elle (l'hystérie) n'a donc que le nom de commun avec le consensus symptomatique habituellement nommé hystérie ; et on devrait avec bien plus de raison, comme cela a lieu en Allemagne, ne pas appliquer le terme hystérie à ces *Intoxications-neurosen* (2). »

Ainsi donc on refuse à ce consensus symptomatique le nom d'hystérie, simplement parce qu'il a été éveillé par une intoxication. La même théorie est soutenue pour le plomb. Dans un mémoire fait sous la direction d'Oppenheim, Alexander Westphal (3) réunit sous le nom d'encéphalopathie saturnine la presque totalité des troubles nerveux qui peuvent s'observer dans l'intoxication chronique par le plomb. La névrite optique y est placée à côté du rétrécissement du champ visuel, les lésions organiques à côté des troubles *sine materia*. Les hémianesthésies, avec participation des sens, ont été observées par l'auteur ; elles sont mises, comme les hémiplégies par ramollissement cérébral suite d'athérome produit par le plomb, sur le compte de l'encéphalopathie saturnine. Voilà certes un terme bien compréhensif.

Parmi les nombreuses et intéressantes observations de A. Westphal, on en trouve trois (les observations VIII, IX et XII) qui sont des exemples bien manifestes d'hystérie. L'auteur, qui cite dans son historique l'opinion de Charcot relati-

---

1. Louis Guinon. — *Loc. cit.*

2. Hadlich. — *Neurol. Ctbltt*, 1888, n° 5.

3. Alexander Westphal. *Ueber Encephalopathia saturnina. Arch. f. Psych. und Nervheilk.* 1888. Bd XIX. Heft 3 p. 620.

vement à la nature hystérique des accidents de ce genre, ne discute pas le diagnostic hystérie à propos de ces trois malades. Pour lui ce sont des exemples d' « *Intoxication-neurose* » qu'il classe à côté de faits absolument dissemblables sous la rubrique d'encéphalopathie saturnine. C'est là une manière de voir assez particulière et mieux vaut, il me semble, multiplier les causes de l'hystérie que donner tant d'extension à un terme d'ailleurs aussi vague que celui d'encéphalopathie saturnine.

D'autres auteurs ne consentent pas à donner le nom d'hystérie aux accidents consécutifs soit au traumatisme, soit aux intoxications, parce que si l'on observe des troubles qui semblent au premier abord de nature hystérique, on en rencontre aussi d'autres qui ne peuvent rentrer dans cette névrose. Cela est parfaitement exact cliniquement. On peut se trouver chez ces malades en présence de symptômes non hystériques. Mais ce sont là des cas complexes dont l'étude mérite d'être faite à part. Je vais lui consacrer quelques lignes, car c'est là en quelque sorte le nœud de la question ; c'est par l'examen de ces cas que l'on peut arriver à réfuter les objections que l'on oppose encore à la théorie française.

3°. CAS COMPLEXES. — HYSTÉRIE ET NEURASTHÉNIE. — HYSTÉRIE ET LÉSIONS TRAUMATIQUES OU TOXIQUES VRAIES.

On prête en général à l'école française, au sujet des troubles nerveux consécutifs au traumatisme, une opinion qu'elle n'a jamais professée : à savoir que ces troubles sont toujours de l'hystérie et rien que de l'hystérie. Une pareille théorie est insoutenable et nous ne l'avons d'ailleurs jamais soutenue. M. Oppenhein, dans son second travail, prétend que l'opinion française est que « les maladies du système nerveux consécutives aux accidents de chemin de fer sont de l'hystérie et rien que de l'hystérie » (1). Dans son dernier ouvrage, il nous fait le

---

1. Oppenheim.—*Wie sind die Erkrankungen*, etc... *Berl. Klin Wochensch.* 1888, n° 9.

même reproche. « *Damit ist nicht die Berechtigung gegeben, alle diese Symptome und Symptomenbilder unter den Krankheitsbegriff Hysterie zu bringen und wie die französischen Autoren nur von einer Névrose hystéro-traumatique zu sprechen* (1). » Mais c'est M. Oppenheim qui veut faire une névrose traumatique unique et non pas nous. S'il intitule, il est vrai, son livre : « *Die traumatischen Neurosen* » (Les Névroses traumatiques), quand il en vient, point fort important, à la discussion de la nature de la maladie, il met en tête de ce chapitre digne d'attention : « *Theorien ueber das Wesen und die Genesis der traumatischen Neurose* », et non pas *der traumatischen Neurosen*. S'il admet la multiplicité des névroses traumatiques, pourquoi n'a-t-il pas décrit aussi l'épilepsie, la paralysie agitante, le tremblement dit sénile, toutes affections *sine materia* et reconnaissant souvent le traumatisme comme cause occasionnelle ?

Nous sommes beaucoup plus larges que cela, nous autres ; nous admettons que le traumatisme peut provoquer l'éclosion de bien des affections nerveuses, parmi lesquelles celles que je citais plus haut. Seulement de ce qu'elles ont été provoquées par cet agent, nous n'en concluons pas qu'elles doivent être retirées de leur place dès longtemps marquée dans la nosologie pour venir former une catégorie à part, celle des maladies nerveuses traumatiques. De même que nous ne différencions pas, au point de vue nosographique, une tumeur blanche du genou dont l'éclosion a eu lieu à la suite d'un coup sur cette articulation, d'une autre tumeur blanche de la même jointure dont l'origine nous semblera spontanée, de même nous n'établissons aucune séparation entre l'hystérie, la neurasthénie, développées à la suite du traumatisme, et ces mêmes affections produites par l'émotion, le surmenage, les intoxications. Et en cela nous sommes dans le vrai.

Que l'on prenne dix hystériques hommes ou femmes — mais, entendons-nous, dix hystériques purs — dont la maladie

---

1. Oppenheim. — *Die traumatischen Neurosen*, p. 126.

se sera développée, chez les uns à la faveur d'un coup, chez
d'autres à la suite d'intoxications diverses, chez d'autres après
des maladies aiguës et que l'on examine les symptômes fon-
damentaux que chacun d'eux présente, en s'en tenant simplement à la recherche de l'état actuel. Je défie qui que ce soit
de pouvoir désigner un seul signe qui permette de diviser
ces dix malades en traumatisés, intoxiqués, convalescents.
Hystérie : tel sera chez tous le diagnostic. Puis en cherchant
plus loin, en les interrogeant, en recourant aux commémoratifs, on pourra découvrir l'existence chez tous d'agents
provocateurs variés. Mais au fond la névrose restera la même.

Autre argument, que certains de nos contradicteurs,
M. Oppenheim en particulier, nous fournit de lui-même. Cet
auteur admet la production de certains accidents névro-
traumatiques par un phénomène d'auto-suggestion, se ralliant en cela pleinement à la théorie de M. Charcot, qui a
démontré cliniquement et expérimentalement l'identité
absolue de ces troubles consécutifs au trauma avec les symptômes de même ordre que l'on provoque chez les hypnotiques
soit par suggestion orale, soit par suggestion traumatique.
Reconnaître cette identité, c'est avouer par le fait même la
nature hystérique des manifestations morbides. Il est aujour-
d'hui bien démontré que dans l'hypnotisme, le grand hypnotisme, bien entendu, celui-là seul dont on peut tirer parti
au point de vue expérimental, on ne développe jamais, quelque bonne volonté que l'on y mette, que des symptômes
hystériques. Jamais on n'a réalisé par suggestion hypnotique
le syndrome de l'hémiplégie de cause corticale. On peut produire une hémiplégie sans participation de la face, et en tous
cas, lorsque celle-ci prend part à la paralysie, ce n'est jamais
sous forme de paralysie, mais d'hémispasme facial. Donc si
l'on admet l'identité de certains troubles traumatiques avec
les manifestations morbides suggérées dans l'hypnose, il faut
de toute nécessité admettre aussi leur nature hystérique.

Mais j'en reviens à la discussion de l'opinion qu'on prête à
M. Charcot, à savoir que les accidents nerveux consécutifs au

traumatisme, ne sont que de l'hystérie. Tout d'abord, si l'on veut bien se reporter au texte même du livre de M. Charcot, on verra que les expressions dont il se sert sont loin d'être aussi absolues. C'est presque en toutes lettres ce qui est écrit, ce que j'ai écrit, pourrais-je dire, sous la dictée du professeur, car c'est moi qui ai eu l'honneur de recueillir ces leçons de mon maître, mais pas tout à fait, cependant. Un mot oublié peut changer tout le sens d'une phrase. « Ces états nerveux, dit M. Charcot, qui se présentent à la suite des collisions..... ne sont, *souvent*, que de l'hystérie, rien que de l'hystérie, » et quelques lignes plus haut : « *Souvent* c'est l'hystérie qui est en jeu » et encore « *beaucoup* de ces accidents nerveux.... sont en somme.... simplement des manifestations hysté-riques (1) » ; *souvent* ne veut pas dire *toujours* et *beaucoup* ne signifie pas *la totalité*.

On est donc mal fondé à nous attribuer une pareille opi-nion, d'autant plus que quelques pages plus loin M. Charcot, rencontrant chez un de ses hystériques mâles, des signes qui ne pouvaient être rapportés à cette névrose, reconnaissait chez cet homme la coïncidence de l'hystérie et de la neuras-thénie (2). A ce propos, M. Charcot fait remarquer combien cette dernière affection est également fréquente à la suite des traumatismes et des accidents de chemin de fer, faisant allu-sion à quelques cas de Page (3) et au cas d'un médecin observé par lui.

C'est là, en effet, que gît le nœud de la question. Les parti-sans de la névrose traumatique, considérant uniquement la cause qui a produit les accidents, mettent tous ceux-ci sur son compte sans se préoccuper si quelques-uns mis ensemble ne constituent pas une affection autonome connue et certains autres, une autre. Mais ce n'est pas ainsi qu'il faut procéder. Groupons ensemble les symptômes qui, lorsqu'ils sont produits par toute autre cause que le traumatisme, forment ce que

---

1. Charcot. — *Leç. sur les mal. du syst. nerv.*, t. III, p. 250 et 251.
2. *Idem.* — *Ibidem*, p. 268.
3. Page. — *Loc. cit.*

l'on appelle l'hystérie ; réunissons de même ceux dont
l'ensemble constitue la neurasthénie. Nous serons alors en
face de la coïncidence de ces deux maladies chez le même
malade, voilà tout. Cette coïncidence est fréquente, c'est vrai,
mais cela ne prouve pas le moins du monde qu'elles ne doivent pas garder chacune leur autonomie.

L'état psychique des hystériques mâles en général, des
hystéro-traumatiques en particulier, pourrait peut-être prêter
quelque peu à confusion.

Et effet, ces malades généralement tristes, sombres, déprimés pourraient au premier abord en imposer pour des neurasthéniques ordinaires et faire croire que cette coïncidence des
deux névroses étant la règle, on a vraiment là affaire à une
maladie univoque spéciale. Mais il n'en est rien. Il y a quelques
points de ressemblance, il est vrai. Mais aujourd'hui que l'on
a fait justice de l'ancienne opinion, fausse par trop de généralisation, qui présentait la gaîté, la mobilité, le féminisme, la
coquetterie, comme des caractères distinctifs de l'hystérie,
l'on sait parfaitement bien que cet état psychique se rencontre chez les simples hystériques. Il ressemble à celui des
neurasthéniques, mais ceux-ci ont en plus la céphalée spéciale, l'inaptitude au travail, etc... et en moins les anesthésies
sensitives et sensorielles, les attaques, etc... Les deux névroses
restent donc toujours distinctes, même lorsqu'elles coïncident.

Elles peuvent du reste se rencontrer isolées. Pour l'hystérie
les exemples abondent. Je ne reviens pas sur ce point ; je me
contente, pour ne citer qu'un auteur, de dire que M. Charcot
en a publié pour son propre compte dix cas dans la seule
année 1888. Le total des cas publiés comme faits d'hytérie
traumatique peut s'évaluer au moins à soixante depuis celui
de Bouneau (1), qui est peut-être le premier publié, jusqu'aujourd'hui, et là-dedans je ne compte aucun de ceux que
l'on pourrait cependant y rattacher, mais qui ont été publiés
par leurs auteurs sous d'autres rubriques, par exemple les cas
d'Oppenheim.

1. Bouneau. — *Th. citée*, 1817.

Pour ce qui est de la neurasthénie se développant isolément à la suite de traumatismes, j'ai cité plus haut Page et Charcot, qui désignent les troubles par leur véritable nom. Mais on peut en remontant plus haut en trouver des exemples non douteux. Qu'il me suffise de rapporter ces quelques lignes de Robert (1) (1859) dont j'ai cité d'ailleurs plus haut un autre passage à propos de l'hystérie traumatique. Cet auteur, parlant de la « céphalalgie consécutive à la commotion cérébrale », s'exprime ainsi : « Le cerveau reste très longtemps malade et cet état se traduit tantôt par des migraines... tantôt par une incapacité de travail qui persiste quelquefois pendant des années... J'ai été consulté pour un enfant, le fils d'un architecte célèbre de Paris, qui depuis deux ans était complètement incapable de travailler; dès qu'il commençait à lire ou à écrire, il éprouvait aussitôt des douleurs de tête tellement violentes, que force lui était de cesser immédiatement. » N'est-ce pas là un des caractères les plus nets de la céphalée neurasthénique?

J'ai pu observer cette année à la Salpêtrière un cas tout à fait net de neurasthénie provoquée par des traumatismes assez légers en eux-mêmes, mais accompagnés d'une violente terreur. Voici l'observation de ce cas.

OBSERVATION LXXI (INÉDITE)

Neurasthénie consécutive au shock nerveux.

X..., trente-huit ans, gazier dans un grand établissement de Paris.

Antécédents héréditaires. — Mère vivante, soixante-quatorze ans, atteinte de sciatique. Père mort à cinquante-quatre ans d'un refroidissement, il ne connaît pas ses antécédents. Il ne connaît rien sur ses ascendants de 2ᵉ degré. Quant aux collatéraux, il dit qu'ils sont pour la plupart morts vieux, mais qu'en somme il ne les connaît pas.

---

1. Robert. — *Loc. cit.*, p. 430.

Marié à l'âge de trente-deux ans. Un garçon de six ans, bien portant. Femme bien portante, pas nerveuse.

Antécédents personnels. — Ne se rappelle avoir fait aucune maladie pendant son enfance. De douze à quatorze ans fait le métier de mousse. Engagé à dix-huit ans dans la marine, y reste jusqu'à vingt-six ans. Pas de maladies pendant tout ce temps-là. A ce moment apprend le métier de gazier, et six mois plus tard obtient la place qu'il occupe encore aujourd'hui.

Il aurait autrefois abusé des femmes. Marié un peu contre son gré avec une femme avec qui il vivait et dont il avait un enfant, il a été depuis en butte, à cause de cela, à toutes sortes d'ennuis.

Au mois de février 1888, appelé subitement dans un sous-sol pour remédier à un grave accident : deux gros tuyaux de conduite de gaz en plomb, fondus par la chaleur d'un tuyau de fumée dans lequel il y avait un feu de cheminée. Ce dernier, par suite d'un vice de construction était placé très près des deux tuyaux de gaz, qu'il croisait perpendiculairement. Au moment où il arriva dans le sous-sol rempli d'émanations de gaz, il se rendit tout de suite compte du danger ; dans cette pièce immense pleine de gaz à n'y pouvoir respirer, le pompier de service vidait le calorifère sur le sol et le charbon flambait à terre, au risque d'une formidable explosion. Il éprouva alors une très grande frayeur dont il se souvient très bien. Il s'agissait d'empêcher l'écoulement du gaz et pour cela de fermer un compteur. Malheureusement ce compteur avait sa porte enfouie sous un monceau de sable jeté là pour une construction en cours à ce moment. Il s'acharna après cette porte et, après des efforts inouïs, toujours sous l'influence de cette frayeur, couvert de blessures et de brûlures, il parvint à conjurer le danger. Tout cela se passait le jeudi.

Le lendemain vendredi et le samedi, il ne se produit rien de spécial dans son état. Ce n'est que le dimanche qu'il commence à se sentir malade. En se levant il lui sembla que tous les muscles de son corps se « retiraient » et il était obligé de « se détirer » pour éviter cette sensation désagréable et l'effet moteur qui en résultait. Quelques instants après il eut une espèce d'attaque sans perte de connaissance ; ses coudes fléchis battaient ses flancs, ses bras se fléchissaient et s'étendaient. Il ne se rappelle pas s'il a eu auparavant les diverses sensations de l'aura. Il reste toute la journée dans un état nerveux, tremblant, agité. Le soir il aurait eu une légère perte de connaissance. Pas de rêves, pas d'hallucinations à ce moment. Tout cela n'est pas très net, mais on peut dire que cela ne ressemble guère à de l'hystérie, autant qu'on peut s'en faire une idée aujourd'hui, que le malade, tout à fait pris, ne se rappelle plus bien ses sensations d'alors et en fait un mélange avec celles d'aujourd'hui, construisant ainsi de bonne foi une petite histoire où il est difficile de démêler la vérité.

Disons tout de suite qu'il n'est ni alcoolique, ni syphilitique.

Le lendemain, après une nuit malgré tout assez calme, il se réveille moins nerveux et se rétablit graduellement en quelques jours. — Il semble que le médecin ait pris cela pour du tétanos ou tout au moins pour une affection très grave. Il se reposa ensuite six semaines sur l'ordre du médecin et reprit ensuite son travail.

Il travaille un mois se portant très bien lorsque peu à peu il se sent devenir d'une faiblesse extraordinaire. Le moindre petit objet lui parait lourd et fatigant à porter. Les jambes lui semblent raides, les pieds paraissant avoir de la difficulté à se détacher du sol.

En même temps survinrent des vertiges qui ne ressemblent en rien à des attaques d'hystérie, mais sont plutôt bien réellement des vertiges. Tout tournait autour de lui. Il n'est cependant alors jamais tombé ; mais il dit que cela lui serait arrivé s'il ne s'était retenu à un meuble.

A cette époque il a eu comme une sorte d'atonie vésicale, qui se reproduit d'ailleurs chaque fois que son état s'aggrave. Il pisse goutte à goutte, toutes les cinq minutes, une urine blanche comme de l'eau. Il en excrète une quantité qu'il évalue à deux litres et plus en une demi-journée.

Puis survinrent diverses sensations subjectives telles que douleurs vagues, fatigue, sensation d'étoffe sur les mains, qui lui empêchait d'apprécier exactement tout ce qu'il touchait.

Au mois de mai commencèrent les douleurs de tête, surtout occipitales, un peu en forme de casque, nettement neurasthéniques, accompagnées d'espèces d'élancements dans les membres.

Fatigue et faiblesse de la vue. Il ne peut lire sans que les yeux se troublent. Il voit quelquefois les gens au milieu d'un nuage.

Ces accidents, sans cesser jamais complètement, présentent de temps en temps des crises d'exacerbation considérable. C'est pendant une de ces crises qu'il présenta une véritable période délirante. Cela se passait au mois de juillet 1888. Pendant trois ou quatre jours il fut dans l'état suivant. Il était debout occupé à toutes ses petites affaires d'intérieur, comme un homme qui aurait toute sa connaissance. Mais il était sombre, ne parlait pas. Puis tout d'un coup il se levait, allait dans des coins de la chambre où il se trouvait, ou sortait même de l'appartement jusque sur le palier de l'escalier, et là, inspectant les murs, il donnait des ordres pour le placement de conduites de gaz et de fumée imaginaires, réglant l'écartement de ces tuyaux, afin d'éviter la fusion **des** tuyaux de plomb et l'incendie. Tous ces actes se rapportaient immédiatement, comme il est facile de s'en rendre compte, à son accident du mois de février.

Le traitement a consisté en bromure et iodure de potassium, chloral, opium, antipyrine, etc. Le résultat a toujours été à peu près nul.

Etat actuel. — Le caractère s'est assez notablement modifié. Il n'était pas gai autrefois, mais aujourd'hui il est tout à fait sombre et morose. Il reste chez lui des heures entières sans parler, assis à la même place et va quelquefois chez les autres pour y tenir une conduite semblable. (Ces renseignements m'ont été fournis par un de ses camarades de travail.) Il est irascible, s'emporte facilement, s'affecte au moindre reproche comme s'il s'agissait d'une grave affaire. Il me semble soupçonneux surtout, faisant toujours une petite réticence, quand il a laissé échapper un aveu quelconque.

Sommeil généralement bon, depuis trois mois à peu près. Auparavant il dormait mal depuis son accident ; il était réveillé par des espèces de secousses dans les reins. Pas d'hallucinations hypnagogiques. Les rêves ne sont pas particulièrement sombres et ne s'accompagnent pas de grandes frayeurs. Au début il est probable que ses rêves se rapportaient à son accident ; il parlait tout haut et se réveillait brusquement.

Douleurs de tête répondant très nettement aux caractères de la céphalée neurasthénique. Douleurs dans les membres, vagues et sous forme d'élancements.

Symptômes de dyspepsie très accentuée avec dilatation de l'estomac. Gonflement de la région épigastrique, rougeur de la face, pesanteur générale et envie de dormir après les repas. Sécheresse habituelle de la langue. Cette sensation que l'on doit, je crois, ranger parmi les sensations subjectives qu'éprouve le malade, et qui sont nombreuses et variées au point qu'il est impossible de les décrire toutes, attendu qu'il s'en produit de nouvelles tous les jours, cette sensation lui annonce généralement que la journée sera mauvaise, qu'il souffrira, qu'il aura sa crise en un mot. A ce moment il s'assombrit, se prive de manger parce que la nourriture le rend malade et commence à souffrir, à voir à travers un nuage, etc...

Aucun trouble de la sensibilité ; légère diminution de l'acuité visuelle. Examen ophthalmoscopique négatif. Pas le moindre rétrécissement du champ visuel. Pas trace de dyschromatopsie.

Pas de polyopie monoculaire. Pupilles normales, à réactions franches à la lumière et à l'accommodation.

Pas de troubles de l'ouïe.

Rien du côté de l'odorat.

Goût normal.

Réflexe rotulien assez faible, existe cependant ; rappelé à son intensité normale par le procédé de Jendrassik.

Réflexe crémastérien diminué à droite, normal à gauche (frôlement de la peau et pression du saphène au canal de Hunter).

Réflexe pharyngien normal.

Jamais d'attaque de nerfs véritables.

Pas de plaques hyperesthésiques, ni de points hystérogènes.

En un mot pas de traces d'hystérie, que j'ai recherchée avec le plus grand soin.

Apathie intellectuelle profonde. Impossibilité absolue de rien faire. Il reste dans la salle d'attente immobile sur sa chaise, comme absorbé et sans avoir l'air de se douter qu'il y a du monde autour de lui. Il est aujourd'hui en congé illimité de son magasin. Il ne sait quand il rentrera. Il mène une vie assez bizarre, faisant sa cuisine lui-même pendant que sa femme, employée elle-même au *Louvre*, reste toute la journée dehors. Il refuse de sortir, de voir du monde. Il ne veut pas entrer à l'hôpital, par une frayeur sans raison de ce genre d'établissement.

L'état général, au milieu de tout cela, s'est assez bien maintenu. Il a peut-être un peu maigri, mais pas beaucoup en somme. Le teint n'est pas modifié.

On prescrit au malade un traitement hydrothérapique et des calmants de toute nature.

La neurasthénie n'est pas douteuse dans ce cas. L'hystérie est absente. L'origine de la névrose à la suite de shock nerveux n'est pas non plus contestable. Je n'insiste pas plus longtemps.

Ce que je viens de dire pour le traumatisme est vrai aussi pour la plupart des agents provocateurs de l'hystérie. C'est évident pour le surmenage intellectuel, cette cause si fréquente de neurasthénie chez les prédisposés. Il est facile de le vérifier aussi pour les intoxications.

En ce qui concerne le plomb, il est possible de fournir des exemples de coïncidence de l'hystérie avec la neurasthénie. Voici la relation d'un cas de ce genre.

OBSERVATION LXXII (INÉDITE)

Hystérie et neurasthénie chez un saturnin.

Le nommé De... Gabriel, âgé de dix-huit ans, peintre, entre à l'hôpital Tenon, service de M. le Dr BARTH, au mois d'octobre 1887.

Je n'ai vu ce malade qu'une seule fois et je ne puis donner sur ses antécédents de famille et son histoire personnelle que les quelques renseignements que je lui ai péniblement arrachés. Au premier abord on le prendrait volontiers pour un aliéné mélancolique. Il est couché, au moment où je l'aborde, la tête tournée contre le mur et ne daigne pas se retourner pour répondre par quelques monosyllabes aux questions que je lui pose. Ses camarades de salle disent qu'il est constamment ainsi, sombre, seul, fuyant la société et la conversation des autres, les sourcils froncés et ayant toujours l'air de méditer quelque mauvais dessein.

Impossible de rien tirer de lui au point de vue de l'hérédité. De ses réponses il semble résulter qu'il n'a jamais été malade sauf une affection fébrile qui a duré plusieurs semaines, il y a de cela cinq ou six années.

Il est peintre, a eu des coliques de plomb et porte encore au niveau des gencives un liséré bleu plombique très net.

Il se plaint surtout de douleurs de tête très violentes, sans localisation précise, lui donnant la sensation d'un étau qui lui serrerait la tête entière. Il a également des douleurs dans les membres, qui ne semblent pas avoir les caractères des douleurs fulgurantes. Il n'a jamais eu de rhumatisme. Il avoue avoir eu un chancre. Les douleurs des membres ne présentent pas non plus les caractères des douleurs ostéocopes de la syphilis ; elles sont variables, fugaces, tantôt violentes, tantôt constituant une simple gêne, ou consistant en de petits fourmillements désagréables. Elles changent également de place et ne sont pas plus violentes la nuit. La céphalée également n'est pas plus accentuée la nuit. Elle est à peu près continuelle, mais supportable, lorsqu'elle n'est pas réveillée par quelque secousse physique, quelque travail manuel un peu dur. Dans ces cas elle est extrêmement violente.

Les réflexes rotuliens sont très faibles des deux côtés.

Tels sont les signes les plus nets de neurasthénie que j'ai constatés chez ce malade. Mais il présente de plus quelques phénomènes qui doivent faire penser à la présence de l'hystérie et à l'association de ces deux névroses chez le même individu.

Il a en effet des attaques de nerfs. Les lui faire décrire, il n'y faut pas songer. C'est un individu incapable de s'observer lui-même. Mais il en a eu dans la salle et il semble bien qu'il s'agisse de l'hystérie, d'après la description qui nous en a été faite. Il ne prévient personne, et tout à coup on le voit se renverser la tête en arrière, esquissant un petit arc de cercle, les yeux convulsés en haut, les paupières battant. Puis quelques secousses animent ses membres et tout est fini. Il revient à lui, comme si rien ne s'était passé. Cela dure cinq à dix minutes, tout au plus. Il ne se mord jamais la langue, il n'urine jamais dans son pantalon.

En outre il est porteur d'une hémianesthésie gauche complète pour la douleur, le contact et la température.

Quant à ce qui regarde les anesthésies sensorielles, il m'a été impossible de recueillir sur ce point aucune indication précise, le sujet y mettant une mauvaise volonté flagrante et me répondant tantôt blanc tantôt noir à quelques instants d'intervalle.

Il est facile de se rendre compte des deux séries de troubles bien distincts que présente cet individu. D'une part, des accidents convulsifs et une hémianesthésie gauche complète; d'autre part, des phénomènes douloureux subjectifs, une céphalée en cercle très intense, réveillée par le travail, une incapacité de travail absolue et enfin un état d'hypocondrie fort accentué. Donc, d'une part, hystérie; d'autre part, neurasthénie. Les deux névroses sont toutes deux évidemment provoquées par l'empoisonnement plombique.

Il ne répugne aucunement à l'esprit de penser que le saturnisme, agent provocateur de l'hystérie isolée, de l'hystérie combinée à la neurasthénie, peut également provoquer l'éclosion de la neurasthénie toute seule. Je n'ai pas observé de cas de ce genre. Mais on peut en trouver un exemple dans le travail déjà cité de A. Westphal sur l'encéphalopathie saturnine (1). Son observation VII, pour ne parler que de celle-là, qui, à mon avis, est tout à fait probante, me semble bien avoir trait à un cas de neurasthénie isolée d'origine saturnine.

1. Westph al (Alexander). — *Loc. cit.*, p. 645

Pour l'alcool, je me contenterai de renvoyer le lecteur à l'observation LIV (p. 172). On y trouvera décrit le cas d'un alcoolique actuellement hystérique, qui pendant une période de temps antérieure, avait présenté tous les signes de la neurasthénie. Chez lui il n'y avait pas, à proprement parler, coïncidence, mais succession des deux névroses, dont la date d'apparition et l'évolution sont restées bien distinctes quoique toutes deux fussent évidemment produites par le même agent provocateur, l'alcool.

Je ne multiplierai pas plus longtemps les faits de cet ordre. D'après les quelques-uns que je viens de citer, je crois qu'il est permis de tirer à l'égard des soi-disant névroses toxiques les mêmes conclusions que pour la prétendue névrose traumatique. Je pourrais reproduire ici exactement les mêmes arguments basés sur la prédominance trop exclusive de la notion de la cause dans l'interprétation des troubles nerveux consécutifs aux diverses intoxications, répéter les mêmes considérations que ci-dessus au sujet de l'autonomie des deux névroses, qu'elles coïncident ou qu'elles soient à l'état d'isolement. Mais je ne reviendrai pas sur cette discussion déjà longue et je me borne à conclure que de même qu'il n'y a pas de névrose traumatique spéciale, de même, et pour les mêmes raisons, il n'existe pas de névroses toxiques particulières; tous les symptômes énumérés jusqu'ici peuvent être mis sur le compte d'affections connues et décrites dans leurs plus petits détails, telles que l'hystérie ou la neurasthénie, par exemple.

Il en est de même de la syphilis. Il n'y a point de névrose syphilitique particulière. Certaines névroses peuvent être réveillées ou provoquées par la vérole, entre autres l'hystérie et la neurasthénie. J'ai rapporté dans la première partie de nombreux faits se rattachant à la première. Voici un exemple de la seconde :

OBSERVATION LXXIII (INÉDITE)

Neurasthénie provoquée par la syphilis.

Jeune officier de vingt-quatre ans.

Antécédents héréditaires. — Mère très probablement hystérique. Un frère violent, une sœur souffrant d'attaques de nerfs.

Histoire de la maladie. — En août 1888 chancre induré; plus tard, maux de gorge, plaques muqueuses dans la bouche. Quelque temps après, période fébrile de quelques jours. En septembre, céphalée fronto-occipitale, apparition de syphilides papuleuses cutanées. Le malade part en voyage. Dès ce moment l'ennui qu'il avait ressenti lorsqu'il s'aperçut qu'il avait contracté la syphilis, augmente au point de tourner à l'hypocondrie. La céphalée syphilitique, qui apparaissait plutôt le soir, fit place dans la journée, surtout lorsque le malade voulait se livrer à quelque travail intellectuel, à des maux de tête en cercle caractéristiques, tout différents de ceux qu'il éprouvait autrefois. De plus, il se mit à souffrir de douleurs subjectives variés, changeantes, mobiles et dont il se tourmentait beaucoup.

Quand il revint de voyage il était dans le même état. Dans l'intervalle (octobre), il avait eu une nouvelle poussée de syphilides cutanées, en particulier au niveau du front.

Aujourd'hui (8 janvier 1889), il ne présente plus aucune lésion syphilitique, sinon quelques ganglions occipitaux un peu engorgés, non douloureux.

La céphalée neurasthénique persiste, les douleurs subjectives aussi. L'état mental est plutôt triste ; le malade s'affecte énormément en pensant que tous les symptômes dont il souffre et qui sont en réalité dus à la neurasthénie, sont le fait de sa syphilis, qu'il croit, à cause de cela, d'une gravité exceptionnelle.

Il n'existe aucun trouble sensitif ni aucun signe d'hystérie. Une notable diminution de l'acuité auditive du côté droit est due à une lésion organique de l'oreille, syphilitique selon les uns, non selon les autres (Ce malade a en effet consulté plusieurs otologistes).

Dans la suite assez rapidement l'emploi de l'hydrothérapie et un peu de confiance rendue au malade suffirent pour amender notablement les divers symptômes neurasthéniques dont il souffrait.

On sait combien les malades sont émus dans bien des cas,

lorsqu'ils apprennent de la bouche du médecin qu'ils ont contracté la syphilis. Il n'est pas rare d'en voir qui se trouvent mal sur le coup, quand on leur annonce cette fâcheuse nouvelle. Mais chez le plus grand nombre, heureusement, cette espèce de shock psychique n'a pas de suite. Les malades s'habituent à l'idée d'avoir la vérole et il n'en manque pas, qui, après avoir été grandement effrayés au début, devenant négligents par la suite, cessent trop tôt le traitement qui doit les guérir. Cependant il n'en est pas toujours ainsi. Le malade de l'observation précédente en est la preuve. Chez lui la terreur a été à ce point considérable et persistante qu'il en est devenu hypocondriaque. Dans ce cas la neurasthénie était évidente. Tous les troubles subjectifs variés dont se plaignait le sujet en font foi. De plus, phénomène très intéressant, j'ai pu avec facilité démêler chez lui les caractères spéciaux des deux espèces de céphalées, syphilitique et neurasthénique.

Il n'y a pas à douter un instant que ce ne soit la syphilis qui ait provoqué chez cet homme les troubles nerveux neurasthéniques dont il était atteint, de même que dans l'observation XXXV, c'était également la syphilis qui avait provoqué l'hystérie. Voudra-t-on aussi créer une névrose syphilitique spéciale dans le cas possible où l'hystérie et la neurasthénie se trouveraient combinées? Pas plus que pour le traumatisme, le plomb ou l'alcool, une pareille manière de voir n'est justifiée.

Un bon nombre d'auteurs qui se sont occupés de l'hystérie ou des névroses traumatiques ont mentionné la coïncidence possible des troubles nerveux *sine materia* avec des lésions traumatiques vraies. Ces cas, véritablement complexes, ou combinés, et c'est à ce titre que j'en veux ici dire quelques mots, sont quelquefois d'une interprétation très facile. Lorsqu'il s'agit d'un traumatisme récent, par exemple, il est aisé de démêler d'avec les troubles nerveux les signes tenant à la contusion, à la fracture ou à la luxation qui peut exister. Mais lorsqu'on se trouve en présence de complications à distance du traumatisme, et en particulier de complications éloignées d'ordre nerveux, le diagnostic peut devenir quelquefois très ardu. Dans ces cas l'observation la plus attentive, l'analyse la plus rigoureuse des divers symptômes présentés par le malade peuvent seules mettre sur la voie.

L'hystérie est aujourd'hui une affection assez bien connue, décrite suffisamment dans tous ses détails pour que l'on puisse, avec une certitude à peu près absolue, démêler au milieu d'un cortège de phénomènes variés, ceux qui lui doivent être attribués sans contestation. Il ne faudrait pas croire que chez un traumatisé souffrant de troubles tenus indubitablement pour hystériques, il ne puisse pas s'en présenter d'autres qui reconnaissent une autre cause. En un mot lorsqu'un individu est atteint d'hystérie, s'il accuse d'autres symptômes nerveux, on ne doit pas par cela même qu'il est hystérique mettre toutes les manifestations morbides sur le compte de la névrose. Nous n'en sommes plus au jour où l'on disait : en fait de système nerveux, quand on ne sait pas ce que c'est, on diagnostique hystérie. De même que l'on doit savoir, dans un cas complexe, démêler l'hystérie et la neurasthénie combinées, de même on doit faire la part de toute affection nerveuse organique ou autre.

On a vu chemin faisant des exemples de saturnins hystériques atteints de paralysie saturnine vraie des extenseurs de l'avant-bras. Celle-ci est facile à distinguer de la paralysie hystérique ordinaire. Mais si chez un saturnin hystérique on se trouvait en présence d'une paralysie de l'avant-bras, simulant au premier abord la paralysie saturnine vraie et que de plus cette paralysie semblât consécutive à un traumatisme, l'embarras pourrait être très grand. On pourrait en effet alors avoir affaire à une triple combinaison, saturnisme, hystérie, névrite traumatique. Les cas de ce genre doivent être rares, cela est certain. Mais enfin ils peuvent se rencontrer, ainsi que l'observation suivante en fait foi et il est bon par conséquent de les connaître.

¡Observation LXXIV

Hystéro-saturnisme et névrite traumatique du nerf cubital.

(Rendu. *Gaz. des hôp.*, 1886, n° 98.)

Il s'agit d'un homme de trente-neuf ans, gros, fort, robuste, qui est déjà venu dans le service il y a deux ou trois mois, pour des accidents analogues à ceux qui l'ont ramené de nouveau ici ces jours derniers, c'est-à-dire pour une poussée congestive du côté des poumons, avec crachements de sang, poussée dont il a guéri assez rapidement.

Le mois dernier donc, il a de nouveau toussé avec recrudescence d'hémoptysies et est entré dans nos salles, il y a un peu plus de trois semaines. Le jour de son arrivée il avait encore des hémoptysies et il a bien rendu plusieurs gorgées de sang, non pas d'un sang rutilant, artériel, mais noirâtre et veineux.

Les jours suivants, ses crachements de sang ont continué (expectoration spumeuse teintée de sang ou striée de filets de sang), en même temps que nous constations quelques signes de bronchite légère.

Bref, au premier abord, il semblait que nous fussions en présence d'une tuberculose procédant par poussées congestives et devant continuer ainsi jusqu'à ce que la maladie fût pleinement confirmée. Cependant le malade n'avait pas l'aspect des tuberculeux ordinaires, il était, comme je viens de le dire, d'apparence robuste, d'où la nécessité d'un examen plus complet et poursuivi pendant quelque temps.

La percussion ne nous fournissait aucun élément de diagnostic, car nous ne trouvions pas de matité dans la fosse sus-épineuse, mais seulement une petite diminution d'élasticité. D'autre part, nous ne constations, à l'auscultation, aux deux sommets, qu'une respiration médiocre, un peu de diminution du murmure respiratoire dans toute l'étendue des poumons, quoique un peu plus prononcée à droite, un peu d'expiration prolongée aux deux sommets, enfin, pas de retentissement bien net de la toux et de la voix. Ajoutons à cela un peu d'emphysème.

Quant aux crachats, ils ressemblent à une solution de gomme parsemée de stries sanguines.

Bref, notre diagnostic était hésitant, quoique les poussées congestives répétées du côté du poumon avec hémoptysies autorisassent le soupçon de quelque tuberculose. Cependant, d'autre part, la disparition rapide, chaque fois, des accidents congestifs, rendait le pronostic peu grave, d'autant plus que le malade ne présentait pas de troubles généraux, qu'il offrait un certain embonpoint, qu'il avait conservé son appétit ordinaire, un bon sommeil et que, en dehors de ces poussées congestives, il n'avait pour tout symptôme que la toux matinale des emphysémateux.

Aussi n'avions-nous d'autre traitement à lui faire qu'une médication astringente (ergotine, tannin, extrait thébaïque).

Aujourd'hui, cet homme est convalescent, et son cas ne serait pas suffisamment intéressant pour en faire le sujet d'une leçon, si nous n'avions découvert chez lui un état complexe fort curieux.

En effet, au cours de son interrogatoire, j'appris que pendant longtemps il avait été peintre en bâtiments. Par suite, sous l'influence de l'intoxication saturnine avec coliques de plomb, diminution notable du volume du foie et, de plus, une paralysie de de l'avant-bras gauche. Mais cette dernière, je la mets à part, nous allons voir pourquoi.

Elle date de deux ans et l'a forcé à cesser son état ; elle est unilatérale et caractérisée en partie par l'attitude de la paralysie saturnine. La main est pendante, fléchie sur l'avant-bras, et le malade a quelque difficulté à la redresser. Or, ce qu'elle présente de particulier, c'est qu'elle n'est pas symétrique, qu'elle n'existe que d'un côté, que la main est moins pendante que dans le saturnisme, que l'avant-bras est atrophié, enfin, que tous les mouvements sont possibles, bien qu'un certain nombre d'entre eux soient très diminués et difficiles, notamment le redressement de la main, ce qui indique une parésie des extenseurs, c'est-à-dire dans la zone du nerf radial. Les mouvements de latéralité, par contre, sont normaux. Les mouvements de flexion sont diminués, et la force de la main, constatée au dynamomètre, est médiocre.

La contraction volontaire est conservée dans les deux radiaux externes et dans le supinateur ; elle est possible aussi, quoique diminuée, dans l'extenseur commun des doigts. Par conséquent, le nerf radial est touché, mais légèrement. Le nerf cubital au contraire, est très fortement atteint, car tous les muscles animés par lui sont plus ou moins atrophiés (cubital antérieur, fléchisseurs profond des doigts) : en effet, les premières et deuxièmes phalanges sont légèrement fléchies par suite de la prédominance du fléchisseur superficiel, innervé, comme l'on sait, par le nerf médian, tandis que le fléchisseur profond, innervé par le nerf cubital, est paralysé, d'où l'atrophie de ce muscle.

Enfin, un dernier groupe musculaire, les interosseux dorsaux et palmaires, animés par le cubital, sont aussi très atrophiés, car les métacarpiens font un véritable relief sur la peau, et les mouvements d'adduction et d'abduction de ces interosseux sont très limités. J'ajoute que les muscles de l'éminence thénar sont également très atrophiés.

Bref, il y a donc paralysie légère du nerf radial, et paralysie surtout, presque exclusive, du nerf cubital, et, par suite, les muscles innervés par lui sont complètement atrophiés.

Au premier abord, on pourrait se demander si ces accidents sont dus au saturnisme : mais il n'en est pas ainsi, car la paralysie saturnine est toujours double, symétrique et non pas unilatérale comme ici ; de plus, elle porte toujours d'emblée sur les extenseurs et non pas les fléchisseurs ; enfin, elle comporte la perte complète de la contractilité électrique, tandis qu'ici celle-ci est conservée, sauf dans les muscles atrophiés, et en raison même de leur atrophie.

La paralysie de l'avant-bras de notre malade n'est donc pas d'origine saturnine. Du reste, la suite de notre enquête nous a appris qu'elle avait été consécutive à un traumatisme du coude, où l'on constate une déformation de l'extrémité inférieure de l'humérus, un épaississement au niveau de la trochlée, au lieu de passage du nerf cubital. Cet homme, en effet, a eu une fracture du coude, fracture qui a intéressé l'extrémité inférieure de l'humérus et peut-être aussi le radius et le cubitus, ce que l'état des parties ne nous permet pas de dire. Mais, ce que nous comprenons très bien, c'est qu'il y a là un cal difforme qui a englobé le nerf cubital, qu'il y a eu un certain degré de névrite et, de là, une atrophie d'un groupe musculaire de l'avant-bras.

Le fait curieux ici est que la fracture date de quatre ans environ, et que les troubles trophiques, beaucoup plus récents, remontent seulement à deux ans.

Un autre fait, non moins intéressant, est l'abolition totale de la sensibilité dans tout l'avant-bras et le bras, ce qui est assez insolite, et, pour le dire tout de suite, dans toute la moitié gauche du corps. Cette hémianesthésie est absolue : pas de notion de contact, pas de sensibilité aux piqûres : celles-ci comme cela se voit en pareil cas, ne sont suivies d'aucun suintement sanguinolent ; elle est limitée à la ligne médiane et occupe la totalité de la moitié gauche du corps depuis la racine des cheveux jusqu'au pied. Il en est de même de toutes les muqueuses (côté gauche bien entendu).

Le malade est également hémianesthésique sensoriel de tous les organes des sens (vision obscurcie, moins nette à gauche, surdité de l'oreille gauche, olfaction perdue dans la narine gauche, sens du goût aboli dans la moitié gauche de la langue).

Quant aux autres modes de sensibilité, nous voyons que la sensibilité articulaire est diminuée, cet homme n'a pas la notion très nette, — les yeux étant fermés — des mouvements qu'on imprime à ses articulations. Par contre, le sens musculaire ne paraît pas aboli, car si on lui commande un mouvement quelconque, les yeux fermés, il l'exécute avec netteté et sans incertitude. Enfin, malgré la diminution notable de la force de la main gauche, le malade se rend très bien compte de l'objet qu'il tient.

Quant aux troubles fonctionnels dans les membres anesthésiés, ils sont à peu près nuls : cet homme jusqu'en ces derniers jours, ne s'était nullement aperçu de cette anesthésie ; c'est là, du reste, la règle en pareil cas, ainsi que M. Mesnet l'a montré en 1852 dans sa thèse de doctorat sur la paralysie hystérique. Il y a là un phénomène psychique étrange.

Notre malade est donc un hystérique : ce qui nous est confirmé aussi, d'ailleurs, par l'existence de douleurs fixes, par l'hyperesthésie du côté opposé, le côté droit, par une douleur dans la fosse iliaque droite correspondant à la douleur ovarienne chez la femme. Mais il n'a pas de douleur testiculaire ni d'hyperesthésie rachidienne.

Quel rôle le plomb, le saturnisme, ont-ils joué dans tout cela? Notre malade est-il un névropathe devenu saturnin, ou un saturnin devenu névropathe? Ici encore les antécédents vont nous éclairer et nous montrer que cet homme est un hystérique vrai. En effet, dès son enfance, il a eu des phénomènes bizarres, des attaques avec perte de connaissance totale ou partielle dès l'âge de dix ans, fréquentes d'abord, puis allant peu à peu en s'éloignant, au point qu'il a pu faire son service militaire, n'ayant eu, pendant tout ce temps, qu'une seule attaque.

D'autre part, ses antécédents héréditaires nous montrent son père comme un nerveux, très irritable ; sa mère, une hystérique ; sa sœur, une hystérique également et à grandes attaques. Quant à lui, il a eu un enfant atteint de malformation congénitale, mort à l'âge de neuf jours.

Enfin ses apparences extérieures sont celles du féminisme : bassin très large comme celui de la femme, poils pubiens ne remontant pas vers le pubis, aspect glabre de la région supérieure du corps, obésité sous-mammaire, menton presque glabre, atrophie de l'un des testicules. De même son état psychique est féminin : réponses tortueuses, mise en scène, inconscience des hystériques, nul esprit de décision, volonté nulle. Bref, c'est un hystérique mâle.

Mais quelle influence le saturnisme a-t-il eu sur son hystérie?
Il ne l'a pas créée, mais il l'a mise en relief, il a réveillé une hystérie latente. Chez cet homme incontestablement prédisposé, dès
son enfance, et par l'hérédité, à l'hystérie, celle-ci a éclaté, comme
elle le fait souvent, soit à la suite d'un traumatisme, soit à la suite
d'une commotion sensorielle, d'une émotion violente, soit sous
l'influence d'une intoxication plombique, mercurielle, etc...

Enfin, une dernière question : les poussées congestives du côté
du poumon, les crachements de sang, sont-ils le résultat de quelque tuberculose latente, au début? Comme je l'ai dit en commençant, quelque soin que j'aie mis à examiner cet homme, à l'ausculter tous les jours depuis son arrivée à l'hôpital, je n'ai rien
trouvé, et sa crise pulmonaire est néanmoins la troisième depuis
un an. Cependant aucune d'elles ne s'est accompagnée de phénomènes fébriles ou généraux. D'autre part, on voit assez fréquemment des femmes hystériques présenter en dehors de toute relation avec les époques menstruelles des hémoptysies semblables,
conséquences de poussées congestives du côté du poumon, s'effectuant sous une influence nerveuse. Or, je serais très porté à croire
qu'il en est de même chez cet homme; j'émets le fait comme une
hypothèse, mais comme une hypothèse qui n'a rien d'invraisemblable, car, si nous avions affaire à quelque tuberculose, il faut
avouer que sa marche serait bizarre.

Quant au pronostic il est bénin au point de vue de la névrose, si
celle-ci en reste là; mais nous devons savoir aussi que la paralysie
peut se compliquer, à un moment donné, de phénomènes de contracture de même que les accidents peuvent disparaître spontanément, *sua sponte*.

Quoi qu'il en soit, le traitement ne doit pas être violent, et nous
devons combattre la paralysie par les courants continus, en cherchant à faire fonctionner la peau ; enfin, nous devons tonifier l'individu et arrêter les phénomènes congestifs, du côté du poumon,
par des révulsifs.

Voilà donc un saturnin atteint de paralysie de l'avant-bras.
Au premier abord tout portait à croire à l'existence d'une
paralysie saturnine à allures un peu anormales, c'est vrai. Mais
on vient à découvrir l'hystérie chez cet homme. Ne s'agissait-il pas d'une paralysie hystérique et plus précisément hystéro-traumatique? Pas plus que le plomb, l'hystérie ne devait être
incriminée dans ce cas. On était en présence d'une paralysie

par névrite du cubital consécutive à une ancienne fracture consolidée vicieusement et ayant englobé le nerf dans son cal difforme. Si j'ai reproduit *in extenso* cette longue observation, ç'a été justement pour montrer combien il est utile d'analyser un à un tous les symptômes, afin de pouvoir rapporter chacun d'entre eux à sa véritable cause, dans des cas aussi complexes que celui-là, où l'on rencontrait l'hystérie, l'intoxication plombique et une lésion nerveuse organique consécutive à un ancien traumatisme.

L'hystérie peut se combiner avec d'autres troubles reconnaissant ou non la même cause; tel est, je crois, l'enseignement que l'on doit retirer de tous les faits que j'ai examinés dans le courant de ce chapitre. Lorsque, consécutivement à l'action d'un des agents provocateurs de la névrose, on constate chez un hystérique d'autres phénomènes nerveux dépendant d'une autre affection *sine materia*, il faut admettre la combinaison des diverses entités mortides et l'on doit rejeter des cadres nosologiques toute affection soi-disant spéciale qui ne consiste en réalité qu'en la réunion de plusieurs autres.

CHAPITRE II

Les agents provocateurs de l'hystérie ne sont rien de plus que des causes occasionnelles.

Qu'est-ce qu'une cause occasionnelle? et par opposition, car la notion de l'une ne va pas sans l'autre, qu'est-ce qu'une cause prédisposante? Je ne saurais mieux faire que de citer ici les deux définitions qu'a données Gaubius (1) il y a plus d'un siècle et qui restent bonnes aujourd'hui. Cet auteur définit ainsi la cause prédisposante : « *Predisponens dicitur conditio quævis corpori inhœrens, quâ illud aptum est, natâ occasione, morbum suscipere.* » Quant à la cause occasionnelle, voici la définition qu'il lui applique : « *Occasio est quidquid prædisponenti superveniens hanc excitat, ut una morbum pariant* ». C'est dire que du moment que l'on admet que tel agent étiologique joue quelque part le rôle de cause occasionnelle, on admet aussi que derrière lui se trouve une autre cause, la cause prédisposante. Ce n'est que grâce à la présence de celle-ci qu'il a pu exercer une action quelconque. En effet, ajoute Gaubius, « *prædispositio si abest, occasio non nocet, et vicissim si prædispositio ab occasione caret, caret a morbo.* »

Cette proposition est absolument juste. Prenons deux individus, l'un indemne de toute prédisposition, l'autre entaché d'une tare héréditaire quelconque. Ces deux hommes suivent le même chemin, sont arrêtés par les mêmes obstacles ; mais

---

1. Gaubius. — *Institutiones pathologiæ medicinalis.* Leyde, 1775. Cité in : Monneret. — *Déterminer la part des causes occcasionnelles dans les maladies.* Th. agrég., 1838.

le même caillou qu'ils heurteront du pied sur leur route, fera
à peine trébucher l'un, tandis qu'il fera choir l'autre. Le premier pourra marcher de l'avant en toute sécurité, le second
aura tout à craindre des mille petits incidents du voyage. En
d'autres termes, une cause occasionnelle n'a d'action que sur
ceux qui lui prêtent le flanc. Elle ne peut jamais créer une
maladie, elle ne fait que la provoquer.

On voit dès maintenant quelles conséquences il faudra tirer
des quelques mots que j'ai placés en tête de ce chapitre : les
agents provocateurs de l'hystérie ne sont que des causes occasionnelles et rien de plus. Cela implique que ces agents ne
peuvent créer l'hystérie de toutes pièces, qu'ils ne font que la
provoquer chez les individus qui s'y prêtent. Or cette prédisposition, que j'admets par conséquent chez tous les malades
de ce genre, quelle est-elle? C'est la prédisposition héréditaire. Je ne m'arrêterai pas à discuter ici, après tant d'autres,
le rôle de l'hérédité dans les maladies et en particulier dans
les maladies du système nerveux. On pourra consulter avec
fruit à ce sujet l'excellent travail de Déjerine (1) qui montre
à quel point toutes les affections nerveuses dépendent de l'hérédité. En ce qui concerne l'hystérie spécialement, on pourra
objecter que la preuve est loin d'être faite pour tous les cas et
qu'on en connaît bon nombre dans lesquels les renseignements
à ce point de vue sont restés absolument négatifs. C'est possible, mais à côté de ceux-là le nombre est tellement grand
de ceux où la tare héréditaire est manifeste!

Je ne parle pas ici, bien entendu, de la seule hérédité
similaire, mais de l'hérédité nerveuse en général. On sait
aujourd'hui ce que l'on doit entendre par ce terme et quelles
sont les maladies qui rentrent dans le groupe naturel que
M. Charcot appelle *la famille névropathique*, et sur lequel
Féré a écrit un article remarquable (2). Que si on ne retrouve
pas toujours dans l'hérédité des malades des accidents ner-

---

1. Déjerine. — *L'hérédité dans les maladies du système nerveux*. Th. agrég.,
1886.

2. Féré. — *La famille névropathique. Arch. de Neurol.*, t. VII, p. 1 et 173.

veux faisant partie de cette grande famille, ce n'est pas là une
raison pour prétendre que la grande cause prédisposante de
l'hystérie ne soit pas l'atavisme. La plupart des observations
publiées sur ce sujet comme sur les autres, ont trait généralement à des malades d'hôpital, des ouvriers, des gens du
peuple, séparés souvent dès leur plus tendre enfance du reste
de leur famille, de leurs parents même, quand encore ils ont eu
le bonheur de les connaître. Comment peut-on espérer obtenir
de ces malades des renseignements complets ou même exacts
sur leurs antécédents de famille ? Neuf fois sur dix, ce qu'ils
disent ne peut servir de base à une critique sévère. Et cependant on trouve encore souvent chez eux des tableaux généa-
logiques qui présentent le plus haut intérêt.

Dans la clientèle de ville on peut être souvent plus heureux.
Aussi est-ce surtout chez les malades de cette catégorie que
l'on reconstitue les généalogies les plus chargées au point de vue
nerveux. De plus le médecin qui soigne une famille, peut souvent avoir observé deux ou trois générations et, renseigné par
ce qu'il a vu chez la première, ne relever que de lui-même, de
ses souvenirs ou de ses notes, dans l'appréciation de ce qui
revient à la seconde ou à la troisième. Cependant là encore on
se heurte à des obstacles quelquefois insurmontables. Les malades font souvent difficulté d'avouer que leur père ou leur
aïeul a passé quelques années de sa vie dans une maison de
santé à titre d'aliéné. Ce sont de ces taches que l'on cèle
volontiers, même au médecin, surtout peut-être au médecin,
par une prévention inexplicable, lorsqu'il s'agit de maladies
nerveuses. Le malade sent très bien que, suivant l'expression
d'Aug. Comte « les morts dominent les vivants », mais il ne veut
pas se l'avouer et encore moins l'avouer à d'autres. Pour lui
il y a là, et il a raison en cela, une sorte de tare indélébile. Toucher à cela c'est mettre un pied dans le fatalisme et l'homme,
l'homme malade surtout, n'est pas fataliste. Il va toujours à la
recherche des causes. Dans ces cas particuliers il en trouve, mais
en dépit de ses raisonnements, de sa bonne volonté, il ne s'agit
jamais que de causes occasionnelles, qui ont agi sur lui, prédis-

posé, tandis qu'elles eussent été sans effet sur d'autres, indemnes à ce point de vue.

On peut, par ces quelques considérations, se rendre compte de la difficulté qu'il y a à obtenir des malades des renseignements exacts et complets en ce qui touche l'hérédité. Mais le nombre des cas où celle-ci existe est tel, que l'on peut pour ainsi dire passer sous silence les autres. Nous voyons tous les jours les auteurs qui s'occupent de psychiàtrie, diagnostiquer le syndrome de la folie héréditaire chez des individus dont les antécédents de famille sont absolument muets en ce qui concerne l'existence de psychopathies ou de névropathies. Pourquoi ne ferions-nous pas de même pour l'hystérie par exemple?

Je ne prétends pas ici que l'existence d'une maladie nerveuse dans les ascendants soit absolument nécessaire pour créer la prédisposition. Peut-être y a-t-il d'autres affections que les affections du système nerveux lui-même, qui peuvent suffire à créer une bonne fois cette prédisposition. Il est certain que les enfants d'alcooliques avérés sont des héréditaires bien souvent et l'on sait que les alcooliques engendrent fréquemment des hystériques. Peut-être en est-il de même pour certains autres états, les intoxications en particulier. On voit que cela élargit singulièrement le cadre. Mais ce sont là des questions non encore complètement élucidées et dont l'étude, d'ailleurs en dehors du plan de ce travail, reste encore à faire en grande partie.

J'en dirai autant en ce qui concerne certaines sympathies morbides dont l'explication est encore à donner, par exemple l'association si souvent constatée de la famille névropathique avec la famille arthritique. On sait combien est fréquente la coïncidence de la diathèse rhumatismale avec la chorée. Certains auteurs ont même voulu voir là entre les deux affections un rapport de cause à effet. Il en est de même pour l'hystérie, pour l'épilepsie, ainsi que l'ont souvent répété M. Charcot et ses élèves (1), pour la maladie de Parkinson. Il y aurait peut-

1. Souza-Leite. — *Des rapports et de l'influence réciproques de l'épilepsie et de l'hystérie avec le rhumatisme articulaire aigu. Arch. de Neurol.*, 1886.

être de ce côté quelque problème à résoudre en ce qui touche la prédisposition. Cela vient d'ailleurs à l'appui de l'hypothèse que je formulais quelques lignes plus haut en ce qui concerne le rôle des intoxications dans la création des prédispositions. Si nous voyons les maladies nerveuses présenter pour la diathèse rhumatismale une véritable sympathie, ne savons-nous pas aussi que les intoxications, l'une d'entre elles au moins, le saturnisme, offrent également des points de contact bien particulier avec cette diathèse? Le saturnisme, qui joue le rôle d'agent provocateur de l'hystérie, exerce une action analogue sur une manifestation de la diathèse arthritique, la goutte, dont on connaît la fréquence et la gravité chez les saturnins. Il semble qu'il y ait entre ces diverses modalités morbides, l'arthritisme, les maladies nerveuses, les intoxications, certains rapports, qui, s'ils ne sont pas encore complètement élucidés, se laissent du moins légitimement soupçonner.

Quoi qu'il en soit d'ailleurs de ces quelques considérations, et sans rien préjuger de la nature ou de la qualité des agents qui peuvent créer la prédisposition, je crois que l'on doit admettre chez les hystériques l'existence constante d'une prédisposition héréditaire, même dans les cas où les recherches dans ce sens n'ont fourni qu'un résultat négatif. Cela restreint beaucoup le rôle des agents provocateurs de la névrose. Ceux-ci ne sont en effet que des causes occasionnelles et rien de plus. Ce ne sont que des agents étiologiques vulgaires, que l'on retrouve partout dans toutes les branches de la pathologie (1). S'agit-il de maladies par trouble de la nutrition, nous voyons les émotions, les chagrins répétés provoquer les modifications fonctionnelles qui aboutissent à la lithiase biliaire et à la colique hépatique (2). Quel rôle ne joue pas le traumatisme dans le développement des manifestations de la diathèse rhu-

---

1. Voir à ce sujet : Verneuil. — *Mémoires de chirurgie.*, t. III. *États constitutionnels et traumatisme*, 1883, — t. IV, *Traumatisme et complications*, 1886, — t. V, *Commotion, contusion, tétanos, syphilis et traumatisme*, 1888.

2. Bouchard (Ch.). *Maladies par ralentissement de la nutrition.* Paris, 1882.

matismale (1), dans la provocation du diabète, de la goutte ?
J'ai parlé tout à l'heure du saturnisme et de la goutte saturnine. Veut-on considérer au contraire les maladies infectieuses ? Ici, dira-t-on, il n'existe pas de prédisposition. Mais
bien au contraire ; seulement la prédisposition n'est plus
inhérente au sujet ; elle lui est extérieure ; elle réside dans
l'agent infectieux qui pullule autour de nous, dans l'air, dans
l'eau, dans la terre, *quærens quem devoret*. Au lieu de prédisposition, terme mauvais dans ce cas, il y a exposition commune pour tous. Nous retrouvons ici le surmenage dont le rôle
étiologique dans la fièvre typhoïde par exemple, ne saurait être
mis en doute. Un traumatisme, une écorchure, une bronchite
a frigore deviennent les causes occasionnelles, les portes
d'entrée de la tuberculose. On pourrait multiplier à l'infini
les exemples pour montrer l'existence de certains agents étiologiques qui se retrouvent partout les mêmes en pathologie
générale et jouent toujours le même rôle.

Il ne faudrait pas, je le dis en passant, prendre au pied de
la lettre les exemples que je viens de citer et vouloir en faire
des comparaisons avec l'hystérie, dont je m'occupe seulement
ici. Une telle pensée est bien loin de mon esprit. Je n'ai pas
eu d'autre but en y ayant recours, que de montrer que les agents
provocateurs de l'hystérie se retrouvent comme causes occasionnelles d'autres maladies. Dans celles-ci comme dans la
névrose, ce ne sont jamais que des agents secondaires, ne pouvant réaliser la maladie sans l'intervention d'une autre condition, la cause première, prédisposition s'il s'agit d'arthritisme
ou d'hystérie, agent infectieux s'il s'agit de maladies infectieuses.

On peut donc démontrer par des arguments tirés de la
pathologie générale et déduits des faits connus, que les agents
provocateurs de l'hystérie font partie de cet ordre de causes
dites causes occasionnelles, incapables par leur nature même

1. Charcot. — *Gaz. des hôp.*, 1867.
Fournier (Prosper). — *Influence du traumatisme sur les manifestations de la
diathèse rhumatismale*. Th. Paris, 1878.

de créer de toutes pièces une maladie. Je dis une maladie et non pas une lésion, un trouble nutritif, tel que fracture, athérome, anémie, qui peuvent être la conséquence du traumatisme, du saturnisme ou du surmenage, pour ne prendre que ces exemples. Mais ce ne sont pas là des maladies.

L'idée de cause première entraîne après elle une étroite subordination entre l'effet et la cause, que nous ne retrouvons jamais entre les divers symptômes provoqués par les causes occasionnelles et celles-ci. En d'autres termes, toute maladie dûment reconnue pour une entité morbide a sa cause première. Une même cause de cet ordre peut être commune à plusieurs affections, le ralentissement de la nutrition pour la goutte et le diabète par exemple. Mais jamais on ne verra une maladie par réaction nerveuse ou par ralentissement de la nutrition être produite par un agent infectieux ou réciproquement. En d'autres termes encore, une entité morbide ne relève que de sa cause première, elle ne peut jamais être symptomatique de quoi que ce soit. Pas plus qu'on ne pourra dire pour cette raison : lithiase biliaire symptomatique de chagrin, goutte ou diabète symptomatique de traumatisme, d'intoxication plombique, on ne devra dire non plus : hystérie symptomatique de l'émotion ou du saturnisme.

On l'a dit cependant. J'ai cité chemin faisant des auteurs qui admettaient à côté de l'hystérie essentielle, une hystérie symptomatique, à commencer par Bouneau (1) qui, en 1817, reconnaissant cependant l'existence de l'entité morbide hystérie, la considérait comme quelquefois symptomatique du traumatisme. Plus tard, on l'a vu, Breuillard (2) et Petit (3), puis Debove (4) et Achard (5) regardent aussi dans certains cas l'hystérie comme symptomatique. Il y a là ni plus ni moins qu'une tentative de démembrement de l'hystérie. Si l'on veut en faire dans certains cas un symptôme, il faut cesser d'en

1. Bouneau. — *Th. citée.*
2. Breuillard. — *Th. citée.*
3. Petit. — *Th. citée.*
4. Debove. — *Loc. cit.*
5. Achard. — *Th. et mém. cités.*

faire une maladie et la tenir pour un simple syndrome, à l'égard de la paralysie labio-glosso-laryngée ou plus simplement de la toux ou des palpitations de cœur. On peut, il est vrai, tourner la difficulté en admettant comme le fait M. le professeur Grasset (de Montpellier) (1) plusieurs hystéries.

Il est facile de réfuter cette manière de comprendre les choses. L'hystérie est une espèce morbide, nette et claire dans son unité, j'ai tâché de montrer cela dans le chapitre précédent, et portant un nom qui, si absurde qu'il soit, a traversé les années sans pouvoir être modifié. Plus cette névrose a été étudiée, plus son existence et son autonomie ont été établies sur des bases solides. Sur quoi s'appuie-t-on aujourd'hui pour essayer de la démembrer? Sur l'idée de cause, et sur cela seulement. On continue à admettre la maladie appelée hystérie, une et autonome, mais à côté d'elle, on crée un syndrome absolument identique et qui peut devenir dès lors symptomatique d'autres maladies diverses, les intoxications par exemple. M. Debove dit que l'hystérie symptomatique du plomb, de l'alcool est à l'hystérie vraie ce que l'épilepsie symptomatique est au vrai mal comitial. Mais il y a entre les deux choses une différence colossale.

A ceux qui, partisans de la théorie de P. Marie (2), considèrent l'épilepsie comme toujours symptomatique, la réponse est facile. Il faut aller jusqu'au bout et si l'on admet que l'hystérie est symptomatique dans un cas, il faudra l'admettre pour tous les autres cas aussi. Je me hâte de dire, d'ailleurs, que M. P. Marie n'applique nullement à l'hystérie ses théories sur l'épilepsie. Alors c'est la négation de l'espèce morbide hystérie. Si au contraire on reconnaît l'existence du mal comitial vrai, on doit avouer que les épilepsies symptomatiques diffèrent toujours par quelque point de cette maladie. Prenons l'épilepsie partielle par exemple, symptomatique d'une tumeur cérébrale ; on pourra à la vue de l'attaque et à l'examen du ma-

1. Grasset (J.). — *Leçons sur l'hystéro-traumatisme*, recueillies et publiées par Bourguet, in-8º, Paris, 1889.

2. P. Marie. — *Progr. méd.*, 1887.

lade, presque sans lui adresser une seule question, diagnostiquer l'épilepsie symptomatique. S'il s'agit d'épilepsie dépendant de sclérose cérébrale, c'est encore plus grossier. En sera-t-il de même pour les hystéries symptomatiques ?

Je ne puis que répéter ici ce que je disais au chapitre précédent : prenez dix hystériques, l'un saturnin, l'autre traumatisé, un troisième convalescent de maladie aiguë, un autre surmené et ainsi de suite. Examinez leur état actuel, étudiez les symptômes qu'ils présentent les uns et les autres. Il sera impossible de reconnaître la maladie de chacun d'eux, car bien entendu, dans cette hypothèse, diagnostiquer l'hystérie ne sera rien ; il faudra d'après les caractères particuliers du syndrome dans chaque cas pouvoir dire : hystérie émotive, saturnine, traumatique, etc... Cela est impossible, et la raison est bien simple. S'il y a des états épileptoïdes, différant par quelques points de la maladie que l'on est convenu d'appeler le mal comitial et pouvant en être distingués par eux-mêmes, il n'existe pas d'états hystéroïdes. Le consensus symptomatique est toujours semblable, toujours identique à lui-même, dans le fond du moins, car l'on ne peut demander à chaque malade de présenter tout l'ensemble des symptômes divers de l'hystérie.

Un autre argument peut être invoqué contre l'hypothèse de l'hystérie symptomatique. Je n'ai parlé jusqu'ici que des cas de provocation de la névrose par l'un des agents provocateurs. Mais que dire des cas où il y a eu simple réveil. Prenons par exemple le cas de Dutil que je citais plus haut (p. 153). Il s'agissait d'un homme qui, ayant eu des attaques d'hystérie de dix à vingt-cinq ans, voit subitement la névrose, l'hystérie vraie, je pense, dans ce cas, s'éteindre chez lui pendant treize années consécutives. Il contracte la syphilis, devient alcoolique, s'intoxique par le plomb et un beau jour à la suite d'une colique de plomb, les attaques reparaissent, accompagnées d'hémiparésie avec hémianesthésie. Dans cette seconde évolution de l'hystérie, avons-nous affaire toujours à l'hystérie vraie du commencement de la vie, ou à une hystérie symptomatique du saturnisme, c'est-à-dire à une maladie nouvelle ? La seconde

hypothèse ne me paraît guère soutenable, et ceux qui la dé-
fendraient ne feraient que tourner contre eux-mêmes leurs
propres arguments en montrant bien l'identité absolue des
deux affections. Quant à la première hypothèse, celle où la
maladie serait l'hystérie vraie, au début comme au réveil,
que dire de cet agent causal, le saturnisme, qui tantôt produit
l'hystérie vraie et tantôt l'hystérie symptomatique ? On en
pourrait dire autant pour tous les agents provocateurs que
j'ai étudiés dans la première partie de ce travail, car j'ai pris
soin de le répéter plusieurs fois, chacun d'eux peut non seulement provoquer, mais encore et à plus forte raison réveiller l'hystérie.

Louis Guinon (1), qui est partisan de l'hystérie symptomatique de l'intoxication hydrargyrique, invoque à l'appui de son
opinion quelques arguments qui pourraient s'appliquer à tous
les autres agents provocateurs de l'hystérie. Il fait remarquer
que l'hystérie s'éteint ou à peu près chaque fois que le malade ne s'intoxique plus. A cela je répondrai qu'il existe des
diabétiques dont la glycosurie peut être nulle ou abaissée à son
taux minimum et qui savent très bien que chaque fois qu'ils
éprouvent une émotion ou sont atteints de quelque traumatisme, leur diabète reparaît infailliblement ou augmente.
Dira-t-on que pour cette raison le diabète est chez eux symptomatique de l'émotion ou du traumatisme, en supposant,
hypothèse très vraisemblable, que la première éclosion de leur
maladie ait eu lieu à la suite d'un accident de ce genre ? Il
est bien évident que pareille manière de voir ne saurait être
soutenue.

Il suffit d'admettre la prédisposition, combinée avec la notion d'agent provocateur telle que je l'entends, pour expliquer
ces phénomènes d'une façon rationnelle et claire. Brodie, qui
admet cette hypothèse, répond dans son livre (2) d'une façon
péremptoire à l'objection de Louis Guinon, avant même qu'on
ne l'ait formulée. « Le fait que les symptômes hystériques,

1. Louis Guinon. — *Loc. cit.*
2. Brodie. — *Loc. cit.*, p. 48 et 49.

dit cet auteur, alternent avec des intervalles plus ou moins longs de parfaite santé, n'est pas un argument contre ce que je viens de dire. (Brodie parlait dans les lignes qui précèdent de l'existence de la prédisposition.) Une malade peut avoir un système nerveux tel, qu'elle est sujette à des attaques d'hystérie. Tant qu'elle sera forte et bien portante, il ne se montrera aucun symptôme d'hystérie, mais qu'elle vienne à s'affaiblir soit par un accès de fièvre, une perte de sang, un travail corporel ou intellectuel exagéré, ou à subir l'effet dépressif de la tristesse, du chagrin ; et aussitôt l'hystérie se présente sous une forme ou sous une autre, selon qu'une partie ou une autre du système nerveux sera atteinte. » Ces lignes étaient écrites en 1837. Il est impossible de trouver une théorie plus nette en peu de mots des agents provocateurs de l'hystérie.

En outre Louis Guinon voit dans la localisation de certains phénomènes hystériques une preuve en faveur de l'hypothèse qu'il défend. L'hémianesthésie chez son malade s'est manifestée sur les membres en contact plus immédiat avec le mercure. Il voit là une preuve de l'union intime entre la cause : intoxication et l'effet : trouble nerveux. S'il s'agissait de lésion organique cette supposition serait évidemment vraie. Mais il ne peut être question ici de lésion nerveuse et pour cette raison on ne peut dire qu'il y ait une union si intime entre l'effet et ce que l'auteur croit être la cause. L'anesthésie de son malade ne diffère en aucune façon des anesthésies par segments de membre, qui sont caractéristiques de l'hystérie. Or celles-ci ne se produisent par aucune cause locale directe. Il y a toujours entre l'agent local, et l'effet également local un intermédiaire, le cerveau. Les anesthésies sont le résultat d'un trouble fonctionnel du cerveau et c'est précisément cet intermédiaire que l'auteur a laissé de côté. L'union entre la cause : intoxication et l'effet : trouble sensitif, est donc loin d'être aussi intime en réalité qu'elle le paraît au premier abord. On ne peut pas plus dire dans ce cas que le mercure est cause de l'anesthésie, qu'on ne peut supposer que dans un cas de monoplégie brachiale hystéro-traumatique, par exemple, c'est l'action directe du traumatisme sur la peau du membre supérieur qui est la cause de l'anesthésie en manche de veste. Il y a dans presque tous ces faits des phénomènes psychiques, sur lesquels j'aurai occasion de revenir plus loin.

D'après toutes ces considérations, il me semble qu'on n'a pas encore fourni en faveur de l'existence de l'hystérie symptomatique, ou du démembrement de la névrose en hystéries multiples, des arguments suffisamment probants. L'hypothèse ancienne et bien plus rationnelle d'une entité morbide une et autonome, l'hystérie, suffit à expliquer tous ces cas, à la condition toutefois que l'on veuille bien admettre que les agents provocateurs de l'hystérie ne jouent vis-à-vis d'elle que le rôle de causes occasionnelles. Cela est facile à comprendre en considérant que les agents ne se comportent pas en somme vis-à-vis de l'hystérie autrement que vis-à-vis de beaucoup d'autres maladies pour lesquelles leur rôle de causes occasionnelles est absolument reconnu et au-dessus de toute contestation, et en outre en remarquant que ces hystéries multiples ou ces hystéries symptomatiques sont toutes identiques entre elles et nullement différentes de la névrose depuis longtemps décrite comme une espèce morbide fixe et considérée comme telle.

CHAPITRE III

Les agents provocateurs peuvent quelquefois, mais toujours accessoirement, imprimer un certain cachet aux manifestations de l'hystérie.

Je rentre ici de nouveau dans le domaine de la clinique pure, dont je m'étais un instant écarté dans le chapitre précédent, pour discuter une question se rapportant plutôt à la pathologie générale. Aussi pour mieux faire comprendre ce que l'on doit entendre par les quelques mots qui forment le titre de ce chapitre, je commencerai tout de suite par l'exposé des faits. Le premier cas que je rapporte ci-dessous est emprunté aux leçons de M. le professeur Charcot. Il a été publié *in extenso* dans le *Morgagni* de Milan (1) et résumé dans le *Progrès médical* (2) par M. Gilles de la Tourette, chef de clinique.

OBSERVATION LXXV

Hystérie chez un syphilitique. Céphalalgie hystérique simulant la céphalée syphilitique.

(Charcot, *Progr. méd.*, 1887, n° 51.)

Il s'agit d'un homme, actuellement âgé de vingt-huit ans, qui contracta la syphilis à dix-huit ans et la soigna fort mal. Le

---

1. Charcot. — *Dell' influenza di una intossicazione o di una malattia anteriore sulla localizzione e sulla forma dei fenomeni isterici. Morgagni*, janvier 1888.

2. Charcot. — *Hystérie et syphilis : De l'influence d'une maladie ou d'une intoxication antérieure sur le mode de localisation et la forme des accidents hystériques.* Leçon résumée par Gilles de la Tourette. *Prog. méd.*, 1887, n° 51.

1ᵉʳ janvier 1884, en rentrant chez lui, il tomba subitement privé
de connaissance. Lorsqu'il revint à lui, on constata qu'il était
atteint d'hémiplégie et d'hémianesthésie droite avec contracture,
non seulement des muscles du bras et de la jambe, mais encore
de la langue *dont la pointe recourbée s'appliquait avec force contre
les molaires droites.* Quelques jours après survenaient des céphalées nocturnes partant d'un point pour irradier dans le voisinage, et un peu plus tard des convulsions d'apparence épilepti-
forme. Naturellement, le mercure et l'iodure furent largement
employés, car le malade fut soigné alors par un syphiliographe
des plus expérimentés ; mais si la paralysie parut s'amender, elle
ne guérit jamais complètement, entrecoupée qu'elle fut par deux
attaques apoplectiformes, pas plus du reste que les céphalées,
qui persistent encore aujourd'hui *avec leur caractère nocturne.*

Se trouvait-on en présence d'accidents syphilitiques ? On le
crut tout au moins, à ce qu'il semble, jusqu'au jour où M. Charcot entreprit de démontrer le contraire, en se basant sur un
ensemble de signes parfaitement caractéristiques d'ailleurs. Il fit
remarquer que l'hémiplégie, outre qu'elle est marquée par une
diminution très accentuée des notions dites du sens musculaire,
s'était accompagnée d'hémianesthésie complète, phénomène rare
dans les lésions organiques... ; que de plus les phénomènes qui
s'étaient passés du côté de la langue, étaient d'ordre spasmodique
et non paralytique, ressortissant ainsi de bien près au spasme
glosso-labié des hystériques par lui récemment décrit ; que les
crises convulsives survenues entre temps offraient, pour un œil
attentif et expérimenté, les caractéristiques des attaques de l'hystérie masculine.

Mais on pouvait répondre que l'hémianesthésie n'est pas rare
chez les syphilitiques, surtout à la deuxième période de l'affection.
M. Fournier n'avait-il pas rapporté de nombreux exemples de cette
anesthésie syphilitique ? Certainement ; mais il faut savoir aussi que
M. Fournier ne l'a trouvée que chez les femmes, plus souvent hystériques que les hommes, que la syphilis, par les préoccupations
et les ennuis qu'elle apporte, surtout à la période secondaire de
son évolution, favorise singulièrement l'apparition de la névrose
chez les prédisposés ; que pour toutes ces raisons, et beaucoup
d'autres encore, il fallait donc, de concert avec M. Pitres, dans
son récent ouvrage sur les anesthésies hystériques, mettre l'anesthésie supposée produite par la syphilis sur le compte de l'hystérie.

Mais puisqu'il fallait distraire de la syphilis les attaques dites
d'apoplexie, qui ne sont qu'une variante des attaques de sommeil,

l'hémianesthésie, les crises dites épileptiformes, en était-il de
même de ces céphalées à caractère nocturne, simulant à s'y méprendre la céphalée syphilitique ? Certainement oui, et pour des
raisons péremptoires.

D'abord parce qu'avec la céphalée était apparue une hypéresthésie telle du cuir chevelu que le malade ne pouvait supporter
le moindre frôlement, phénomène hystérique de premier ordre,
qui dans tous les cas n'a rien à faire avec la syphilis. Deuxièmement
parce qu'un traitement parfaitement dirigé par d'habiles syphilio-
graphes n'avait pu avoir raison d'accidents qui cèdent d'ordinaire
facilement à semblable médication.

Cependant il y avait tout lieu de supposer que le terrain sur
lequel évoluait l'hystérie n'avait pu être indifférent à la localisation phénoménale de la névrose. Peut-être un jour avait-il existé
une céphalée syphilitique promptement guérie par le traitement, et
la céphalée hystérique s'était-elle substituée à la céphalée spécifique depuis longtemps disparue, en évoquant, pour les faire re-
vivre à ses frais, les souvenirs laissés et imprimés dans le cerveau
par sa devancière, suivant le mécanisme de l'auto-suggestion.

Aussi, pour me servir des mêmes termes que j'employais
dans le titre de ce chapitre, quel a été, dans ce cas, le cachet
imprimé par la syphilis aux manifestations de l'hystérie?
Celle-ci a agi de telle sorte chez le malade, que la céphalée
syphilitique a été presque intégralement reproduite par la
névrose. Disons-le tout de suite, puisque le mot est prononcé
dans l'observation, c'est toujours par auto-suggestion qu'un
pareil phénomène se produit. On verra plus loin, au chapitre V,
qu'une pareille pathogénie doit être invoquée dans la plupart
des symptômes de l'hystérie. Pour l'instant, on peut facilement concevoir comment le malade a rappelé sous la forme
hystérique une manifestation de la syphilis, par un tel
mécanisme. Seulement l'hystérie y a laissé sa marque, qu'elle
porte partout dans tous ses symptômes. La céphalée pseudo-
syphilitique de cet homme s'accompagnait d'une hyperesthésie
du cuir chevelu très accentuée, ce qui ne se voit jamais dans
la syphilis et qui est au contraire un phénomène hystérique
au suprême degré.

J'ai dit dans le titre de ce chapitre que les agents provoca-

teurs pouvaient imprimer un certain cachet aux manifestations hystériques, mais cela toujours accessoirement. L'observation précédente vient nettement à l'appui de cette affirmation. On peut dire légitimement que dans l'ensemble des
troubles dont souffrait le malade, cette céphalée hystérique
à forme de céphalée syphilitique ne tenait qu'une place tout
à fait accessoire. Les signes prédominants de la névrose
étaient beaucoup plus accentués; les crises convulsives, les
attaques d'apoplexie hystérique, l'hémiplégie avec contracture, accompagnée d'hémianesthésie, tenaient là les grands
premiers rôles. La céphalée n'était pour ainsi dire qu'un
comparse.

Il y a dans ces cas, on le conçoit, une intéressante et importante question de diagnostic. Ici ce dernier s'impose, on a vu
sur quelles bases. Mais dans d'autres faits il peut ne pas toujours être aussi net. Il ne répugne pas à l'esprit d'admettre
que ce malade eût pu, quoique hystérique, rester syphilitique
et souffrir d'une céphalée spécifique. Il peut exister des cas
semblables où le mélange existe, ou même de véritables cas
de transition dans lesquels le trouble d'abord symptomatique
de l'affection qui joue le rôle d'agent provocateur, commence
à n'être plus justiciable de cette dernière et se met à être
singé, si j'ose m'exprimer ainsi, par l'hystérie. Le cas d'hystéro-
hydrargyrisme publié par Louis Guinon me semble devoir
peut-être rentrer dans l'une de ces deux catégories. L'auteur,
faisant allusion au tremblement de son malade, se demande
où est la limite entre l'hystérie et le mercurialisme. Il existait
en effet chez cet homme d'une part un tremblement mercuriel net et d'autre part de « grandes trépidations » qui
auraient été plutôt hystériques. Si l'on veut bien admettre le
rôle de l'auto-suggestion dans le développement des accidents
hystériques, il est très facile d'imaginer que le malade a
apporté par ce mécanisme, dans les manifestations de la
névrose, comme un souvenir de ses troubles mercuriels.
Dire à un moment donné à quelles espèces d'oscillations
appartenaient celles dont les membres du malade étaient

agités, est évidemment difficile. Il est plus simple d'admettre
la coexistence des deux phénomènes, peut-être le passage
insensible de l'un à l'autre, que de vouloir faire de toutes les
oscillations que présentait cet homme, aussi bien le tremblement ordinaire que les grandes trépidations, un seul et unique
symptôme de l'hydrargyrisme. Le mercure pour l'un, l'hystérie
pour les autres, voilà, il me semble, une interprétation beaucoup plus rationnelle et qui ne laisse dans l'esprit aucun
doute sur la limite entre l'intoxication et la névrose.

Je rappelle ici, comme exemple du cachet que l'agent provocateur peut imprimer à la forme ou à la localisation des
accidents *sine materia*, la malade de l'observation LXX. Il
s'agissait, on s'en souvient, d'une femme atteinte de mal de
Pott avec paraplégie par compression lente de la moelle
guérie. Cette femme, sous l'influence tant de la ménopause
que de son affection nerveuse, devient hystérique. Quelle
forme affecte chez elle un des symptômes de cette hystérie?
Par un mécanisme évident d'auto-suggestion, la malade
reproduit avec la névrose une paraplégie, bien et dûment
hystérique, celle-ci, et différant de la première par l'anesthésie
en gigot, etc... Peut-on nier ici l'influence du souvenir et
refuser d'admettre le rôle de l'auto-suggestion? Cela me
paraît impossible. La suggestion va même trop loin chez la
malade et son pauvre cerveau détraqué d'hystérique, passant
par-dessus toutes les règles de la pathologie, auxquelles il
n'est pas astreint, ne les connaissant pas, réalise par-dessus
le marché une parésie double des membres supérieurs, avec
anesthésie en manche de veste, absolument semblable à la
paralysie des membres inférieurs. On ne saurait trouver un
exemple plus typique de l'influence que peut exercer sur la
forme et la localisation des accidents hystériques, l'existence
d'une maladie préexistante jouant le rôle d'agent provocateur.

Les cas de soi-disant hystérie paludéenne, de fièvre intermittente larvée à forme hystérique, d'hystérie à forme intermittente, dont j'ai parlé dans la première partie (V. p. 102)

sont susceptibles d'une interprétation analogue. S'il s'agit d'individus notoirement hystériques, dont les attaques, par exemple, prendront une forme iutermittente lorsqu'ils se trouveront dans un pays à malaria ou avec des gens atteints de fièvre paludéenne, l'explication de cette forme imprimée aux accidents nerveux par auto-suggestion ne fait aucun doute. Si au contraire on a affaire à des malades chez lesquels le paludisme a joué le rôle d'agent provocateur de l'hystérie, il ne peut être question d'hystérie symptomatique de la malaria. Je crois du moins l'avoir démontré. Seulement l'agent provocateur, par suite d'un travail cérébral inconscient du sujet, imprimera aux accidents hystériques la même allure qu'affectaient chez lui autrefois les manifestations fébriles du paludisme. Et dans cette forme des accidents de la névrose, on peut imaginer avec quelle facilité l'agent provocateur marquera son empreinte, si l'on songe que déjà par eux-mêmes les troubles hystériques ont une certaine tendance à se reproduire sous la forme périodique. On sait que bien des malades ont leurs attaques, leurs crises de hoquet, etc., à une heure fixe de la journée ou à certains jours toujours les mêmes. Il ne sera donc pas difficile à l'agent provocateur dans ce cas, d'imprimer aux autres accidents de la névrose une allure intermittente invariable et pouvant reproduire un des types de la succession régulière des accès fébriles, dont la marche est d'ailleurs connue des malades.

On a vu, au début de ce chapitre, l'hystérie reproduire un des symptômes assez particuliers de la syphilis, la céphalée. On va voir maintenant, en ce qui touche le saturnisme. la névrose copier pour son compte un des accidents les plus spéciaux de cette intoxication. Je veux parler de la paralysie saturnine des extenseurs par névrite périphérique. Le cas suivant est emprunté à M. le professeur Potain (1).

---

1. Potain. — *Sur un cas de paralysie hystéro-saturnine*, leçon recueillie par Sapelier, chef de clinique. *Bull. méd*, 1887, n° 54.

OBSERVATION LXXVI (RÉSUMÉE)

*Hystéro-saturnisme. Paralysie hystérique simulant la paralysie
saturnine des extenseurs.*

(Potain. *Bull. méd.* 1887 n° 54.)

Homme de vingt ans, peintre en bâtiments depuis huit ans ;
trois coliques de plomb.

Antécédents héréditaires. — Mère nerveuse, sans attaques. Père
atteint de coliques hépatiques. Grand'mère paternelle atteinte de
paralysie des deux jambes et d'un bras, la paralysie du bras datant
de l'âge de vingt ans. Une sœur souffrant d'accès de somnambulisme.

Antécédents personnels. — Absence absolue d'accidents nerveux
antérieurs. Pas d'émotivité exagérée ; pas de rêves. Jamais d'excès
d'aucune sorte. Fièvre typhoïde en 1885.

Au commencement d'octobre 1886, sans raison, faiblesse crois-
sante du bras droit, allant peu à peu jusqu'à paralysie complète
de la main. Traité d'abord comme saturnin, sans le moindre
résultat.

Etat actuel (Décembre 1886). — Main droite tombante, les doigts
étendus, sans griffe ; impossibilité absolue d'étendre la main sur
le poignet. Pas de contracture. Flexion de l'avant-bras sur le bras
possible ; pendant l'exécution de ce mouvement, on sent nettement
la corde du long supinateur. Conservation absolue de la contractilité électrique des muscles paralysés, qui se contractent plutôt
plus énergiquement que ceux du côté opposé. Pas d'atrophie musculaire.

Anesthésie, non seulement dans toute l'étendue du membre
paralysé, où le malade ne ressent pas la moindre sensation lors de
l'application des courants faradiques, mais encore dans tout le
côté droit du corps, à peu près complète pour tous les modes de
la sensibilité cutanée.

Rétrécissement concentrique notable du champ visuel droit,
qui est diminué de moitié. Diminution de l'acuité visuelle. Pas
de dyschromatopsie. Ouïe, odorat diminués à droite. Goût conservé.

Pendant quinze jours on emploie les courants faradiques sans
aucun résultat. Examen dynamométrique à ce moment : main
gauche, 31 kilos ; main droite, 9 kilos.

Abaissement de la température dans la main et l'avant-bras
droits.

Le 16 décembre application, à la partie externe du bras droit, d'un aimant qui est laissé en place quarante-huit heures.

Le 18 décembre transfert complet. La main gauche est paralysée. Le côté gauche est anesthésié; les troubles sensoriels, vue, ouïe, odorat, se sont portés à gauche. Quand le malade fait des mouvements associés des deux mains (ramener ses couvertures sur lui) la gauche est relativement plus forte que n'était la droite avant le transfert.

Le 21 décembre, application de l'aimant à gauche.

Le 22 décembre la paralysie a diminué à gauche sans reparaître à droite. au point que la force est à peu près égale des deux côtés. Cependant persistance de l'anesthésie et des troubles sensoriels à gauche.

Le 24 décembre transfert de l'anesthésie à droite.

Le 28 décembre les choses sont redevenues ce qu'elles étaient au début, du moins comme siège, car l'anesthésie est moins profonde, la force musculaire est assez grande pour que le poignet puisse être maintenu relevé; le rétrécissement du champ visuel est moins prononcé.

Le 3 janvier, l'anesthésie continue à droite pour la sensibilité générale et les sens. Le sens musculaire et articulaire est assez net.

Le 5 janvier, le rétrécissement du champ visuel, mais très peu accentué, passe à gauche.

Voilà donc un homme atteint d'une paralysie presque identique au premier abord avec la paralysie saturnine ordinaire. Ce dernier diagnostic aurait pu être porté et il l'a d'ailleurs été, puisque le malade, avant l'arrivée de M. Potain dans le service, avait été traité comme saturnin pendant près de deux mois. Il y avait prédominance très nette, sinon absolue, de la paralysie dans les muscles extenseurs, conservation du muscle long supinateur. Mais voilà qu'en examinant de plus près le syndrome, on s'aperçoit que la paralysie, au lieu d'être symétrique comme cela a lieu le plus souvent, est unilatérale. En outre, bien que le début remonte à plus de deux mois, il n'existe pas la moindre trace de cette atrophie musculaire qui, on le sait, se développe si vite dans la paralysie saturnine vraie. Bien plus, l'examen électrique des muscles ne montre pas la moindre altération dans la contraction sous l'influence

des courants faradiques. Que va-t-on penser de cette singulière anomalie ? On s'aperçoit alors que la paralysie de la
sensibilité s'étend non seulement au bras, mais à tout le côté
correspondant du corps. On a donc affaire à un hystérique.
Malgré cela cependant la paralysie pourrait être quand même
une paralysie organique chez un hystérique. J'ai cité chemin
faisant des cas de ce genre. Un fait bien caractéristique élucide
ce dernier point et vient enlever tous les doutes. Par l'action
de l'aimant, la paralysie de concert avec tous les autres troubles sensitivo-sensoriels, ceux-là bien dûment qualifiés d'hystériques, se transfère au côté opposé. La preuve est faite :
c'est là une paralysie hystérique.

M. le professeur Potain se demande comment l'hystérie a pu
réaliser un trouble moteur assez complexe en somme, et aussi
fidèlement copié sur celui qui caractérise la paralysie saturnine vraie. Il pense qu'à la rigueur le souvenir de camarades atteints de cette espèce de paralysie aurait pu produire
chez ce malade une sorte de suggestion inconsciente, si la
paralysie avait été plus banale et moins nettement localisée
à certains muscles de l'avant-bras et de la main. Pour expliquer
cette localisation, M. Potain pense que le plomb a dû préparer
les muscles à l'invasion de l'hystérie. Il admet comme cause
de la localisation du mal, dans la paralysie saturnine vraie,
une insuffisance relative d'irrigation sanguine dans les extenseurs. Quoi qu'il en soit de cette théorie, on aurait aussi bien
pu l'appliquer, sans faire intervenir d'une façon directe l'action
locale du plomb. Pourquoi aller chercher si loin ? Il me semble que l'hypothèse de suggestion inconsciente est suffisante à
expliquer même cette localisation étroite des lésions. Quel a
été en effet pour le malade le point de départ de l'auto-suggestion ? C'est le souvenir de la position de la main dans la paralysie saturnine vraie, position qu'il connaissait évidemment
pour l'avoir observée, plus d'une fois peut-être, chez des camarades. Si bizarre et si paradoxale au premier abord, que
puisse paraître une pareille proposition, on peut dire très légitimement que dans des cas semblables ce n'est pas la paralysie

qui détermine la position vicieuse du membre, mais celle-ci au contraire qui détermine la paralysie.

Si l'on voulait exprimer par des paroles l'opération mentale qui a présidé à l'établissement de cette paralysie, on pourrait la traduire ainsi : « Ma main tombe, je ne peux plus la relever, » d'où paralysie des extenseurs ; « mais je peux toujours fléchir mon coude », d'où conservation des fléchisseurs de l'avant-bras et comme la pronation est la situation la plus habituelle de la main au repos, et en particulier la position ordinaire de la main tombante des saturnins paralysés, le long supinateur ne prend pas part à l'impotence. On sait en effet que ce muscle est le véritable fléchisseur de l'avant-bras sur le bras, la main étant en pronation. Le muscle biceps ne joue ce rôle d'une façon effective que quand la main est en supination. Cette espèce de traduction est bien grossière, comparée à la délicatesse du travail mental progressif qui se fait dans le cerveau du malade. Mais il me semble qu'un pareil mécanisme suffit pour expliquer les accidents et vérifier l'exactitude de cette proposition à allures paradoxales que je formulais tout à l'heure : Ce n'est pas la paralysie qui détermine la position vicieuse du membre, mais celle-ci qui détermine la paralysie. Je ne pousse pas plus loin cette petite digression qui sort un peu du cadre de ce chapitre et qui trouverait mieux sa place, ainsi qu'on le verra, un peu plus loin, lorsque je traiterai du mécanisme de la production des accidents hystériques. Cependant je n'ai pu m'empêcher de présenter ces quelques considérations qui m'étaient inspirées par les particularités si intéressantes de l'observation du malade de M. le professeur Potain.

J'ai rencontré dans la littérature médicale un cas dû à Langlet (1) qui peut être légitimement placé à côté du précédent, sur lequel il est presque complètement calqué. L'observation laisse un peu à désirer au point de vue des détails, mais telle qu'elle est, elle est encore suffisamment probante, à mon avis.

---

1. Langlet. — *Paralysie saturnine, anesthésie partielle, application d'aimant, retour de la sensibilité. Un. méd. et sc. du Nord-Est,*1880, IV, 149.

Observation LXXVII (Résumée)

Paralysie hystéro-saturnine simulant la paralysie saturnine vraie.
(Langlet. *Un. méd. et. sc. Nord-Est* 1880, p. 149.)

Homme de trente et un ans, saturnin avéré; liséré gingival très accentué. Accidents saturnins antérieurs : trois attaques de coliques, légère paralysie des extenseurs (?).

Paralysie de l'extenseur commun des doigts du côté gauche ; anesthésie de l'avant-bras gauche, et de la jambe du côté droit. Troubles visuels notés, mais considérés par l'auteur dans le cas particulier comme sans importance. Anosmie à droite.

On essaie d'abord la faradisation ; résultat négatif. Avec les aimants, guérison de l'anesthésie sensitive et sensorielle ; amélioration de la paralysie en quelques séances.

Hischmann, qui cite ce fait dans sa thèse, ne le considère pas comme probant et tend plutôt à en faire un cas de paralysie saturnine vraie chez un saturnin hystérique. Je ne crois pas qu'une semblable interprétation puisse être acceptée. Il y a eu amélioration, sinon disparition complète de la paralysie. De plus, la forme de l'anesthésie qui est limitée à la partie paralysée, l'avant-bras, sa guérison par l'aimant, plaident fortement en faveur de la nature hystérique de la paralysie. Je pense donc que cette observation peut être légitimement placée à côté de celle de Potain et est, elle aussi, un exemple de la forme que le saturnisme peut quelquefois imprimer aux manifestations de l'hystérie.

Mais, dira-t-on, si les agents provocateurs peuvent ainsi imprimer aux accidents hystériques un cachet si spécial, il sera toujours possible, étant donné un hystérique, de reconnaître quel a été chez lui l'agent provocateur de la névrose. Il n'en est rien en réalité. Les partisans de la théorie de l'hystérie symptomatique pourraient trouver là une sorte d'argument en apparence. Mais il suffit d'examiner un certain nombre de cas pour comprendre qu'on ne peut se servir de cette particularité pour étayer une semblable théorie. En effet, les cas de ce genre sont plutôt des exceptions, et même, à bien les examiner, ils ne sont pas par eux-mêmes capables d'entraîner, sans la recherche des commémoratifs, la connaissance de l'agent provocateur qui les a produits.

Prenons, par exemple, le malade de M. Potain ; considérons les signes de l'affection qu'il présente et rien que cela. Cet homme est atteint d'une paralysie caractérisée par une impotence portant particulièrement sur les extenseurs de la main, accompagnée d'hémianesthésie sensitivo-sensorielle. Qu'est-ce que cela ? De l'hystérie et rien de plus. Parce que cette paralysie, fait exceptionnel, il est vrai, dans les troubles moteurs de ce genre, n'affecte que les muscles extenseurs, laissant indemme le long supinateur, est-on en droit d'en faire autre chose qu'une manifestation hystérique ? Non pas. On connaît des faits où la paralysie hystérique a porté exclusivement sur les muscles extenseurs et M. Potain en rapporte deux cas, dont l'un, dû à P. Marie, concernait le membre supérieur. Il n'y a donc rien là que d'hystérique. Mais on vient à reconnaître que le malade est saturnin. Cependant sa paralysie ne présente aucun des caractères de celles qui sont dues au saturnisme. Va-t-on, par suite de cette nouvelle notion acquise, réformer le juste diagnostic précédemment porté ou y introduire un élément nouveau ? C'est tout à fait inutile. L'hystérie reste ce qu'elle était avant la recherche des antécédents, seulement depuis que cette dernière a été faite, on sait que cette maladie a été provoquée par le plomb et chez un homme prédisposé par l'hérédité. Mais ce n'étaient nullement les caractères mêmes de la manifestation morbide qui emportaient avec eux la notion de l'agent provocateur. Ce n'est pas trop se hasarder, je crois, de dire que demain on peut se trouver en face d'un semblable cas où le plomb ne sera nullement en jeu.

Je suis d'autant plus persuadé que l'hystérie ne porte pour ainsi dire jamais en elle-même des signes distinctifs de l'agent qui l'a provoquée, que j'ai tenté, à l'aide des très nombreux cas soit que j'ai observés, soit dont j'ai eu la relation sous les yeux, d'établir une sorte de classification des agents provocateurs, basée sur leur prédilection respective pour telle ou telle manifestation hystérique. Je n'ai pu arriver, dans cet ordre d'idées, à aucun résultat. Debove et Achard ont mentionné la fréquence de l'apoplexie hystérique dans les intoxications, mais en même temps ils ont cité des exemples où elle se produit en dehors de tout empoisonnement chronique. Signaler chez ces mêmes malades la fréquence des anesthésies est absolument fictif. En effet, l'anesthésie est avant tout un symptôme de l'hystérie et on le trouve chez le plus grand nombre des hystériques non intoxiqués. En somme on peut dire qu'il n'existe dans tous les cas d'hystérie, aucun caractère qui permette d'en fixer, dans chacun en particulier, l'agent provocateur. Ce que je disais au précédent chapitre : — Prenez dix hystériques dont vous ne connaissez pas les antécédents pathologiques, je défie qui que ce soit de dire d'après les caractères de la névrose quelle en a été la cause occasionnelle, — reste strictement vrai. M. le professeur Charcot a d'ailleurs entrepris de démontrer cette vérité et en ce moment même, pendant que ce travail est sous presse, il montre dans deux leçons à ses auditeurs un certain nombre de cas d'hystérie à étiologies diverses, tous également semblables entre eux et fait remarquer l'impossibilité de fixer, pour chacun d'entre eux, l'agent causal qui a provoqué la névrose, sans l'aide des commémoratifs. Dans l'un d'eux l'étiologie reste même inconnue et il n'en est pas moins tout pareil aux autres.

Tout ce que l'on peut dire, et encore d'une façon très générale, c'est que l'hystérie locale (Brodie), l'hystérie *in its surgical aspect* se rencontre plus souvent dans les cas d'hystéro-traumatisme que dans les autres. La raison de ce fait se trouve dans le mécanisme de la production des accidents hystériques locaux, dont le développement est souvent en rapport avec le siège du traumatisme. Je traiterai de cette question dans le dernier chapitre ; je n'y insiste donc pas pour l'instant. Il ne faudrait pas croire cependant que le traumatisme ne provoque que ces cas d'hystérie locale, monosymptomatique ainsi que M. Charcot les dénomme, qui sont souvent d'un diagnostic si difficile, et d'autre part que l'hystérie locale est l'apanage exclusif du traumatisme. La lecture des seules observations qui se trouvent mentionnées ici, suffirait pour empêcher une semblable erreur.

Ceci posé, il est bon de savoir que les localisations de l'hystérie en rapport avec les divers traumatismes peuvent être très variées. On connaît bien depuis les leçons de M. Charcot l'influence des chutes ou des coups sur les monoplégies ou les contractures des membres qui en ont été le siège. On sait qu'un choc sur l'épaule est souvent suivi d'une monoplégie brachiale, qu'une chute ou un coup sur la hanche provoque l'apparition d'une coxalgie hystérique. A côté de ces cas, il faut en placer d'autres ou le rapport de cause à effet entre le trauma et la manifestation nerveuse est aussi évident, mais où les symptômes sont un peu spéciaux. C'est surtout des troubles oculaires consécutifs à un traumatisme appliqué sur la région de l'œil, que je veux parler ici. Les troubles oculaires dans l'hystérie ont une importance que personne ne nie et récemment Badal (de Bordeaux) appelait encore l'attention sur eux, précisément dans le cas d'hystérie consécutive aux accidents de chemin de fer (1). Chez son malade le traumatisme avait été appliqué au niveau de la tempe ; le rapport entre la localisation symptomatique et le siège du coup n'était donc pas extrêmement étroit. D'autres cas sont beaucoup plus nets à ce point de vue.

Hutchinson (2) rapporte le cas d'un homme de vingt-cinq ans qui reçut un coup dans la région du sourcil gauche. Après une perte de connaissance qui dura un quart d'heure, quand le malade revint à lui il était aveugle de l'œil gauche. Il est bien probable qu'il s'agit là d'un cas d'amaurose hystérotraumatique. Lasègue (3) nous raconte l'histoire d'une jeune

---

1. Badal. — *Contribution à l'étude des troubles de la vision à la suite d'accidents de chemin de fer; leur importance en médecine légale. Gaz. hed. des sc. méd. de Bordeaux.* 1888, IX, 498, 511, 525.

2. Hutchinson. — *Ophth. hosp. Rep. VI.*

3. Lasègue. — *Des hystéries périphériques. Arch. gén. de méd.* Juin 1878.

fille de quatorze ans, qui, à la suite du séjour d'un grain de sable dans l'œil, fut prise de blépharospasme hystérique. Leber (1) cite le cas d'un enfant de onze ans, qui, à la suite d'un coup reçu dans la région de l'œil gauche, présenta, outre une contracture des muscles de la face — il s'agit probablement là d'hémispasme facial hystérique — un blépharospasme très accentué, de la photophobie et un rétrécissement du champ visuel. Le fond de l'œil était normal. La guérison fut obtenue en quelques jours. Le même auteur rapporte un fait de Mooren (2) relatif à un cas de blessure de la tête chez un garçon, suivie d'amblyopie avec rétrécissement du champ visuel. Je citerai encore un autre fait de ce genre, emprunté à Radziejewski (3) et bien étudié sous toutes ses faces, l'auteur s'occupant précisément des troubles oculaires dans l'hystérie mâle. Dans ce cas il s'agissait d'amblyopie hystérique typique développée chez un homme, à la suite d'une blessure légère de la paupière, occasionnée par une goutte de fonte en fusion. Enfin on peut placer ici l'observation de Féré (4) qui a trait également à un traumatisme de la région de l'œil. Il s'agit d'une femme hystérique chez qui on arrêta l'attaque par la compression des nerfs sous-orbitaires à leur point d'émergence. Il se produisit à la suite du côté gauche, où siégeait déjà une anesthésie cutanée, une amblyopie totale.

Si j'ai cité ici ces quelques faits c'est tout d'abord parce qu'ils rentrent exclusivement dans ce chapitre, étant des exemples de l'influence de l'agent provocateur sur le siège de la manifestation hystérique. De plus il est bon de connaître ces cas dans lesquels il existe un symptôme prédominant sur tous les autres ou même quelquefois un seul. Dans cette dernière occurence en particulier, l'unique incident pathologique devra toujours être étudié et analysé avec le plus grand

1. Leber. — *Arch. f. Ophth.* 1880, II, 249.
2. Mooren. — *Ophth. Beob.* Berlin, 1876.
3. Radziejewski Max). — *Amblyopie und Hysteria virilis.* Inaug. Diss. Berlin, 1887.
4. Féré. — *Soc. de biol.* Avril 1886.

soin, car ces cas d'hystérie monosymptomatique sont d'un diagnostic souvent très difficile. Enfin ils méritent d'être mis à côté de certains faits, sinon absolument identiques, du moins très analogues, qui montrent bien que le traumatisme ne joue ici comme ailleurs qu'un rôle de provocation et rien de plus. Dans un travail paru en 1867, parlant des rapports du traumatisme et du rhumatisme, M. Charcot (1) s'exprimait ainsi : « Les causes traumatiques peuvent déterminer à la fois l'explosion de la maladie et le siège primitif qu'elle doit occuper... Nous possédons aujourd'hui plusieurs observations dans lesquelles le rhumatisme aigu ou chronique s'est développé à la suite d'un coup, d'une chute, d'un phlegmon, d'un panaris et a débuté par l'articulation la plus voisine du point lésé. » On pourrait actuellement, vingt-deux ans après que ces mots ont été écrits, les appliquer sans en modifier un seul à l'hystéro-traumatisme. Il s'agit là d'une haute question de pathologie générale à applications fort diverses, mais dont l'idée fondamentale reste inébranlable et ne change pas pour chaque cas en particulier.

Lorsqu'il s'agit de troubles moteurs, on peut être en présence soit de paralysies, soit de contractures, consécutives à des traumatismes. Peut-on trouver une raison au développement de l'un plutôt que de l'autre de ces deux désordres de la motilité ? M. le professeur Charcot a observé « que la contusion provoque plutôt l'idée de la lourdeur, de l'impuissance, quelquefois de l'absence du membre, tandis qu'un tiraillement, une pression, une distorsion douloureuses pourront provoquer une impression de rigidité qui se développera et se réalisera objectivement (2). » A l'appui de cette proposition M. Charcot donne l'observation d'une malade qui fut atteinte de contracture du membre inférieur après avoir eu les jambes prises dans une trappe de cave. Dans sa chute, elle s'était violemment et très douloureusement tordu la jambe gauche.

Avant de terminer ce chapitre je veux faire remarquer que

<hr>

1. Charcot. — *Gaz. des hôp.*, 1867.
2. Charcot. — *Leçons du Mardi*, etc., 1887-88, p. 492.

dans les faits auxquels il se rapporte, il peut s'agir indistinc-
tement de provocation vraie ou de réveil simple de l'hystérie.
Dans certains cas la cause occasionnelle provoque la névrose
et exerce une influence spéciale sur la forme ou la localisation du premier accident constaté, dans d'autres l'hystérie
existe déjà et l'agent provocateur ne fait qu'imprimer son
cachet à un incident de passage pour ainsi dire, provoqué ou
non par lui. Du reste cela n'est point fait pour étonner, puisque l'on sait que les agents provocateurs, et c'est un des
arguments que j'ai mis en avant pour montrer leur rôle de
simples causes occasionnelles, réveillent aussi bien qu'ils
provoquent l'hystérie, suivant les cas.

CHAPITRE IV

**Des divers modes de développement de l'hystérie sous
l'influence des agents provocateurs. — Cas où plusieurs
de ces agents se surajoutent pour donner naissance à
la névrose.**

L'hystérie se développe de deux façons principales, bien
différentes l'une de l'autre, sous l'influence des agents provocateurs. On peut distinguer des cas dans lesquels les accidents
font leur apparition peu de temps après que l'agent provocateur a exercé son action et d'autres dans lesquels l'hystérie
n'apparaît que beaucoup plus tard. Bien entendu cette distinction n'est pas d'une rigueur absolue et il existe entre les deux
catégories toutes les transitions que l'on peut imaginer. En
effet il est bien difficile de dire si l'on doit ranger dans la
seconde tel fait où l'hystérie a paru un mois après l'action de
l'agent provocateur par exemple, lorsque l'on sait qu'elle
peut éclore des années après. On serait peut-être tenté, en se
plaçant à ce point de vue, de faire rentrer ce fait dans les cas à
début rapide. Mais d'autre part le début après une période
d'un mois doit sembler réellement tardif, si l'on se rapporte
aux cas où il a lieu soit immédiatement, ce qui est rare
d'ailleurs, soit quelques jours après l'action de l'agent
provocateur.

On comprend facilement que de pareilles considérations ne
peuvent s'appliquer qu'aux cas où l'agent provocateur est un
de ceux dont la durée est relativement courte ou du moins
peut être évaluée avec certitude. Il en est ainsi par exemple des
émotions, du traumatisme, des maladies aiguës, des intoxi-

cations aiguës, du surmenage. Là on peut constater quand l'agent provocateur commence et quand il finit. Il en est tout autrement des maladies chroniques, des intoxications lentes, de la syphilis. Il est à peu près impossible, pour celles-ci, de fixer le moment où cesse leur action. On pourrait dire, il est vrai, que dans le saturnisme, l'agent provocateur cesse si le malade abandonne son métier et ne présente plus d'accidents plombiques. C'est absolument exact et l'hystérie développée chez un homme longtemps après la cessation de l'absorption du plomb et des accidents saturnins rentrerait dans les cas de début tardif. Mais de pareils faits sont rares et en tous cas ils n'infirment nullement ce que je disais plus haut.

Ne considérant donc que cette sorte d'agents provocateurs aigus, si l'on peut s'exprimer ainsi, quel délai devra-t-on exiger dans l'apparition de la névrose hystérique pour faire rentrer un cas donné dans une des deux catégories à début tardif ou à début rapide ? D'une façon générale, on peut dire que lorsqu'il s'écoule des mois et à plus forte raison des années, on aura affaire à un exemple de début tardif. Lorsque l'éclosion des accidents ne se sera pas fait attendre au delà d'un mois ou six semaines, on se trouvera en présence d'un cas à début rapide. Mais il y a une autre façon un peu plus rationnelle, il me semble, de comprendre la question. Un cas peut être dit à développement immédiat, lorsqu'il y aura eu entre l'avènement de l'agent provocateur et l'éclosion des premiers accidents hystériques constatés, une série non interrompue de phénomènes pathologiques constituant un état morbide, enchaînant sans interruption la cause occasionnelle et l'effet. Au contraire on devra ranger dans la catégorie des cas à début médiat ou tardif, ceux dans lesquels on aura constaté, avant l'éclosion des troubles nerveux, un retour plus ou moins long, réel ou apparent, à l'état normal.

Ces distinctions s'appliquent principalement au traumatisme. En ce qui le concerne, il est facile de reconnaître d'une part des cas où l'apparition des accidents hystériques se fait dans l'état de shock nerveux, d'une façon plus ou moins rapide, mais ce dernier constituant la chaîne non interrompue qui relie le trauma et l'hystérie, et d'autre part des cas où, l'état de shock nerveux ayant complètement disparu les manifestations nerveuses n'ont éclos qu'après une longue période de retour à l'état normal. A la vérité, si l'on voulait étendre un peu la signification du terme shock nerveux, qui ne s'applique qu'aux émotions, aux traumatismes ou aux agents analogues tels que la foudre, les tremblements de terre, par exemple, on pourrait dire que le système nerveux d'un surmené, d'un convalescent de pneumonie, se trouve en état de shock. Mais je laisse à cette expression la signification restreinte qui lui revient et je me contente de comparer, ce que l'on peut faire légitimement, à mon sens, l'état du système nerveux d'un individu qui relève d'une maladie aiguë grave à celui d'un autre qui a été victime d'un grand accident de chemin de fer, par exemple.

Dans cette hypothèse on peut comprendre que la plupart des cas d'hystérie développée dans la convalescence des grandes maladies, sont des cas à début immédiat, donnant au mot immédiat la signification de : sans intermédiaire et non pas d'instantané. L'hystérie à début retardé ou médiat peut aussi se rencontrer après des maladies aiguës; mais alors la part qui revient à celles-ci dans la production des troubles nerveux est beaucoup plus difficile à faire, et peut-être, même dans des faits où elle est réelle, n'est-elle jamais notée.

En ce qui concerne le traumatisme, l'existence des cas à début immédiat est connue suffisamment pour que je ne revienne pas sur les exemples de cette catégorie. On en trouve un grand nombre dans tous les travaux publiés soit sur les névroses traumatiques, soit sur l'hystéro-traumatisme. Un certain nombre de ceux qui sont rapportés par Vibert (1) sont très intéressants, en ce sens que les malades ayant été examinés dès le début au point de vue médico-légal, la filiation

1. Vibert. — *Loc. cit.*

et la succession des accidents a pu être notée avec soin. Je ne reprendrai pas non plus l'étude des symptômes du shock nerveux qui ont été décrits par Erichsen lui-même, bien que cet auteur rapportât les troubles nerveux à des lésions organiques, et depuis par Page, Charcot et d'autres. Les travaux sur cette question du shock abondent en Allemagne, où ils n'ont cependant pas servi beaucoup à élucider l'étude de l'hystéro-traumatisme. Qu'il me suffise de mentionner ceux de Fischer (1), Wernich (2), Grœningen (3), laissant encore de côté tous ceux, très nombreux, qui traitent de la commotion de la moelle ou du cerveau. On trouvera l'indication de tous ces travaux à l'index bibliographique que j'ai placé à la fin de ce travail. Les symptômes de l'état de shock sont donc suffisamment connus pour que je me dispense d'y revenir ici. Quant aux exemples d'hystérie à début rapide, j'en ai fourni dans la première partie un certain nombre, tant en ce qui touche les émotions, le traumatisme, le choc de la foudre, les tremblements de terre, qu'en ce qui a trait aux maladies ou aux intoxications aiguës.

L'étude des cas à début tardif consécutifs au traumatisme présente un intérêt bien plus grand, en ce qu'ils sont bien moins connus et moins nombreux que les autres. On peut cependant en retrouver un certain nombre dans les auteurs. Il y en a dans le dernier travail de M. Oppenheim. J'en ai donné un dans la première partie de ce travail (Observation VII). Il s'agissait, on s'en souvient, dans ce cas d'un individu qui avait été atteint d'accidents hystériques plus d'un an après avoir été pris dans un éboulement. Je puis en rapporter encore un autre, qui m'a été communiqué par M. P. Marie et qui est à ce point de vue du plus haut intérêt.

1. Fischer. — *Ueber den Shok. Volkm. Samml. Klin. Vort.* 1e s. 10.
2. Wernich. — *Viertjahrschft f. gericht. Med.* 1882, p. 285 et 1883, p. 33.
3. Grœningen. — *Ueber den Shok.* Wiesbaden. 1885. An in : *Neurol. Clbatt.* 1885, p. 263.

Observation LXXVIII (Inédite)

Hystérie développée deux ans et demi après un traumatisme.

Le nommé R... François, âgé de trente-six ans, cocher à la Compagnie des omnibus, entre à l'hôpital de la Pitié, service de M. Hutinel (1), salle Rostan, lit n° 1.

Pas de renseignements sur les *antécédents héréditaires*.

Antécédents personnels, histoire de la maladie. — Bonne santé antérieure. Pas de syphilis; pas d'alcoolisme, bien que le malade soit un peu buveur.

En 1882 il fit une chute dans un escalier. Projeté violemment la face en avant contre le mur, il évita de le choquer avec la tête en portant ses mains en avant et en faisant en même temps un effort violent pour redresser la partie supérieure du corps. Il se donna ainsi « un tour de reins ». Il put néanmoins remonter un étage pour rentrer chez lui, et cela sans grande difficulté. La nuit suivante, il dormit bien. Le lendemain il alla comme d'habitude à son travail, bien que ressentant une assez vive douleur dans la région lombaire gauche.

Depuis cet accident il a eu fréquemment de violentes douleurs de tête, dans la région fronto-oculaire particulièrement et dans la région occipitale. Il a continué à travailler pendant une année sans aucun inconvénient pour sa santé. A cette époque il cessa d'être cocher d'omnibus pour devenir cocher de tramway. Dans ce dernier métier, les deux pieds sont occupés continuellement pour manœuvrer deux pédales, l'une pour la corne, l'autre pour le frein, bien qu'il y ait aussi un second frein mû par la main droite.

Au bout de dix-huit mois de tramway, au commencement de 1884, tous les matins en se levant il se sentait faible des jambes. Il s'inquiétait beaucoup de cet état, était devenu triste, de gai qu'il était auparavant. Il commença alors à se soigner à l'aide de bains de vapeur. Il avait peur de marcher pour ne pas se fatiguer et augmenter sa faiblesse. C'est dans ces conditions que survint, en 1884, un véritable trouble et une notable difficulté dans la marche. Il fut obligé de demander des congés à diverses reprises, et cessa enfin tout travail en 1886. Jusqu'à cette époque, il n'y eut

---

1. J'adresse ici mes plus sincères remerciements à M. le Dr Hutinel, qui a bien voulu m'autoriser, par l'intermédiaire de M. P. Marie qui l'a suppléé en 1888, à prendre et à publier cette observation.

pas de douleurs dans les jambes ni en ceinture. Quelque temps auparavant la miction était devenue pénible; pour uriner il était obligé de pousser et d'attendre. Fonctions génitales abaissées, mais pas complètement abolies.

Il entra alors (février 1886) dans le service de M. Hutinel.

État actuel (septembre 1888). — L'examen du malade fut fait antérieurement au point de vue de la possibilité du développement d'une atrophie musculaire. Tous les muscles furent donc examinés au point de vue de la fonction et de l'état objectif. On ne trouva rien de particulier par cette recherche à cette époque, sauf une certaine faiblesse du mouvement d'opposition du pouce, sans traces d'atrophie des éminences thénar et hypothénar. Dynamomètre, main gauche: 36 kilos, main droite: 31 kilos.

Quand on le fait coucher par terre, il emploie pour se relever le même procédé que les malades atteints de paralysie pseudo-hypertrophique, c'est-à-dire qu'il se met d'abord à quatre pattes et se relève enfin en s'aidant des mains, qui grimpent le long des jambes et des cuisses. C'est l'indice certain d'une grande faiblesse des muscles de la région dorso-lombaire.

Il ne peut marcher sans appui. Le procédé qu'il emploie dans la salle est le suivant : d'une main il tient une chaise qu'il fait glisser à côté de lui en s'appuyant dessus, tandis que l'autre main prend un point d'appui sur les lits rangés en file et assez rapprochés les uns des autres. Pendant qu'il progresse ainsi, difficilement, quoiqu'il ait pris assez bien l'habitude de ce genre de locomotion, ses jambes traînent par terre l'une après l'autre, mais molles et flasques et nullement raides, comme dans la démarche spasmodique.

Sensibilité. — Anesthésie complète du pharynx. Pas de point ovarien. Insensibilité complète à la pression des testicules. La région de l'articulation sacro-coxale gauche, sans être extrêmement douloureuse, est le siège d'une sensation extrêmement pénible, lorsqu'on la frotte avec le doigt. On trouve au niveau de l'apophyse épineuse de la cinquième ou sixième vertèbre dorsale un point douloureux au choc. Hyperesthésie légère à la piqûre d'une épingle dans la région thoracique gauche, remontant jusqu'au cou. Sensibilité des deux membres supérieurs à peu près normale ; légère anesthésie de la face externe.

Anesthésie incomplète de la face externe du membre inférieur droit et de la face externe de la cuisse. Sensibilité émoussée sur la face antérieure et le tiers supérieur du membre gauche. Anesthésie incomplète de la face externe de la cuisse, de la face antérieure et externe de la jambe et de la partie interne de la face dorsale du pied gauche. Le reste des deux cuisses et des jambes a conservé sa sensibilité à peu près normale. Hypéresthésie de la face plantaire des pieds.

Pouls : 72. Le premier bruit du cœur est mal frappé à la base (anémie). Les principaux viscères sont normaux à l'examen direct et au point de vue de leurs fonctions. Ni sucre ni albumine dans l'urine.

Les réflexes rotuliens sont faibles des deux côtés.

Pas d'attaques de nerfs.

Pas de perte du sens musculaire dans les parties qui sont le siège de l'anesthésie.

Pas de déviation de la bouche, ni de la face.

Le goût, l'odorat, l'ouïe sont fortement diminués à droite.

Il existe un très léger degré d'inégalité pupillaire ; la gauche est un peu plus large que la droite. Toutes deux fonctionnent normalement à la lumière et à l'accommodation. Rétrécissement concentrique du champ visuel à droite (45° et 60° dans le sens horizontal, 50° dans le sens vertical), sans inversion du champ visuel des couleurs, le bleu étant resté en dehors du rouge. Dyschromatopsie assez nette pour le violet dans les deux yeux.

L'état mental est assez particulier. Le malade est sombre, triste, se préoccupe beaucoup de sa maladie. Il est sujet toutes les nuits à des cauchemars, des visions tristes ou effrayantes, qui viennent interrompre son sommeil. Pas d'hallucinations hypnagogiques.

Voilà donc un homme qui, deux ans et demi après une chute dangereuse dans un escalier, est pris d'accidents parétiques du côté des membres inférieurs. On ne pourrait dire que c'est le travail que faisaient ses jambes dans son métier de cocher de tramway qui ont pu provoquer l'hystérie et la localisation de celle-ci. Que cela ait eu une certaine influence sur la localisation des accidents nerveux, c'est possible, c'est même fort vraisemblable. Mais il n'y a vraiment pas eu là de quoi provoquer la névrose tout entière. Il en est de ce malade comme de l'homme de l'observation **XXXV** chez qui le fait de faire marcher avec la jambe une machine à tourner, a eu une certaine part dans la localisation des accidents provoqués en réalité par la syphilis. Ici c'est au traumatisme qu'il faut faire remonter le début de tous les troubles nerveux.

Que si cette étiologie peut paraître au premier abord invraisemblable, il est facile de se rendre compte qu'elle est cependant très réelle. A quoi en effet attribuer dans ce cas le développement des accidents hystériques, car je ne pense pas que le diagnostic puisse être sujet à discussion ? Dans la longue période qui a séparé le traumatisme de l'éclosion de l'hystérie il n'est survenu aucun incident que l'on puisse faire intervenir dans la production de la névrose. Il est donc tout naturel d'incriminer le traumatisme. D'ailleurs ce n'est pas le seul cas de ce genre que l'on puisse invoquer. Il en existe d'autres, et en grand nombre. Tous, il est vrai, n'ont pas été publiés avec l'étiquette d'accidents hystériques. Mais nous savons maintenant à quoi nous en tenir sur ces soi-disant troubles réflexes, psychiques et autres, consécutifs au traumatisme.

L'an dernier, Petersau et Borstel (1) publiaient, sous le nom de paralysies de guerre tardives, trois cas de paralysies consécutives à la guerre franco-allemande de 1870 et apparues neuf, treize et quinze ans après la campagne. D'autre part on trouve dans un très intéressant recueil allemand (2), relatant tous les cas de maladies consécutives à cette même guerre, un bon nombre de cas rangés parmi les paralysies réflexes et qui ne sont autre chose que des accidents hystériques. Quelques-uns de ces faits rentrent précisément dans la catégorie des cas à début tardif, que j'étudie ici. Ils se trouvent décrits pour la plupart au chapitre : Paralysie traumatique secondaire, du livre allemand. Le cas X (p. 66) est un bel exemple d'hémiplégie hystérique avec hémispasme glossolabié, développée près de trois ans après une blessure de la cuisse par balle de fusil. L'observation XVIII a trait à un malade qui, douze ans après avoir reçu une balle dans les muscles de la hanche, présente tout à coup des douleurs dans la cuisse, puis une contracture des extenseurs de celle-ci, avec

---

1. Petersau et Borstel.— *Ueber späte Feldzugsparalysen. Versamml. Ostdeutsch. Irrenaertz.* 1er juillet 1888. An. in : *Erlenmeyer's Ctbllt.* 1888, n° 15.

2. *Traumatische, idiopathische und nach Infectionskrankheiten beobachtete Erkrankungen des Nervensystems bei den deutschen Heeren im Kriege gegen Frankreich* 1870-71. Berlin, 1886.

atrophie consécutive. L'amélioration fut obtenue très rapidement à l'aide de quelques séances d'électrisation. Bien que cette observation soit donnée comme un cas de névrite ascendante, il n'est point douteux qu'il s'agit là uniquement d'hystérie. J'en dirai autant du cas suivant (Cas XIX) qui, pris aussi pour une névrite ascendante, a trait en réalité à une monoplégie brachiale hystérique, avec contracture de la jambe gauche et du pied gauche, et hémispasme glossolabié, le tout développé douze ans après une blessure de la cuisse gauche par balle de fusil. Il y en a d'autres encore, mais je me contente de ceux-là, qui sont facilement rapportés à leur véritable diagnostic (1).

On comprend facilement quel intérêt ces cas à début retardé peuvent présenter en médecine légale. Voilà un individu, je suppose, qui dans l'exercice de son métier, dans un service commandé, est victime d'un accident plus ou moins grave. Il se remet bien de ses blessures ou de ses contusions. Son patron, la compagnie qui l'employait, lui donnent quelque indemnité proportionnée au nombre de jours d'incapacité de travail que la guérison de ses blessures a nécessités. Mais au bout d'un assez long temps, six mois, un an, deux ans même, apparaissent des troubles nerveux qui vont, pendant une période quelquefois très considérable, faire de cet homme un infirme, incapable de travailler et de gagner sa vie. Il faut savoir que de cette nouvelle et bien plus grave incapacité de travail c'est toujours l'ancien traumatisme qui est responsable. A ce point de vue la connaissance des cas à début tardif

1. Je n'avais pas connaissance de ce livre lorsque j'écrivais les premiers chapitres de ce travail, et parlant du surmenage, je disais que dans les travaux des médecins militaires, j'avais découvert peu de cas d'hystérie consécutive au surmenage chez les soldats. Il s'en trouve plusieurs dans cet ouvrage et tous les cas que l'auteur rapporte à de la *Schreckepilepsie* ou à de l'*Ermüdungsepilepsie* (épilepsie par peur et épilepsie par fatigue) ne sont très vraisemblablement que des cas d'hystérie par peur et par surmenage. Ce n'est pas ici le lieu de rapporter ces faits ; mais je voulais cependant signaler leur présence dans ce livre. Ce sont même des cas excellents au point de vue de la démonstration de la provocation de l'hystérie, car décrits sous la rubrique d'épilepsie idiopathique, ils n'ont toujours trait qu'à des malades n'ayant jamais eu d'attaques antérieurement.

peut être une véritable révolution en médecine légale, comme du reste la connaissance des cas d'hystéro-traumatisme l'a été au début des recherches sur ce point particulier. Le patron, la compagnie doivent au sinistré des dommages-intérêts pour ces cas-là comme pour les cas à début immédiat, cela ne fait pas le moindre doute, et dans les faits de ce genre, on sait aujourd'hui qu'il né faut pas accuser les sujets ou de simuler, ou d'exploiter leur ancien accident pour obtenir des indemnités qui ne leur sont pas dues.

Chez un certain nombre de malades de cette catégorie, est-il possible d'admettre que l'hystérie provoquée par l'accident qui en a été la cause occasionnelle, existait déjà, mais à l'état latent, avant la manifestation éclatante, contracture, paralysie, attaque convulsive, qui a attiré sur elle l'attention ? Il est certain qu'il existe un certain nombre de symptômes hystériques, l'anesthésie en particulier, qui peuvent être complètement ignorés du malade pendant un temps assez long. On en a vu un exemple dans un des deux cas d'hystérie provoquée par le sulfure de carbone que j'ai rapportés dans la première partie (V. Observation LVI, p. 186.) Mais en général il n'en sera pas ainsi, surtout en ce qui concerne l'hystérie traumatique et l'hystérie toxique en particulier. Presque toujours, chez l'homme tout au moins, la névrose s'accompagne d'un état mental particulier qui attire l'attention et une hystérie ainsi développée restera rarement ignorée du malade pendant une longue période de temps. Qu'il y ait des cas où celle-ci existe dès le lendemain de l'action de l'agent provocateur et reste ignorée pendant des années, cela est possible certainement, mais dans la réalité des faits, ce doit être l'exception et en général lorsque les troubles nerveux n'éclatent que long-temps après l'avènement de l'agent provocateur, après un intervalle de santé assez long, on est autorisé à dire que c'est l'hystérie elle-même et non pas seulement l'accident hysté-rique qui a débuté tardivement.

Cette existence réelle d'une hystérie ignorée serait beaucoup plus vraisemblable chez les individus soumis à une intoxication lente et prolongée, chez les saturnins, les alcooliques, les hydrargyriques. Cependant combien d'alcooliques ne voit-on pas journellement à l'hôpital, chez qui on ne constate aucun signe d'hystérie qui pourrait être ignoré du malade ? J'ai tenté. de faire quelques recherches à cet égard en ce qui concerne le saturnisme. Ceux que j'ai eu occasion de voir à l'hôpital et qui n'y venaient point consulter pour des accidents nerveux, je les ai toujours trouvés indemnes. Mais le nombre en est trop restreint pour que l'on puisse en tirer des conclusions générales. J'ai essayé d'aller visiter des ateliers de peintres où je devais rencontrer un bon nombre de saturnins, de les interroger et de les examiner au point de vue des accidents hystériques qu'ils pourraient porter sans s'en douter. Mais, ainsi que le fait spirituellement remarquer M. Brissaud, « pour être saturnin, on n'en est pas moins homme », tous ces gens bien portants ou se croyant tels, fuyaient le médecin comme la peste, de sorte qu'il m'a été impossible de recueillir le moindre renseignement sur cette question. Je ne sais si les faits m'auraient donné raison, mais je ne crois pas que j'aurais rencontré beaucoup d'individus portant, sans le savoir, les stigmates de l'hystérie.

Mais si la névrose ne s'est pas déclarée ouvertement chez bon nombre de ces intoxiqués, en particulier, si les poisons provocateurs n'ont pas suffi pour faire germer la graine qui était déposée dans ces terrains prédisposés, on peut dire du moins qu'ils les ont encore mieux préparés qu'ils ne l'étaient déjà pour l'éclosion de celle-ci. Dans ces cas-là, il suffira quelquefois de l'adjonction d'une cause occasionnelle si petite qu'elle soit pour faire apparaître les accidents. Les exemples de ce genre, où l'on constate le cumul de plusieurs agents provocateurs joignant leurs efforts pour faire éclater la névrose, sont loin d'être rares. Ce qu'il y a de remarquable, c'est que dans bon nombre de ces cas, on voit, comme je viens de le dire, une intoxication ou quelque cause de longue durée et à action lente et prolongée venir préparer définitivement le terrain. Une fois ce travail fait, l'hystérie est là qui attend ;

une autre cause occasionnelle (on voit maintenant pourquoi je n'ai jamais jusqu'ici employé le terme de cause détermi- nante), souvent un traumatisme, n'aura plus de peine à la faire éclore. On trouve dans les auteurs des cas de ce genre sou- vent très nets. Dans un cas rapporté par Petit (1) il s'a- gissait d'un jeune homme de vingt-huit ans, alcoolique et ayant fait des excès vénériens. Cependant malgré la présence de ces deux puissants facteurs de l'hystérie, il restait indemne, lorsqu'il vint à contracter une fièvre typhoïde. Aussitôt après cette maladie débutèrent, outre un changement dans le carac- tère qui devint sombre et triste, des attaques de nerfs bien caractérisées. Voici le résumé de cette observation :

OBSERVATION LXXIX (RÉSUMÉE)

Hystérie chez un alcoolique développée à la suite d'une fièvre typhoïde.

(Petit. Th. Paris, 1875.)

Homme de vingt-huit ans, peintre sur porcelaine. Pas d'anté- cédents de famille. Excès vénériens et alcooliques.

Caractère bizarre et inégal. Paresseux.

Il y a six ans, fièvre typhoïde. A la suite, attaques de nerfs et impressionnabilité.

Céphalalgie, insomnie, affaiblissement de la mémoire et de l'attention. Hyperesthésie cutanée à gauche. Plaques hyperes- thésiques à l'épigastre et au milieu du dos.

Diminution de la force musculaire à gauche.

Syphilis il y a un an.

Soubresauts du corps « comme un poisson qu'on écaille ».

Egalement accès avec perte de connaissance, convulsions sui- vies de rire, de pleurs, de miction. Deux jours après, accès de diplopie, de subdélire; le même pendant quinze jours.

L'observateur a assisté à une crise qu'il décrit et qui est manifes- tement hystérique, avec points hystérogène épigastrique. Une sorte de rire convulsif domine pendant l'attaque, entrecoupé par des arcs de cercle en avant.

Amélioration notable.

1. Petit. — *Th. citée.*

Ainsi chez cet homme les excès vénériens et l'alcoolisme avaient été impuissants à faire éclater la névrose. Il a fallu qu'il survienne une maladie aiguë grave pour que les accidents apparaissent. Ils n'étaient pas loin, certainement, et n'attendaient pour se montrer que le coup de pouce, pour se servir d'une expression un peu vulgaire, qu'est venu leur donner la fièvre typhoïde.

En raison de la fréquence de l'alcoolisme on conçoit facilement qu'un pareil mécanisme peut souvent présider au développement de l'hystérie. Dans un fait publié par Achard (1) on retrouve un cumul à peu près analogue de facteurs étiologiques. Dans ce cas l'alcool avait favorisé le développement de la névrose ; l'infection syphilitique l'avait fait apparaître sous une forme éclatante. Parmi les cas que j'ai rapportés dans la première partie, bien que j'aie éliminé avec tout le soin possible les cas complexes de ce genre, il s'en trouve cependant un (Observation XVI) où une semblable étiologie peut être invoquée. Il s'agissait là d'une malade qui aussitôt après une fièvre typhoïde longue suivie de trois rechutes successives, devint enceinte. Après l'accouchement l'hystérie fit son apparition. Dans les quelques réflexions qui suivent la relation de ce fait, j'ai fait remarquer que le rôle de la fièvre typhoïde dans le développement de l'hystérie était passible de quelques critiques. En effet on peut à la rigueur faire rentrer ce cas dans la catégorie que j'étudie actuellement. La fièvre typhoïde aurait préparé définitivement le terrain à la névrose, la grossesse et l'accouchement l'auraient fait éclore bruyamment.

Mais je reviens à l'alcoolisme que sa fréquence doit évidemment faire ranger en première ligne parmi les agents préparateurs de l'hystérie. Pourquoi dans ces faits, de deux individus prédisposés, tous deux adonnés à la boisson, l'un devient-il hystérique de par l'alcoolisme seul, tandis que l'autre a besoin, pour réaliser objectivement la névrose, de l'intervention d'un autre agent provocateur ? Il s'agit là sans

---

1. Achard. — *Th. citée.* Obs. XXXV.

doute de différents degrés de résistance individuelle. Le second
de ces deux hommes a résisté à l'alcool en tant qu'agent provocateur de l'hystérie, mais l'intoxication lui a fait faire un
grand pas dans la voie qui aboutit à la névrose et il est
maintenant tout auprès du but. Il pourra toute sa vie en rester
là ; mais vienne un autre agent provocateur, et le malade
deviendra hystérique. Ce second agent sera quelquefois très
minime, si minime même que l'on peut dire qu'il n'aurait très
vraisemblablement pas produit l'hystérie chez cet homme qui
a résisté à un facteur étiologique aussi puissant que l'intoxication alcoolique, si cette dernière n'avait pas admirablement
préparé le terrain à son éclosion.

Ces considérations peuvent s'appliquer au malade qui fait
le sujet de l'observation suivante.

Observation LXXX (Inédite)

*Paralysie hystéro-traumatique de l'avant-bras et de la main
survenue chez un alcoolique à la suite d'un coup de marteau sur les
doigts.*

Le nommé Osb..., âgé de quarante-six ans, monteur en bronze,
est entré à la Salpêtrière, dans le service de M. le professeur
Charcot, le 6 avril 1888 (1).

Antécédents héréditaires. — On ne peut obtenir à ce sujet que des
renseignements très vagues et très bornés. Le malade ne sait que
ceci : son père et sa mère sont morts tous deux de mort subite,
cette dernière à l'âge de 78 ans. Il a une sœur qui est morte de la
poitrine.

Antécédents personnels. Histoire de la maladie — Le malade a été
pendant son service militaire, en Afrique, où il a pris les fièvres
paludéennes et la dysenterie. Pas de syphilis. Il est très émotif
et quand il est en proie à une émotion vive, tout son corps est
agité d'un tremblement violent.

A l'état de repos le tremblement est moins accusé, mais existe

1. Le malade dont nous retraçons ici l'observation a fourni à M. le professeur
Charcot le sujet d'une de ses leçons cliniques du mardi. — Voy. Charcot. *Leçons
du Mardi à la Salpêtrière. Policlinique,* 1887-88, p. 344.

cependant dans les membres supérieurs.Lorsqu'il parle, ses lèvres tremblent aussi légèrement. C'est là l'indice d'un intoxication alcoolique chronique, qui se manifeste également par d'autres signes, tels que cauchemars, insomnies et surtout par des troubles du côté de la vision, ainsi que nous le verrons plus bas.

Le 27 mars dernier, cet homme était à son atelier, en train de monter une pièce de bronze. Pour cela il frappait fortement avec

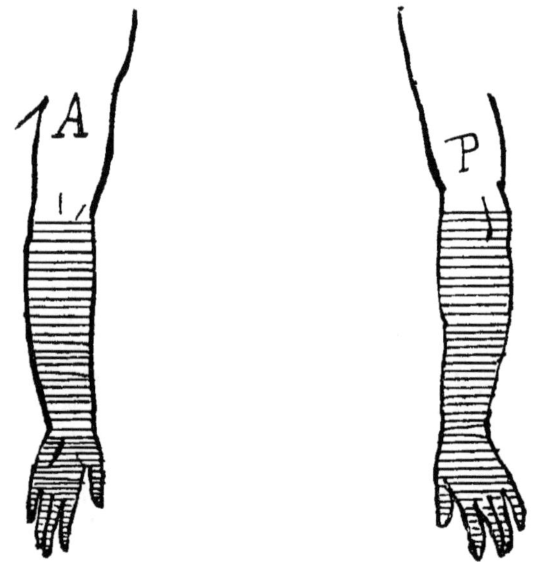

Face antérieure.   Fig. 22 et 23.   Face postérieure.

un lourd maillet sur la pièce qui, enserrée dans les branches d'un étau, était maintenue avec la main gauche, tandis que la main droite se servait du maillet. Tout à coup la pièce se déplace, et avant qu'il ait eu le temps de retenir le coup, le maillet lui retombe lourdement sur les doigts de la main gauche. Il ressentit immédiatement une violente douleur, suivie d'engourdissement complet de la main et du poignet, s'accompagnant d'une sorte de sensation d'absence de ces parties.

Dans les jours suivants se montre un certain degré de gonflement de la main, avec des ecchymoses. Le tout disparut au bout de quelques jours. Pendant ce temps les parties malades furent maintenues immobiles et cessèrent d'être douloureuses. Mais

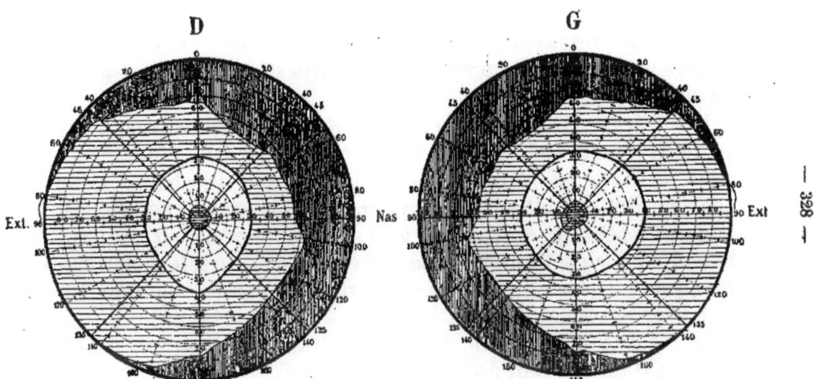

Fig. 24. — Rétrécissement concentrique du champ visuel hystérique et scotome central alcoolique.

lorsque, ces phénomènes ayant cessé, le malade voulut se servir de sa main, il s'aperçut qu'elle était tombante et réellement impotente.

Cet état d'impotence absolue ne dura pas longtemps,il est vrai, mais une fois quelques mouvements récupérés, il restait encore une grande faiblesse, une véritable parésie de la main et du poignet. La main droite donne en effet au dynamomètre le chiffre de 70 tandis que la main malade amène tout au plus 18.

Il existe de plus dans tout le segment de membre paralysé une anesthésie très prononcée pour tous les modes de la sensibilité, contact, douleur, chaud et froid. Cette anesthésie comprend les doigts,la main,l'avant-bras et s'arrête à deux travers de doigt au-dessous du pli du coude (fig. 22 et 23).Elle n'est pas seulement superficielle, mais profonde et intéresse les muscles et les articulations. Le pincement des masses musculaires, la torsion des doigts, du poignet ne font ressentir aucune douleur au malade. Le sens musculaire est également complètement perdu dans le même segment de membre.

Parmi les sens spéciaux,le goût et l'odorat sont normaux. L'ouïe est légèrement diminuée des deux côtés . Des deux côtés également ment on note un rétrécissement concentrique du champ visuel considérable, en même temps qu'un scotome central peu étendu, mais très net (fig. 24). Ce dernier signe appartient en propre à l'amblyopie alcoolique. Pour ce qui est des couleurs, le violet n'est perçu ni à droite ni à gauche et il existe un peu de scotome central pour le rouge et le vert.

Le réflèxe pharyngien est considérablement diminué. Les réflexes rotuliens sont normaux.

Il n'existe nulle part de points hystérogènes. Le malade n'a jamais eu d'attaques.

Huit jours plus tard, le 14 avril, l'anesthésie a remonté jusqu'à un travers de doigt au-dessus du coude — et cependant on note que le sens musculaire tend à revenir. Le poignet gauche commence à présenter une légère résistance, mais encore très faible, aux mouvements exercés dans les deux sens, flexion et extension. On remarque en outre que le biceps, le deltoïde, le grand pectoral du côté gauche (côté malade) sont beaucoup moins forts que les mêmes muscles du côté droit (côté sain). On ne note pas la plus petite trace d'atrophie musculaire.

Le malade suit un traitement général et hydrothérapique et de plus on le soumet à une sorte de traitement psychique par la méthode du dynamomètre. On lui prescrit de serrer dans ses deux mains toutes les deux heures un dynamomètre et de noter les chiffres qu'il amène à chaque essai.

Le 15 avril, le scotome central persistant, le rétrécissement du champ visuel a considérablement diminué et son étendue se rapproche sensiblement de la normale.

La sensibilité reparaît un peu sur les faces dorsales du pouce et du petit doigt paralysés, sous forme de deux petites plaques situées au niveau des articulations métacarpo-phalangiennes de ces deux doigts (fig. 25 et 26).

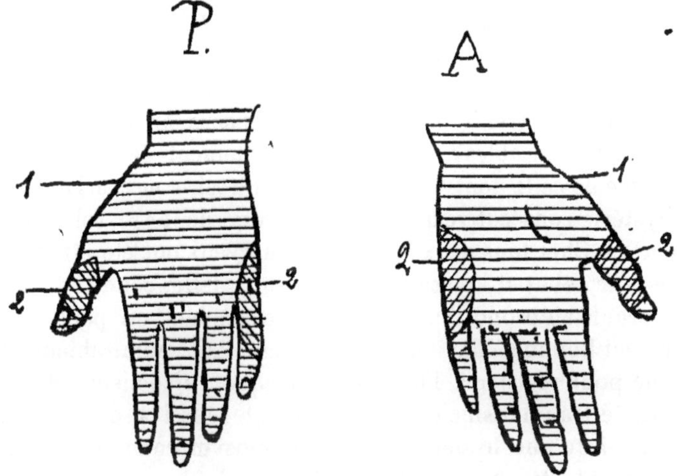

Fig. 25 et 26. — 1. La striation simple indique l'anesthésie.
2. La striation croisée représente les points redevenus sensibles.

Le dynamomètre donne toujours :
Main gauche = 18 ; main droite = 70.
Le 24 avril, la sensibilité reparaît de plus en plus. Le mouvement revient aussi. Le dynamomètre donne :
Main gauche = 27 ; main droite = 75.
Le 3 mai, le rétrécissement du champ visuel n'existe plus. — La main gauche amène au dynamomètre : 40.
Six semaines plus tard la sensibilité était complètement revenue, la motilité également (dynam. : 70).

Voilà donc un homme qui présente des signes manifestes d'une intoxication alcoolique intense, le tremblement et surtout le scotome central, petit, mais très net dans les deux yeux. Cet homme, dont on ne connaît pas les antécédents héréditaires, résiste à cette intoxication, considérée en tant qu'agent provocateur de l'hystérie. Mais un beau jour survient un traumatisme, pas très violent à la vérité, et à la suite de ce coup de marteau qu'il se donne sur les doigts, voilà l'hystérie qui apparaît chez lui. Il s'agit ici d'une hystérie peu intense, puisque toutes les manifestations névropathiques n'ont duré que deux mois et demi et ont disparu à la suite d'un traitement de deux mois à peine. Est-ce à dire pour cela que si l'on avait laissé traîner les accidents en longueur ils n'auraient pas fini par devenir permanents et tenaces au point de se montrer incurables? Il en est probablement de ce malade comme de celle dont j'ai rapporté l'histoire en parlant de l'hystérie consécutive aux tremblements de terre (observation X). Chez tous deux les troubles nerveux ont été attaqués dès leur début et l'on sait combien une telle condition est favorable au pronostic. Malgré tout cependant on peut dire que cet homme, quoique prédisposé, était admirablement doué pour résister à l'hystérie, puisque l'alcoolisme d'une part, le traumatisme de l'autre, n'ont réussi à développer chez lui qu'une hystérie presque monosymptomatique dont les accidents, pris de bonne heure, il est vrai, n'ont pas longtemps résisté aux efforts de la thérapeutique.

Je fais remarquer ici, en passant, la guérison complète obtenue tant chez ce malade que chez celle de l'observation X. Quelques auteurs prétendent en effet que les cas d'hystéro-traumatisme sont toujours incurables et que c'est à peine si dans quelques cas on peut obtenir de légères améliorations. Ces deux faits prouvent péremptoirement le contraire.

Je puis encore citer un autre cas du même genre où un agent provocateur, le traumatisme, est venu se surajouter à cet autre, l'alcoolisme, pour amener l'apparition de l'hystérie.

Observation LXXXI (Inédite)

*Hémiplégie hystéro-traumatique survenue chez un alcoolique, déjà
entaché d'hystérie. Guérison de l'hémiplégie. Apparition ultérieure d'attaques d'hystérie, puis d'attaques de sommeil laissant
après elles du mutisme hystérique.*

Le nommé Scul., âgé de trente-trois ans, ajusteur-mécanicien,
entre à la Salpêtrière, dans le service de clinique de M. le professeur Charcot (1), le 12 avril 1888.

Antécédents héréditaires. — Rien à relever d'autre que ces deux
faits importants : un de ses oncles paternels serait mort de méningite. Son grand-père est mort à l'asile d'aliénés de Lafon (Cha-
rente) après y être resté onze ans.

Antécédents personnels. Histoire de la maladie. — Scul… a eu
pendant son enfance une maladie grave, qu'il appelle fièvre
typhoïde et à la suite de laquelle serait survenue une paralysie de
la langue qui aurait persisté pendant sept mois.

Rien d'autre à noter dans l'enfance. Il a exercé son métier
d'ajusteur-mécanicien dans la marine de guerre et là il a pris la
malheureuse habitude de boire, habitude qu'il n'a jamais abandonnée depuis.

Notons encore ici un fait qui nous fait penser que ce malade
était déjà, avant l'accident ayant déterminé les troubles qui
l'amènent ici, entaché d'un certain degré d'hystérie. Il a remarqué que depuis deux ou trois ans il a perdu le goût des aliments
qu'il mange et même la sensibilité de la muqueuse buccale, car il
avalait, dit-il, la soupe brûlante sans s'en apercevoir le moins du
monde. Rien ne peut venir expliquer ce fait bizarre.

Le 22 mars dernier, il était descendu dans un puits vide pour y
ajuster une pompe. La veille il s'était grisé, et il est probable que
le matin en se mettant à l'ouvrage, il était encore à moitié gris.
Toujours est-il qu'en arrivant au fond du puits, au lieu de se
livrer à son travail, il se coucha sur le sol et s'endormit.

« Il paraît que, pendant son sommeil, qui n'a pas duré moins
« de quatre heures, c'est le côté gauche du corps qui a porté sur
« le sol. Seule, en effet, la partie gauche de ses vêtements a été

1. Ce malade a été présenté par M. le professeur Charcot à ses leçons du
mardi. Voy. Charcot. *Leçon du mardi à la Salpêtrière. Policlinique*, 1887-88, p.338
et 378.

« salie par le sol boueux, et l'on peut se demander si la pression
« prolongée intense exercée par le corps sur les membres gau-
« ches, en y produisant un engourdissement et une parésie com-
« parables à ce qui se voit dans le choc local, n'a pas été le point
« de départ de l'hémiplégie, suivant le mécanisme psychique qui
« préside au développement des paralysies hystéro-traumatiques.
« Ne le trouvant pas à l'heure habituelle, ses camarades ont été
« le chercher, et l'ont trouvé gisant inerte. Le malade ne se rap-
« pelle pas très bien ce qui s'est passé à ce moment ; il croit pou-
« voir affirmer cependant que l'hémiplégie gauche existait déjà au
« sortir du puits (1) ».

Suivant une autre version, ses camarades lui auraient affirmé
qu'à cet instant, le bras seul était inerte, et que la jambe
fonctionnait encore. Lui-même s'est aperçu le lendemain
matin qu'elle était paralysée. « La période d'amnésie s'est
« étendue sur une période d'environ trois jours, pendant lesquels
« le malade est resté au lit ; après cela il a appelé un médecin
« qui, paraît-il, lui aurait déclaré que la maladie dont il souffre
« est incurable et c'est pour cela qu'il s'est décidé à entrer à
« l'hôpital Saint-Antoine, dans le service de M. Hanot, qui a bien
« voulu nous l'adresser (2) »

Etat actuel. — *Motilité* complètement abolie dans les membres
supérieurs et inférieurs du côté gauche. Paralysie absolument
flasque, pas de traces de contracture (l'hémiplégie date d'un mois
environ). Les réflexes sont normaux, peut-être même existe-t-il
un peu de diminution du réflexe rotulien du côté gauche.

Le malade est incapable de se tenir debout, sinon soutenu par
une autre personne.

La démarche est tout à fait caractéristique, soit que le malade
s'avance en s'aidant de deux béquilles, soit qu'il soit soutenu par
quelqu'un. Le pied droit seul quitte le sol pour progresser en
avant. Le membre inférieur gauche pend inerte comme un corps
étranger et quand le malade s'avance il traîne le membre derrière
lui, le pied balayant le sol.

Il existe du côté gauche, non seulement au niveau des membres
paralysés, mais encore sur le tronc, le cou et la face, une perte
absolue de la *sensibilité* au contact, à la douleur, au chaud et au
froid. Au niveau des membres, cette anesthésie porte non seulement sur la peau et les parties superficielles, mais encore sur les

1. Charcot. — *Leçons du mardi à la Salpêtrière. Policlinique*, 1887-88,
p. 343.
2. *Idem. — Ibidem.*

muscles et les articulations. On peut pincer violemment les masses musculaires, tordre les jointures, sans que le malade accuse la moindre douleur (fig. 27 et 28).

De plus on constate dans les membres paralysés une perte complète des notions du *sens musculaire*. Le malade ne sait pas où sont placés son bras et sa jambe gauche, et les yeux fermés, ne peut les trouver avec la main droite.

La même anesthésie se remarque également en ce qui concerne les *sens spéciaux*. Le *goût*, l'*odorat*, l'*ouïe*, sont profondément modifiés ou abolis du côté gauche. Du côté de la *vision* on constate, du côté droit un très notable rétrécissement concentrique du champ visuel. Du côté gauche, la vision est abolie et il existe une amaurose complète (fig. 29).

Le malade n'a jamais eu d'attaques de nerf d'aucune sorte. Mais il porte au niveau du sinciput et tout le long de l'épine dorsale, dans les régions dorsales et sacro-lombaires, des *plaques hyperesthésiques* caractéristiques (fig. 27 et 28).

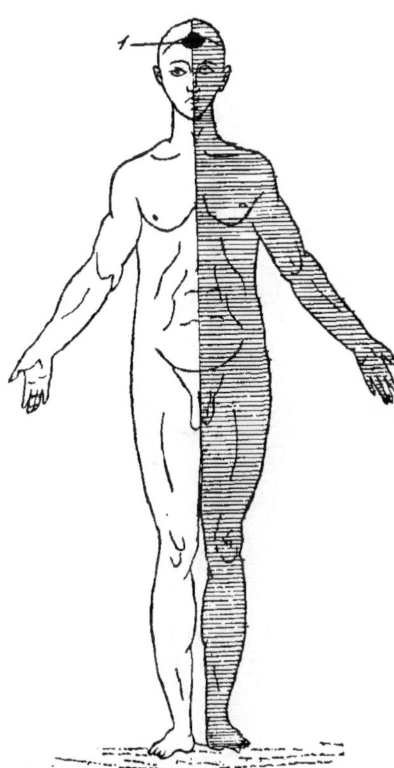

Fig. 27. — Etat de la sensibilité le 13 avril.
1. Point hystérogène.

Notons encore parmi les phénomènes intéressants que présente notre malade, les *hallucinations* de la vue qui l'obsèdent fréquemment. Ces hallucinations sont tantôt tristes, effrayantes, grotesques; il se voit poursuivi par des araignées monstrueuses, des bêtes fabuleuses, des sauvages armés. Tantôt au contraire elles sont gaies, riantes. Quelle part faut-il attribuer dans la production de ces phénomènes à l'intoxication alcoolique, dont le malade est atteint d'une façon indéniable, et à l'hystérie, qui, on le sait, compte parmi ses accidents les plus ordinaires des manifestations de ce genre?

15 *avril*. Perte de connaissance subite, sans cause, dans la salle.

22 *avril* (1). Les mouvements ont commencé à revenir dans le pouce, après plusieurs massages, de sorte que le pouce, à la fin de la journée, a pu exécuter tous ses mouvements. Mais la sensibilité, qui, au début de l'apparition des mouvements, n'existait guère à son niveau, a commencé à apparaître un peu plus tard par une plaque qui occupait le bord radial du pouce.

23 *avril*. Les mouvements des doigts ont commencé à apparaître, d'abord isolément pour le médius, puis ainsi de suite pour les autres doigts.

24 *avril*. Les mouvements du poignet, qui étaient d'abord à peine perceptibles, ont acquis aujourd'hui presque toute leur amplitude.

25 *avril*. Le malade peut fléchir son avant-bras, mais seulement lorsqu'on lui pince son biceps entre les doigts. Les mouvements d'extension de l'avant-bras ont commencé à paraître.

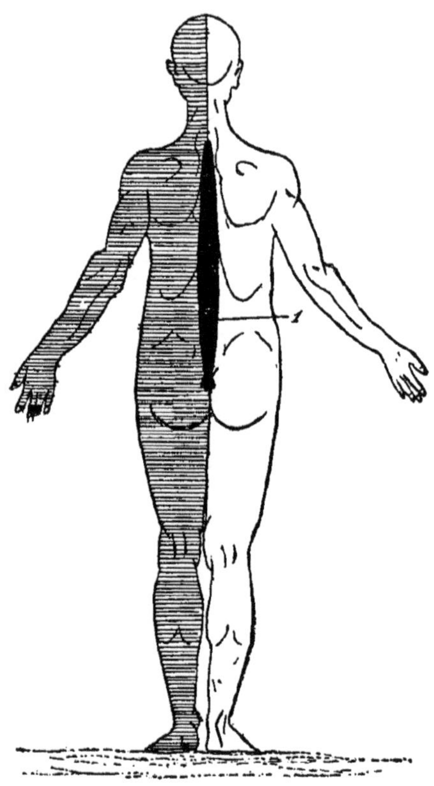

Fig. 28. — Etat de la sensibilité le 13 avril.
1. Plaque hystérogène.

1. Toute cette partie de l'observation a été prise par MM. Gilles de la Tourette, chef de clinique, et Caryophyllis, externe du service, sur le registre de la clinique, où je l'ai copiée textuellement.

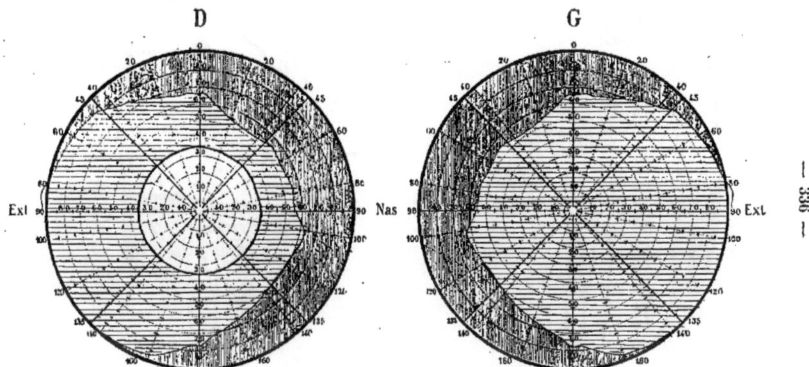

Fig. 29. — Amaurose complète de l'œil gauche.

Si on lève le membre supérieur gauche du malade à une certaine hauteur au-dessus de son épaule et qu'on lui commande de le retenir ainsi élevé, il peut le maintenir pendant quelques instants.

Aujourd'hui on constate deux autres plaques de sensibilité, l'une à la face dorsale de l'annulaire, l'autre au milieu de la face dorsale de la main gauche (fig. 30 et 31).

Le sens musculaire est toujours aboli du côté gauche.

Après un certain exercice passif et du massage, on constate certains mouvements très faibles du pied gauche.

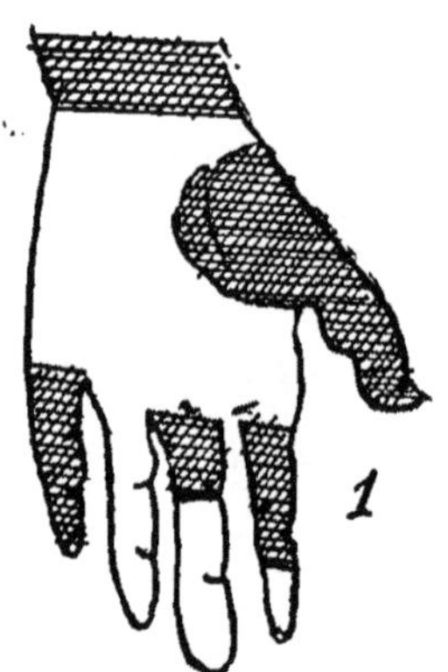

Fig. 30. — État de la sensibilité à la face palmaire de la main, le 25 avril (la striation croisée représente les plaques sensibles).

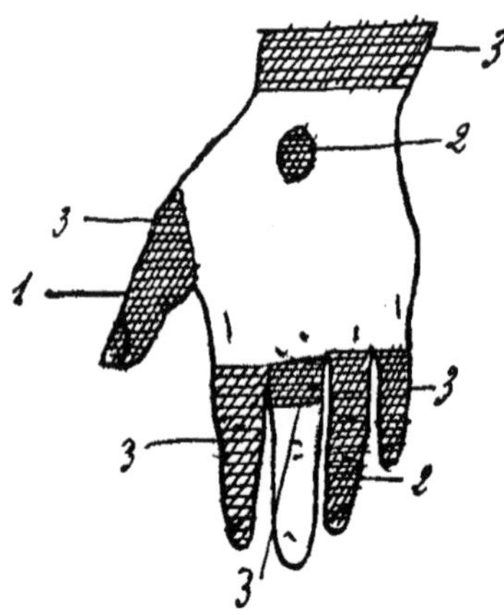

Fig. 31. — La striation croisée représente les plaques sensibles : 1, plaques de sensibilité apparues le 23 avril ; 2, plaques de sensibilité apparues le 24 avril ; 3, plaques de sensibilité apparues le 26 avril.

26 *avril*. La sensibilité aujourd'hui occupe le pouce tout entier, la face palmaire de l'index et de l'annulaire et la face dorsale de l'annulaire et du petit doigt. Il y a une plaque qui occupe la face palmaire du poignet (fig. 30 et 31).

Les mouvements sont aujourd'hui possibles dans tout le membre supérieur, mais la force musculaire est moindre que de l'autre côté.

Le sens musculaire est absent.

27 *avril*. Le retour de la sensibilité occupe toute la main et une

partie de la face palmaire de l'avant-bras. En outre une plaque qui occupe presque les 4/5 du dos a paru aujourd'hui (fig. 32 et 33).

28 *avril*. Les plaques de sensibilité sur la face antérieure de l'avant-bras, la face dorsale de la main, la région thénar, ont disparu aujourd'hui. Il n'en reste que les plaques de sensibilité du 26 avril. Les mouvements des orteils et du pied sont faibles mais parfaitement possibles aujourd'hui, flexion, extension ou abduction.

Sensibilité occupant la partie antérieure de la plante du pied sauf la face plantaire de l'orteil (fig. 34 et 35).

A six heures du matin on l'a trouvé dans son lit sans connaissance, gesticulant et parlant, cet état a duré une demi-heure à peu près.

29 *avril*. Pas de modification du champ visuel.

L'état du malade reste stationnaire.

1er *mai*. Pas de modification pour le membre inférieur gauche, le bras cependant prendrait un peu de force. Les mouvements y sont plus vifs que les jours précédents.

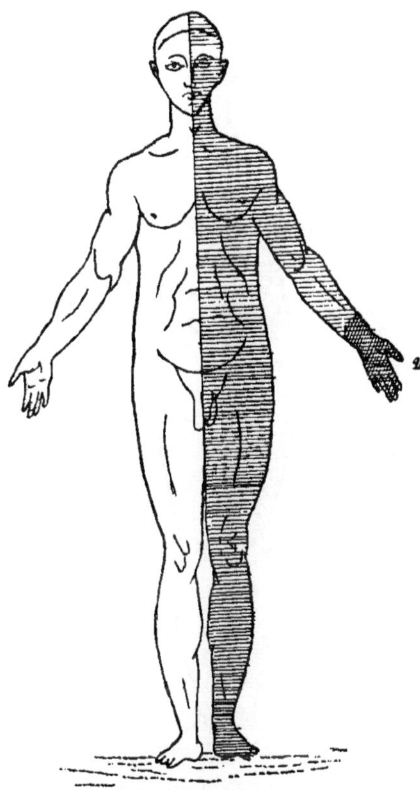

Fig. 32. — Etat de la sensibilité le 27 avril. — La striation simple représente l'anesthésie ; la striation croisée indique le retour de la sensibilité.

3 *mai*. Le rétrécissement du champ visuel s'est modifié. Il est à 40 à droite. A gauche l'amaurose persiste, mais par l'examen ophthalmoscopique on trouve une infiltration de la pupille avec plaques blanches sur la rétine (de nature syphilitique probablement).

Réflexe exagéré au côté gauche pour le membre inférieur ; rien de semblable au membre supérieur. Trépidation spinale spontanée.

Réflexes normaux (forts) du côté droit.

5 *mai*. Il peut monter difficilement à l'aide de béquilles mais pour descendre, même en s'appuyant sur la rampe, il éprouve une grande difficulté et on est obligé de le soutenir, autrement il tomberait.

9 *mai*. Il est sorti en ville et il a fait des excès de boisson. Le soir en rentrant il a eu une *attaque d'hystérie* avec des convulsions et on a été obligé de l'attacher.

Marche toujours la même.

Sensibilité *idem*.

Ce matin étant assis sur son fauteuil, il s'est endormi sans proférer une parole. Pendant son sommeil il avait les yeux fermés et les paupières étaient animées de palpitations ; on l'a réveillé sans difficulté, mais à son réveil il ne pouvait pas parler ; et en montrant son cou et sa poitrine il a écrit qu'il sentait une contraction, un étranglement. Il avait

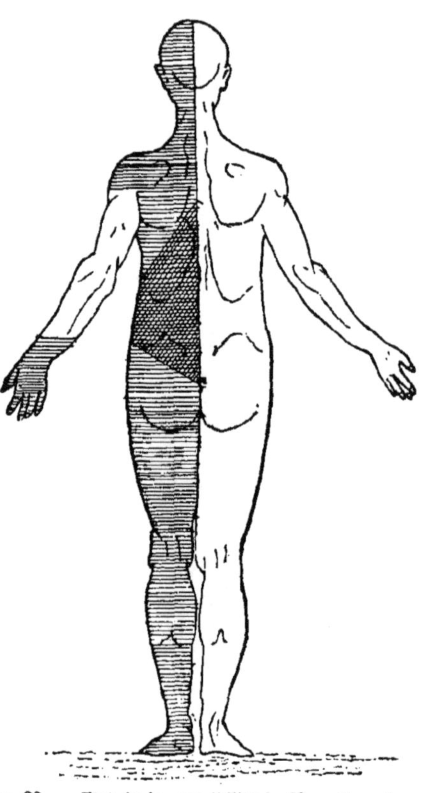

Fig. 33. — Etat de la sensibilité le 27 avril. — La striation simple représente l'anesthésie ; la striation croisée indique le retour de la sensibilité.

en même temps de la difficulté à avaler ; le liquide revenait par le nez. La parole est revenue tout à coup au bout de 5 à 6 minutes.

11 *mai*. Lorsqu'il essaye d'étendre sa jambe en faisant agir son triceps fémoral pour la mettre sur un lieu élevé, celle-ci se prend de tremblements cloniques forts et étendus, et d'une sorte de

trépidation spinale spontanée. Il parvient à atteindre le but voulu, mais très difficilement. Lorsqu'on commande au malade d'étendre son membre inférieur et de résister, quand on veut le forcer dans le sens de flexion, on peut amener une forte contracture en extension, laquelle se résout difficilement au moyen du massage et des frictions. Pendant la marche on voit que le malade ne traîne plus son pied comme auparavant, que la pointe de celui-ci

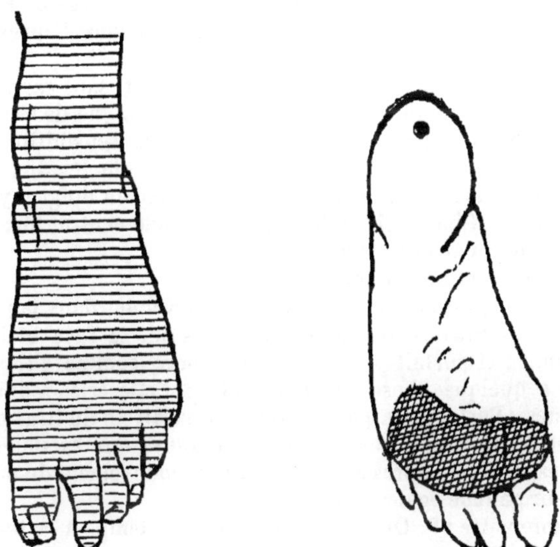

Fig. 34 et 35. — Etat de la sensibilité du pied le 28 avril. — La striation simple indique l'anesthésie; la striation croisée représente le retour de la sensibilité.

ne gratte plus constamment le sol; mais lorsque le pied malade vient à être porté en avant, il est relevé légèrement à une certaine distance du sol, ce qui est dû à l'action du triceps fémoral, du jambier antérieur et des extenseurs des doigts (fléchisseurs du pied) dont l'action, jusque-là très faible ou nulle, commence à se raffermir.

12 *mai*. Sensibilité la même que les jours derniers. Le malade, après ses attaques de sommeil, a remarqué que la vue de l'œil droit se brouille; il ne peut pas lire; les lettres tremblent devant ses yeux.

13 *mai*. Une attaque de sommeil est survenue. Le malade s'est endormi spontanément en appuyant ses mains sur ses yeux, ce qu'on lui avait commandé de faire pendant qu'on lui explorait sa sensibilité. Ce sommeil a été suivi après le réveil de la perte de la parole, de l'impossibilité d'avaler et d'une sensation de constriction dans la poitrine et dans la gorge.

On ne voit rien en examinant l'intérieur de la gorge du malade.

Dix attaques de sommeil, plus fréquemment dans l'après-midi. Sensibilité musculaire absente.

17 *mai*. Le malade a pu aujourd'hui marcher sans canne, mais il lui arrive par moments de trépider et il manque de tomber.

21 *mai*. Sens musculaire absent. La zone de sensibilité est devenue une zone hyperesthésique avec le signe de Brodie, il peut trouver assez facilement pourtant son nez avec un doigt, ayant les yeux fermés. Champ visuel le même. Scotome central léger pour le blanc, le rouge et le bleu.

La marche est bien assurée.

23 *mai*. Une attaque de sommeil est survenue, dans laquelle il a exécuté un arc de cercle en même temps que sa face était congestionnée ; il portait son bras à sa gorge comme s'il voulait arracher quelque chose qui l'étranglait. Cette crise a duré 3 à 4 minutes. Perte de la parole après et paralysie du bras gauche avec perte totale de sensibilité (des plaques qui existaient). La parole est revenue après un massage, et le mouvement du membre supérieur gauche également.

Dynamomètre : 8. On constatait en même temps à la fin de la crise une ouverture spasmodique de l'œil gauche, l'œil droit était fermé.

30 *mai*. Après une attaque de sommeil est survenue de nouveau une paralysie de la jambe pas tout à fait complète ; la marche devient d'abord impossible, mais peu de temps après, celle-ci s'est améliorée peu à peu au point que le malade a pu marcher en boitant mais sans canne.

La démarche présente les caractères de l'*hélipodie* des hémiplégiques organiques ; sauf que la pointe du pied gauche gratte le sol au début de la locomotion lorsque celui-ci est soulevé du sol pour être transporté en avant.

1er *juin*. Après une attaque de sommeil, la marche est parfaite aujourd'hui. Mais de temps en temps la jambe gauche faiblit et tremble pendant la marche.

8 *juin*. Le malade se trouvant endormi dans une attaque de sommeil comme il en éprouve habituellement, en pressant sous le sein droit sur un point limité, on détermine des contorsions avec

sentiment de suffocation et la fin du sommeil. Le même point est sensible, le malade étant à l'état de veille. Un second point hystérogène est situé un peu au-dessous et en dedans de la pointe de l'omoplate gauche.

4 *juillet*. Sensibilité : on trouve des plaques de sensibilité au dos et la plante du pied et une plaque très restreinte sur le dos de la main et la face antérieure du poignet. Sens musculaire absent.

Amaurose gauche.

Dynamomètre : 15 pour la main gauche. Il ne peut pas se tenir sur la jambe gauche seule.

Attaques de sommeil moins fréquentes, mais durant plus longtemps. Réveil par la pression des points hystérogènes.

4 *août*. Depuis 6 jours il ressent des douleurs de tête qui s'accentuent pendant la nuit en même temps qu'il a des vertiges lorsqu'il est dans la position horizontale, de sorte qu'il est obligé de se tenir toujours debout ou assis. En somme la position verticale lui convient mieux.

Lorsqu'avec sa main gauche il veut serrer trop fort, son membre se raidit en extension. Cette contracture cesse après quelques frictions et quelques manœuvres de massage.

Lorsqu'il fixe un objet il est pris de vertige et tombe en sommeil.

23 *août*. Il commence à voir de l'œil gauche mais seulement lorsqu'il regarde un objet (le doigt) très en dehors.

Lorsqu'on déplace un des membres du côté droit, le malade ayant les yeux fermés, il ne peut pas le trouver ou même en indiquer la direction. La sensibilité tactile et douloureuse pourtant est conservée de ce côté. Lorsqu'on lui tord les doigts il le sent, mais il se trompe quelquefois lorsqu'on lui demande d'indiquer quel est le doigt tordu.

16 *octobre*. Le malade revient consulter.

L'anesthésie a reparu à la main, sauf une plaque sur le dos de la main, qui est restée sensible. Il existe toujours une perte complète du sens musculaire.

Chaque matin, dit le malade, le bras et la jambe du côté paralysé sont inertes. Le mouvement reparaît graduellement en quelque temps avec un peu d'exercice. Il n'a toujours pas pu cependant reprendre son métier d'ajusteur-mécanicien et il est aujourd'hui employé de bureau.

Ses attaques de sommeil n'ont pas cessé. Il en a fréquemment à son bureau ; il en a eu une récemment dans un café.

Cette longue observation est extrêmement intéressante.

On y voit relatée une longue série d'accidents hystériques de toute nature qui s'enchaînent et se succèdent les uns aux autres avec une rapidité extraordinaire. Si dans l'observation précédente on avait eu affaire à une hystérie relativement bénigne, il n'en est plus de même ici. Une question se pose à propos de ce malade. Était-il hystérique avant l'apparition de son hémiplégie? Cela est à peu près certain, attendu que déjà antérieurement il avait remarqué chez lui une perte complète des sensations gustatives, en même temps qu'une véritable anesthésie sensitive de la muqueuse buccale. S'agit-il là d'un stigmate hystérique, ou simplement d'une obtusion accidentelle du goût et d'un défaut de finesse des sensations thermiques de la muqueuse de la bouche? La question est bien difficile à trancher. Il est possible que ce soit là le seul trouble de nature hystérique dont le malade se soit aperçu, alors qu'il en portait peut-être d'autres qu'il ignorait, tels que du rétrécissement du champ visuel, de l'anesthésie cutanée, etc... A vrai dire il est presque impossible de se prononcer, d'autant plus qu'un autre problème se pose encore : le malade était-il déjà, à l'époque où il s'est aperçu de ce trouble gustatif, sous l'influence de l'intoxication alcoolique? En d'autres termes en admettant que l'on avait affaire là à un phénomène de nature hystérique, s'agissait-il d'hystéro-alcoolisme, ou simplement d'hystérie survenue chez le sujet, sinon spontanément, du moins sans cause connue? Cette difficulté d'interprétation est à peu près impossible à trancher.

Si l'on suppose que le malade était hystérique antérieurement à son traumatisme, il ne s'agit plus là que d'un cas de réveil de la névrose. Si au contraire les troubles du côté du goût sont considérés comme purement accidentels, il y a eu véritablement provocation de l'hystérie par le traumatisme. Quelle que soit l'hypothèse que l'on admette, l'influence respective de l'alcoolisme et du traumatisme reste la même. L'intoxication n'a pas suffi pour produire des accidents bruyants; pour arriver à ce résultat il a fallu le concours d'un autre agent provocateur. On peut donner à ce second agent le nom de traumatisme, quoique à prendre les faits en toute rigueur, une telle dénomination ne soit pas exactement applicable ici. Cependant on peut bien considérer comme traumatiques les influences nocives auxquelles cet homme a été soumis pendant qu'il dormait ivre au fond de son puits. La pression exercée sur le côté gauche du corps sur lequel il était étendu, le froid auquel ce côté a été soumis sur le sol boueux où il reposait, tout cela peut en somme permettre de considérer cette hémiplégie comme d'origine hystéro-traumatique.

Le point intéressant dans ce cas, c'est que le malade était nettement alcoolique. Il présentait des signes non douteux de cette intoxication, entre autres le scotome central, qui n'a été remarqué que vers la fin de son séjour à l'hôpital. Voilà donc une intoxication longue, intense, qui a laissé le malade indemne de toute manifestation névropathique — ou si l'on admet que le trouble du goût était de nature hystérique, n'a pas du moins suffi pour réveiller chez lui la névrose déjà existante à un degré peu accentué. Il a fallu pour provoquer définitivement les accidents graves, l'adjonction d'un traumatisme. Mais alors à partir de ce moment les phénomènes morbides se sont précipités et on a vu à quelle variété grave d'hystérie on avait eu affaire chez cet homme.

Ce que je viens de dire pour l'alcoolisme s'applique également à tous les autres agents provocateurs de l'hystérie en général et à toutes les intoxications en particulier. Pour ne parler que d'une seule, le saturnisme, on voit souvent aussi des saturnins, indemnes de tout accident hystérique, entrer de plain-pied dans l'hystérie sous l'influence d'une cause provocatrice dont l'action vient se surajouter à celle de l'intoxication. On trouve un cas de ce genre dans le livre de Briquet.

Observation LXXXII (Résumée)

Hystérie provoquée par une émotion vive chez un saturnin.

(Briquet. *Loc. cit.*)

Trente-neuf ans, peintre en bâtiments. Pas d'hérédité. Colique saturnine à trente ans ; fièvre palustre et dysenterie en Afrique. En 1848, il faillit être fusillé : dix jours après cette frayeur, première attaque (vertiges, constriction épigastrique, boule, puis perte de connaissance, mouvements convulsifs) ; au retour de la connaissance, pleurs et sanglots, brisement, céphalalgie. La sensibilité et le mouvement sont parésiés, à gauche ; le caractère est devenu irascible, difficile ; les contrariétés déterminent des attaques de nerfs ; il en a quatre ou cinq fois par an. Pendant son séjour à l'hôpital (1850), on a constaté plusieurs attaques, et, en outre, de la parésie à gauche, qui s'étend à l'ouïe et à l'odorat, même un peu à la vue. Douleur épigastrique et rachidienne, pas de sensibilité à l'électrisation qui fait cependant contracter les muscles.

Ce cas est encore plus compliqué que les précédents. Le malade n'est pas seulement saturnin, il est de plus sous le coup de maladies graves telles que la dysenterie et les fièvres paludéennes. Il y avait là bien de quoi devenir hystérique. Néanmoins les premières manifestations de la névrose n'ont paru qu'après une émotion vive. Le terrain avait été admirablement préparé par l'action de l'intoxication plombique et des maladies antérieures. Cependant l'hystérie ne s'était pas manifestée sous l'influence d'aussi puissants agents provocateurs. Un violent shock psychique est venu ébranler le malade et ouvrir la porte à la névrose.

Chez le malade qui fait le sujet de l'observation suivante ce n'est pas le shock nerveux qui a déterminé l'apparition des accidents nerveux. Plusieurs agents provocateurs à action lente se sont surajoutés les uns aux autres pour amener l'éclosion de l'hystérie.

OBSERVATION LXXXIII (Résumée)

Hystérie chez un saturnin ayant souffert de plusieurs maladies graves.

(Klein. *De l'hystérie chez l'homme.* Th. Paris, 1880.)

Homme de trente et un ans, peintre en bâtiments.

Antécédents héréditaires. — Mère morte aliénée à la Salpêtrière à l'âge de vingt-huit ans. Frère alcoolique tué pendant la guerre de 1870-71.

Antécédents personnels. — Maltraité par une belle-mère pendant l'enfance. A onze ans commence à travailler chez un peintre en bâtiments. De quatorze à vingt-deux ans tout en travaillant par intermittences, satisfait un goût immodéré pour les voyages en s'engageant comme matelot dans la marine marchande. Visite ainsi quelques contrées d'Amérique et d'Asie où il contracte successivement la *fièvre jaune,* la *dysenterie,* la *diarrhée de Cochinchine.* Pendant la guerre de 1870-71, souffre de nombreuses privations. Achève son service militaire en Afrique où il fait quelques excès de boisson (bien qu'il ne soit pas donné dans l'observation comme présentant les signes de l'intoxication alcoolique).

Peintre en bâtiment depuis l'âge de onze ans. Quoique ayant pratiqué les spécialités les plus dangereuses du métier (broyeur, enduiseur) il n'est atteint de coliques de plomb qu'à trente ans. Mais déjà depuis l'âge de vingt-sept ans il souffrait d'accidents variés, attaques de nerfs avec perte de connaissance, amblyopie progressive. La même année (vingt-sept ans), quelque temps après le développement des accidents nerveux, il contracte la *syphilis.*

A trente ans, on lui découvre une hémianesthésie rapportée par M. Blachez au saturnisme, Quelque temps après, coliques de plomb, paralysie du membre supérieur droit.

Etat actuel. — Aspect viril. Etat mental bon ; amour des voyages, du théâtre. Quelques cauchemars.

Hémianesthésie droite incomplète, et inégalement répartie en avant, sensitive et sensorielle.

Paralysie hystérique des extenseurs de l'avant-bras du côté droit (ne présentant pas à vrai dire une analogie absolue avec la vraie paralysie saturnine), avec une légère diminution de la contractilité faradique des muscles paralysés. Perte complète du sens musculaire dans le membre malade.

Attaques d'hystérie très nettes avec aura.

La prédisposition héréditaire était nette chez cet homme qui avait un aliéné dans ses ascendants directs. Dès son enfance cette prédisposition s'affirme par un caractère un peu bizarre, par cet amour immodéré des voyages qui lui font courir les mers de quatorze à vingt-deux ans, uniquement pour voir du pays. Dans ces pérégrinations, il contracte plusieurs maladies graves. D'autre part, il est soumis depuis l'âge de onze ans à l'intoxication saturnine. Tout cela réuni développe chez lui l'hystérie, qui ne se manifeste qu'à l'âge de vingt-sept ans. Chez un autre il eût suffi du saturnisme tout seul pour provoquer les accidents nerveux.

Voici maintenant un cas dans lequel le saturnisme ayant favorisé le développement de l'hystérie, c'est une maladie aiguë qui vient en déterminer l'éclosion.

Observation LXXXIV (Résumée)

Hystérie provoquée par une fièvre typhoïde chez un saturnin.

(Plessard. Th. Paris, 1888.)

Dun... Gabriel, vingt et un ans, peintre. Hôpital Necker, service de M. Rigal. Janvier 1888.

Antécédents héréditaires. — Mère épileptique. Tante névropathe.

Antécédents personnels. — Terreurs nocturnes pendant l'enfance. Bonne santé habituelle.

En novembre 1887 fait une fièvre typhoïde. Au commencement de décembre reprend son travail. Le 15 décembre, première attaque d'hystérie convulsive, qui se répète ensuite presque tous les jours ; précédée d'aura.

Dès la première attaque début de faiblesse dans tout le côté gauche, qui alla ensuite en progressant jusqu'à l'incapacité de travail.

Travaille dans le plomb depuis quatre ans. Une attaque avortée de coliques. Liséré gingival.

Etat actuel. — Hémiparésie très nette du côté gauche, sans participation de la face.

Sensibilité abolie dans tous ses modes ; sensibilité profonde et sens musculaire également abolis.

Amblyopie complète de l'œil gauche. Diplopie monoculaire à droite sans rétrécissement du champ visuel. Pupilles normales.

Goût et odorat complètement abolis à gauche. Diminution de l'ouïe du même côté.

Une pièce d'argent appliquée sur la peau fait reparaitre la se n sibilité au point touché, sans transfert.

Il est inutile d'insister sur cette observation qui est assez caractéristique en elle-même. La suivante est intéressante en ce que chez un saturnin, c'est une maladie assez rare dans la classe ouvrière, mais qui se présente avec une certaine prédilection chez les intoxiqués par le plomb, qui a provoqué l'éveil de l'hystérie. Je veux parler du diabète sucré. On a vu que cette affection peut être à elle seule un agent provocateur de la névrose. Dans ce cas elle surajoute son action nocive à celle du saturnisme. Pas plus que l'hystérie, le diabète ne constitue un symptôme de l'empoisonnement plombique. On pourrait ainsi exprimer la filiation des accidents morbides : saturnisme, diabète provoqué par le saturnisme, hystérie préparée par le saturnisme et provoquée par le diabète.

Observation LXXXV

Saturnisme, diabète sucré, hystérie.

(Grenier. *Hystérie et diabète. Arch. gén. de méd.*, octobre 1888.)

Boul... Onésime, âgé cinquante-neuf ans, peintre décorateur.

Père et mère morts très âgés, tous deux très nerveux, mais n'ayant jamais eu ni attaques ni perte de connaissance. Frères bien portants, facilement irritables, n'ont jamais eu d'attaques, de paralysie, de contractures d'aucune sorte. Sœur morte d'accidents cérébraux (?).

Le malade n'a jamais été spécialement irritable, il n'a eu ni mouvements nerveux convulsifs, ni incontinence d'urine. Il est légèrement alcoolique. Pas de syphilis.

Sa première maladie remonte à 1883. Il travaillait dans la décoration et se servait de couleurs à base de plomb ; il eut des coliques saturnines pendant quatre mois. Elles n'ont pas récidivé depuis. Le malade a d'ailleurs quitté sa profession et depuis cinq ans n'a plus d'occupations. Les forces ont diminué à partir de cette époque au point d'empêcher tout travail suivi.

Le 21 mars 1888, presque subitement, le malade étant à table et n'ayant remarqué aucun prodrome, survint une perte absolue de connaissance avec hémiplégie gauche, s'étant produite sans convulsion. Au dire du malade la seule cause à invoquer serait une dispute élevée quinze jours auparavant entre son frère et lui, qui l'aurait fortement impressionné.

Quoi qu'il en soit, après cette crise il ne put reprendre connaissance durant les vingt-quatre heures qu'il passa ensuite chez lui au lit. Il fut le lendemain apporté à l'hôpital.

Nous le trouvons le soir dans un coma complet, les membres en résolution avec incontinence d'urine ; la sensibilité est très émoussée surtout à gauche. Il n'y a pas de déviation notable de la face, ni de mouvements convulsifs. Cependant il paraît y avoir de l'hémiplégie gauche. Le malade étant sondé, l'examen de l'urine révèle une quantité très appréciable et non douteuse de sucre. Le lendemain l'état du malade est profondément modifié. Il reste encore subcomateux, mais on peut arriver à le sortir de sa torpeur en lui parlant et en attirant vivement son attention. Il répond aux questions presque distinctement, mais par instants le membre supérieur gauche est agité de petits mouvements convulsifs qui vont en augmentant sans jamais arriver à produire de véritables secousses. Peu après la tête participe aux convulsions et la commissure labiale ainsi que les traits de la figure sont attirés vers la gauche par petites saccades. Cette crise dure quelques instants, puis le malade revient à lui et répond comme auparavant aux questions qu'on lui pose. Ce phénomène reproduirait presque en petit l'attaque d'épilepsie jacksonienne au milieu d'un état subcomateux.

L'hémiplégie gauche a d'ailleurs déjà diminué et le malade peut remuer assez facilement la jambe de ce côté ; le bras reste beaucoup plus faible. L'examen de la sensibilité montre à gauche une anesthésie presque complète avec hyperesthésie du côté droit. Les réflexes sont conservés normalement ; l'haleine n'a pas d'odeur spéciale.

Au bout de quelques jours les suites de cette attaque apoplectiforme étaient presque totalement dissipées. Le malade n'avait conservé qu'une faiblesse intellectuelle très marquée, mais la motilité avait reparu ; l'anesthésie persistait.

Au bout de peu de jours le sucre ne fut plus retrouvé dans les urines.

Le 24 avril, le malade quitte le service assez brusquement : l'impression qu'il avait laissée était celle d'un diabétique ayant traversé une phase de coma. Son interrogatoire n'avait révélé ni polydipsie, ni polyphagie. Porteur d'un embonpoint assez prononcé, il n'avait remarqué chez lui aucun amaigrissement.

Le 29 mai le malade rentre dans le service. Son état n'a pas subi de modification particulière sauf un amaigrissement assez marqué et l'apparition de douleurs névralgiques avec élancements dans les membres inférieurs. Il quitte le service au bout de quelques jours.

Depuis cette époque, le malade remarque qu'il avait par moments des espèces d'absences non suivies de paralysie et de courte durée, laissant après elles une apathie intellectuelle profonde.

Le 24 août le malade fut repris d'une perte totale de connaissance, analogue à l'attaque qui l'avait amené la première fois dans le service ; mais cette fois il revint à lui bien plus rapidement ; seule l'hémiplégie persista et le malade dut le lendemain se faire apporter dans le service.

Nous le trouvons dans l'état suivant : le malade est encore fort et vigoureux (poids 166 livres), il dit cependant avoir beaucoup maigri dernièrement. Etat intellectuel suffisant, mais affaiblissement de la mémoire. Céphalalgie frontale habituelle, surtout nocturne. Pas d'autres douleurs.

L'hémiplégie persiste : la jambe gauche traîne sur le sol et la main gauche ne donne que 22 au dynamomètre, tandis que la main droite donne 27. Rien du côté de la face.

Anesthésie presque totale à gauche, tant au contact qu'à la douleur ; les sensations de température sont également amoindries. A gauche la face participe à l'anesthésie. Cette anesthésie s'accompagne de troubles sensoriels : amblyopie, dyschromatopsie, rétrécissement concentrique du champ visuel, affaiblissement du goût, de l'odorat et de l'audition.

Examen des urines le 4 septembre 1888.

Quantité.	1.950 c. c.
Densité.	1.022
Couleur.	jaune ambré
Glycose.	34,14 par litre
Albumine.	Traces
Urée	10,248 par litre

Les symptômes de diabète sont peu accentués.

La soif était intense pendant les jours qui ont précédé l'entrée à l'hôpital. Elle a diminué depuis.

Aucun accident du côté des appareils digestif et génital. Point hyperesthésique immédiatement au-dessous de la bosse occipitale.

5 *septembre*. Les mouvements reparaissent de plus en plus dans le côté hémiplégié. L'anesthésie persiste.

Le 7. La veille le malade a été mis à l'éther, « qui, dit-il, agit chez lui avec une rapidité spéciale ». En effet le malade se sent plus fort et le point occipital a tout à fait disparu.

A 10 heures du matin, application de l'aimant.

Une demi-heure après, on constate que la sensibilité a reparu entièrement à gauche et diminué à droite. Il y a une action de transfert non douteuse.

L'amblyopie a considérablement diminué et le malade perçoit les couleurs avec netteté.

L'odorat est égal des deux côtés; l'ouïe est un peu plus faible à gauche. La pression du dynamomètre donne une déviation à peu près équivalente des deux côtés. De plus, et presque subitement (en une demi-heure) la céphalalgie habituelle, surtout le matin, a complètement disparu.

En faisant dans la première partie, l'énumération des agents provocateurs de l'hystérie, j'ai parlé du rôle de certains états pathologiques se caractérisant par l'affaiblissement considérable où ils mettent le sujet qui en est atteint. Parmi ces causes débilitantes on pourrait mettre les grandes suppurations, les grandes plaies, les brûlures étendues, sans parler bien entendu du traumatisme qui leur a donné naissance et qui peut jouer aussi son rôle dans la production des accidents nerveux. Briquet rapporte un cas où, à n'en pas douter, une pareille condition est venue favoriser le développement de l'hystérie qui a été définitivement mise en lumière par une frayeur vive. Il s'agit d'un sujet qui, à peine relevant d'une grande brûlure du dos, dont la suppuration épuisante et la cicatrisation l'avaient maintenu un an au lit, devint hystérique à la suite de la violente émotion qu'il ressentit à la vue d'une attaque d'épilepsie.

On voit par ce grand nombre d'exemples que tous les agents provocateurs de l'hystérie peuvent réunir leurs efforts, lorsque l'un d'entre eux ne suffit pas, pour produire l'éclosion de la névrose. Et pour continuer ici encore une comparaison

que je n'ai pas manqué de faire, chemin faisant, chaque fois
que l'occasion s'en présentait, ce qui est vrai pour l'éveil de
l'hystérie à la suite du cumul de plusieurs causes provocatrices, est vrai aussi en ce qui concerne le réveil de cette
maladie. Il peut se rencontrer des cas où, l'hystérie existant
antérieurement, tel ou tel agent provocateur auquel le malade
a été soumis, n'a pas suffi à la réveiller et où il a fallu l'adjonction d'un autre facteur pour arriver à ce résultat. L'observation du Dutil (1), que je citais plus haut, est un exemple
bien net de cette catégorie de faits. L'hystérie s'était déjà
autrefois manifestée chez le sujet de Dutil ; puis elle avait
cessé, guérie en apparence, pendant treize ans. Le malade
devient alcoolique, contracte la syphilis ; la névrose dort toujours. Enfin arrive l'intoxication saturnine qui la réveille,
dernière goutte d'eau faisant déborder le vase.

Que peut-on conclure de tous ces faits ? C'est que chaque
individu présente une résistance toute personnelle à tel ou tel
des agents provocateurs de l'hystérie. On ne doit pas incriminer ici le degré de la prédisposition. Ce n'est pas parce qu'un
sujet est plus ou moins prédisposé qu'il faut chez lui un plus
ou moins grand nombre d'agents provocateurs pour développer l'hystérie. Lorsque celle-ci se manifeste au premier
assaut, cela ne veut pas dire que le malade était plus prédisposé qu'un autre, mais tout simplement qu'il est par hasard
tombé précisément sur celui des agents provocateurs contre
lequel il présentait le moins de résistance. D'emblée il a été
mis en état de manifester sa prédisposition. Au contraire si,
par hasard aussi, il avait été dès l'abord assailli par une cause
contre laquelle il se trouvait bien armé, il eût résisté victorieusement à cet assaut, pour succomber peut-être à un autre,
sa force de résistance se trouvant sans doute diminuée par le
premier combat, qui l'aurait ainsi rapproché de l'hystérie,
dans laquelle le second l'aurait fait entrer.

1. Dutil. — *Loc. cit. Gaz. méd. dè Paris*, 1887.

CHAPITRE V

**Du mode d'action des agents provocateurs. — Pathogénie
et mécanisme du développement de l'hystérie et des
accidents hystériques sous leur influence.**

Tous les agents provocateurs de l'hystérie, qui sont si
variés et qui paraissent au premier abord si dissemblables,
peuvent se classer en deux catégories au point de vue du mécanisme suivant lequel ils provoquent l'hystérie ou les phénomènes hystériques. Dans un premier groupe se placent les
faits où prédominent les accidents d'hystérie locale ; dans un
second, ceux où la névrose se manifeste sous une forme plus
générale, sans localisation spéciale dominant particulièrement la scène. Tous les cas rentrant dans la première catégorie sont justiciables d'une même interprétation, quelque
différents que soient les agents qui ont exercé leur influence
provocatrice. De même pour le second groupe, une seule
façon d'envisager les choses suffit pour expliquer la totalité
des faits, si disparates qu'ils puissent paraître au premier
abord.

Les faits du premier groupe, ai-je dit, sont ceux où dominent les accidents d'hystérie locale. Si l'hystérie est une affection de tout le système nerveux, il faut cependant reconnaître que la plupart des accidents locaux, tels que par exemples les monoplégies, tant du sentiment que du mouvement,
portent en eux le cachet de troubles d'origine cérébrale. Quelle
est en effet la plupart du temps la caractéristique des paralysies hystériques ? C'est leur localisation par segments de
membre. Or Horsley a démontré par l'expérimentation qu'à

chaque segment de membre est dévolu dans l'écorce cérébrale
un petit département spécial des régions motrices. Si des localisations aussi fines ne s'observent pas dans les lésions organiques du cerveau, c'est qu'en général une hémorragie, un
ramollissement, une tumeur ou une plaque de méningite
exercent des actions à distance, dont les effets s'ajoutent à ceux
de leur stricte localisation. Mais l'hystérie avec ses lésions
sine materia procède avec autant de délicatesse que l'expéri-
mentateur le plus soigneux et nous lui voyons réaliser des
accidents qui portent la marque des troubles d'origine cérébrale les plus finement localisés. D'autre part, l'hémianesthésie n'est-elle pas un phénomène d'ordre cérébral ? L'état
mental, syndrome important chez les hystériques, relève
directement d'un trouble de fonctionnement du cerveau. Il
faut donc admettre que l'hystérie est une névrose plus particulièrement cérébrale.

Ceci posé, et étant admis l'origine cérébrale de la plupart
des accidents d'hystérie locale, on peut dire que l'immense
majorité de ceux-ci se produit par suite d'un phénomène
d'auto-suggestion. Je n'insisterai pas trop longuement sur ce
point, qui est maintenant admis à peu près partout le monde,
depuis les travaux de M. le professeur Charcot. Les auteurs
allemands, entre autres Oppenheim, se sont ralliés complètement à cette théorie. M. le professeur Grasset (de Montpellier)
la repousse cependant encore (1). J'ai réfuté ailleurs (2) ses
principaux arguments, basés sur la non-identité constante des
accidents hystéro-traumatiques avec les troubles développés
par la suggestion hypnotique, sur l'impossibilité de défaire
par la suggestion ce que celle-ci avait fait. J'ai fait voir à ce
propos que les manifestations créées dans l'état d'hypnose
par suggestion ne sont et ne peuvent être que des phénomènes hystériques. D'autre part, me basant sur l'existence de
faits semblables à celui de l'observation LXXX, c'est-à-dire
dans lesquels l'influence du traitement psychique était recon-

1. Grasset. — *Loc. cit. Hystéro-traumatisme.*
2. Georges Guinon. — *Loc. cit. Progr. méd.,*1888.

nue, j'ai montré, comme l'avait déjà fait M. Charcot, que ce qu'une suggestion avait fait une suggestion contraire le pouvait défaire. D'ailleurs cette théorie de l'auto-suggestion est absolument satisfaisante et rend bien compte de la succession des accidents. C'est M. le professeur Charcot qui l'a le premier proposée pour les accidents hystériques, qui en a démontré la justesse à l'aide des faits expérimentaux et a prouvé que la majeure partie des cas de troubles psychiques : désordres dépendant de l'idée, paralysies par peur, etc., devaient rentrer dans le cadre de l'hystérie. Je ne reviendrai pas sur ce point qui est complètement traité dans ses leçons sur les maladies du système nerveux. Mais je tâcherai d'établir quelques distinctions entre les cas divers qui sont justiciables d'une semblable interprétation.

Il faut tout d'abord considérer le point de départ du travail d'auto-suggestion qui va donner naissance aux accidents qui se développeront dans la suite. Le traumatisme vient ici en première ligne et après lui les émotions. Mais ce n'est pas tout et on va voir que la plupart des agents provocateurs de l'hystérie peuvent par quelque côté particulier être le point de départ d'un travail d'auto-suggestion chez l'individu qui y est soumis. Pour la commodité de la discussion, et pour ne pas me perdre dans des détails infinis à propos de chaque accident local en particulier, je prendrai toujours comme exemple, dans tout ce qui va suivre, un des phénomènes les plus ordinaires de l'hystérie locale, la paralysie. On sait que M. Charcot a démontré dans ses leçons l'identité absolue qui existe entre les accidents hystériques locaux et ceux que l'on provoque par suggestion dans l'état hypnotique. Or les paralysies hypnotiques peuvent se réaliser par deux modes de suggestion : la suggestion verbale et la suggestion traumatique. Dans le premier cas on fabrique la paralysie en persuadant au malade par des paroles, qu'il ne peut plus remuer son membre, dans l'autre on arrive au même résultat en appliquant un choc d'une certaine intensité sur la partie que l'on veut frapper d'inertie.

En clinique on retrouve les deux mêmes modes de production des accidents par les agents provocateurs. Considérons
d'abord les cas où le travail d'auto-suggestion est analogue à
celui de la suggestion traumatique. M. Charcot a appelé, dans
les faits de ce genre, l'attention sur ce que l'on nomme le shock
local. Lorsque l'on se donne ou que l'on reçoit un coup sur
une partie du corps, on éprouve tout d'abord une sensation
d'engourdissement, d'insensibilité de la partie traumatisée, qui
peut aller jusqu'à la sensation négative d'absence de cette partie.
On ne la sent plus, elle n'est plus là. Tout le monde a pu observer ce phénomène sur soi-même et l'on entend dire tous les
jours à quelqu'un qui vient de se donner un coup de marteau
sur le pouce par exemple : « Je ne sens plus mon doigt. » Si
ces troubles sont peu accentués ou du moins cessent rapidement chez les individus normaux, chez les hystériques et les
prédisposés il n'en sera plus de même et ils prendront une
intensité et un développement qui expliquent l'apparition des
accidents consécutifs. Le malade dont M. Grasset rapporte
l'histoire se figurait que son bras n'existait plus. On voit des
malades de ce genre après un traumatisme violent se palper
pour reconnaître si réellement leur membre est toujours à sa
place. Un meunier qui était tombé avec les lourds sacs
qu'il portait sur son dos, cherchait en se relevant son bras,
qu'il croyait arraché de son corps, parmi les sacs de farine.
Par suite de cette idée d'absence du membre, on le comprend, toute idée de mouvement se trouve complètement
abolie. Or on sait combien l'idée, la représentation motrice
d'un mouvement est intimement liée à ce mouvement
lui-même, au point que l'on peut dire que tout mouvement
pensé qui ne se réalise pas est un mouvement arrêté dans son
exécution. On trouve à ce sujet des considérations tout à fait
intéressantes dans le livre de M. Charcot (1), je ne les reproduis pas ici, quoique cela entre bien dans mon sujet, parce que
ce sont des choses aujourd'hui connues et que je n'aurais rien
de nouveau à y ajouter.

1. Charcot. *Leçons sur les maladies du système nerveux*, t. III.

Or il existe des cas d'hystéro-traumatisme dans lesquels l'agent provocateur, agissant par une véritable suggestion traumatique, inhibe immédiatement et d'une façon durable les représentations motrices. Dans ces faits-là le développement de la paralysie hystéro-traumatique est immédiat. On n'y retrouve pas cette période d'incubation qui dans la majorité des cas sépare le moment d'application du trauma de la première manifestation morbide constatée. On peut dire ici que l'agent provocateur agit réellement par suggestion traumatique, absolument de la même façon qu'un choc chez un somnambule. Les phénomènes mentaux résultant de l'action du shock local dominent tout ; les notions de l'existence, du mouvement et du sentiment du membre atteint sont tuées instantanément et si le cerveau du sujet est suffisamment bien préparé, ces phénomènes persistent et la paralysie psychique est constituée pour un temps plus ou moins long.

Les cas de cette espèce sont, à vrai dire, les plus rares et il n'est pas fréquent de voir les accidents se produire ainsi immédiatement après le traumatisme. Au contraire il est de règle généralement de voir s'écouler un certain temps entre l'application du trauma et l'apparition des premiers troubles nerveux. Ces cas doivent être légitimement rapprochés de ceux où, dans la période somnambulique du sommeil hypnotique, on use de la suggestion verbale pour fabriquer à volonté chez un malade des paralysies expérimentales. Tandis que plus haut l'inhibition des centres corticaux relatifs aux notions de position, de mouvement et de sentiment du membre atteint était immédiate et subite, ici au contraire les conditions dans lesquelles se produisent ces troubles moteurs peuvent être comparées à celles qui président à leur développement dans le cas de suggestion verbale somnambulique. En effet, chez les hypnotiques, à moins que l'on n'ait affaire à des sujets habitués à vous obéir aveuglément et à subir toutes vos suggestions à la première injonction, l'idée suggérée rencontre toujours une certaine résistance de la part du malade. Il faut peu à peu la lui imposer, la faire pénétrer graduellement dans son cerveau où, une fois implantée, elle produira instantanément le résultat que l'on se proposait d'obtenir, une paralysie, une contracture ou une anesthésie, par exemple. On arrive à ses fins chez les somnambules dans un délai très variable, mais qui n'est pas en général très long, à condition qu'elles soient suggestionnables. Dans les phénomènes d'auto-suggestion la réalisation objective du trouble ne s'opère pas aussi vite. Voilà la seule différence.

On voit en quoi ces cas se distinguent de ceux où la production du trouble nerveux est immédiatement consécutive à l'application du traumatisme. Dans les deux évidemment les phénomènes du shock local servent de point de départ. Pourquoi chez certains sujets l'inhibition est-elle instantanée, tandis que chez d'autres l'idée d'impuissance motrice met un certain temps à s'implanter dans le cerveau? Il ne semble pas qu'il s'agisse ici d'une différence de degré dans l'intensité du traumatisme qui a donné naissance aux phénomènes du shock local. Il est beaucoup plus probable que l'on doit mettre cette différence sur le compte de l'état cérébral des divers sujets. La comparaison avec les hypnotiques peut encore se poursuivre ici. On peut observer tous les degrés depuis l'état normal dans lequel un homme atteint d'un traumatisme, bien que ressentant les effets du shock local n'en éprouvera aucun inconvénient, grâce au parfait équilibre de son cerveau, jusqu'à cet état pathologique où le moindre traumatisme suffit pour suggérer instantanément l'idée d'impuissance motrice. Celui-ci se rapprochera le plus de l'état cérébral de la somnambule chez qui la suggestion traumatique provoque immédiatement le trouble moteur et la suggestion verbale le réalise dans l'espace de quelques minutes.

Dans les cas à début immédiat il s'agit presque toujours de traumatismes, d'émotions morales vives telles que la frayeur On sait que cette dernière produit un effet analogue au trauma et qui peut être rapproché du shock local. C'est une sorte de sensation d'impuissance motrice soit généralisée, soit surtout localisée aux membres inférieurs. A ce point du vue le vers latin : *Pedibus timor addidit alas*, est loin d'être toujours exact et l'on voit bien plus souvent les gens en proie à une frayeur vive immobilisés à leur place, trembler de tous leurs membres sans pouvoir faire un pas. Leurs jambes, faibles, flageolent sous eux ; ils ne peuvent plus s'en servir et de là à la réalisation immédiate d'une paraplégie psychique il n'y a qu'un pas, qui est vite franchi grâce au trouble cérébral considérable produit par l'émotion. C'est en cela que les effets de la peur et du traumatisme sont souvent les mêmes. Mosso (1) écrit qu' « une émotion très vive peut produire les mêmes effets qu'un choc matériel, qu'un coup sur la tête ». Dans un traumatisme, il n'y a pas que la violence elle-même à considérer, mais encore et surtout l'émotion et la frayeur qui en accompagnent et précèdent l'application. Quoi de plus vrai en ce qui concerne les accidents de chemin de fer, les tremblements de terre, le choc de la foudre ? Le rôle de l'émotion dans la production du shock nerveux consécutif aux traumatismes est facile à constater dans un grand nombre d'observations. On trouve dans la thèse de Bouneau (2) un fait relatif au choc de la foudre, qui est bien instructif à ce sujet. Il est tiré du livre de Maisonneuve sur l'épilepsie. Il s'agit d'un jeune homme de dix-huit ans, qui, étant en route pendant un orage, vit le tonnerre tuer une jeune fille non loin de lui. Il rentre chez lui, se déshabille pour se coucher et en enlevant son habit il s'aperçoit que les deux pans en ont été brûlés par l'éclair. Il éprouve une telle frayeur rétrospective qu'il tombe immédiatement dans une attaque d'hystérie. On ne saurait dire que l'hystérie ait été chez cet homme réveillée (il s'agit d'un cas de réveil) par le choc de la foudre, car il n'a nullement été foudroyé en réalité, et s'il ne s'était pas aperçu de la brûlure des pans de son habit, il n'aurait jamais su que la foudre avait passé si près de lui et n'en aurait par conséquent éprouvé aucun effet fâcheux.

L'étude des cas, beaucoup plus fréquents à la vérité, où

<hr>

1. Mosso. — *La peur*, p.162.
2. Bouneau. — *Th. citée*.

l'on constate entre l'action de l'agent provocateur et l'apparition des premiers accidents une période d'incubation de durée variable, mais toujours très nette, est encore plus intéressante, en ce sens qu'elle nous donne la clef d'un phénomène que j'ai eu soin de noter chemin faisant et qui est bien particulier. Je veux parler de la forme spéciale ou de la localisation particulière que les agents provocateurs peuvent imprimer dans certains cas à l'hystérie ou aux manifestations hystériques. Mais reprenons les choses dès leur origine.

Les phénomènes du shock local, ai-je dit, sont le point de départ de l'auto-suggestion qui va se faire dans le cerveau des malades. Il s'agit ici de traumatisme. « Je ne sens plus ma main, je ne peux plus la remuer. » Voilà le premier terme de tout ce travail cérébral inconscient. Cette idée s'implante ensuite dans l'esprit des malades avec telle ou telle variante que l'on voudra supposer. « Je ne peux plus remuer mon bras ; il est lourd », c'est la monoplégie brachiale flasque ; ou bien surtout s'il y a eu douleur vive, distorsion lors du traumatisme, « il est raide », c'est la paralysie avec contracture du bras. Il ne faudrait pas croire que les malades rendent ainsi compte au médecin de tout le travail cérébral qui s'est opéré en eux. Tout d'abord la plupart du temps il est absolument inconscient et, d'autre part, lorsque les malades se sont rendu compte et se souviennent bien de la suite des réflexions qui se sont succédé chez eux, ils ne considèrent évidemment pas cela comme digne d'être raconté au médecin. Il faut que celui-ci les mette sur la voie des investigations, rappelle leurs souvenirs et quelquefois les pousse dans leurs derniers retranchements. On recueille alors de ces renseignements précieux qu'a utilisés M. Charcot pour bien définir et ranger à leur place les accidents de cette nature et montrer leur mécanisme par auto-suggestion. Il est indispensable en outre que l'esprit du médecin soit en éveil et ne laisse passer aucun détail. Dans le cas de paralysie de la main par le choc de la foudre, dû à Nothnagel, que j'ai rapporté au début de ce travail (Observation XII, p. 63), l'auteur a noté un fait qui lui a paru étrange, mais dont

nous pourrions donner aujourd'hui l'explication et qui
en tous cas nous dévoile un des éléments qui ont présidé au
développement de la paralysie. Le malade avait cru s'apercevoir que sa main, aussitôt après l'accident, était déjà atrophiée.
Il portait sur le dos de cette main une petite escarre grande
comme une pièce de cinq francs due à la brûlure produite
par l'éclair. La main était-elle réellement diminuée de volume ? Cette brûlure sèche s'accompagnait peut-être d'un
certain degré de rétraction de la peau environnante qui a pu
faire illusion au malade ou être mal interprétée par lui. Quel
qu'ait été l'état de la main en réalité. il est certain que le pa-
tient la voyait atrophiée. On voit tout de suite combien il y a
peu de distance entre ces deux idées : main brûlée et atrophiée, main qui ne sent plus et qui ne remue plus.

A propos de l'illusion possible que se faisait ce malade sur
l'état réel de sa main, je veux rappeler ici une particularité
qui a une certaine importance et qui a fait que longtemps on
n'a accordé qu'une médiocre attention aux paroles des malades
dans les cas de ce genre. Dans un grand nombre de cas de
traumatisme, qu'il y ait eu ou non après celui-ci une perte
de connaissance de durée plus ou moins longue, il se produit
une amnésie portant non seulement sur tous les détails de
l'accident, mais quelquefois même, véritable amnésie rétro-
grade, englobant une certaine période de temps antérieure à
ce dernier. Cette amnésie traumatique, qui est d'ailleurs bien
connue (1) amène ici un résultat tout à fait particulier. Les
malades qui sont sous le coup du shock nerveux, c'est-à-dire
dans cet état de torpeur intellectuelle et d'obnubilation cérébrale si propice aux suggestions qu'il les place presque au

---

1. Au sujet de l'amnésie traumatique, voir :

Azam.— *Les troubles intellectuels provoqués par les traumatismes cérébraux*,
Arch. gén. de méd. VI.,1881.

Féré et Bréda. — *Arch. de Neurol.* XII, 377.

Ferré. — *Amnésie traumatique*. Th. Paris, 1881.

Ribot. — *Maladies de la mémoire*. Paris, 1886.

Rouillard. — *Des amnésies*. Th. Paris, 1885.

Du même. — *Soc. médico-psychol.*, octobre 1885.

niveau des véritables somnambules, les malades, dis-je, n'ayant aucune notion des détails de leur accident et persuadés toujours de sa très haute gravité, vu les conséquences qu'ils constatent et que leur cerveau leur fait voir effroyables, se forgent à ce sujet de véritables romans, qu'ils débitent, il est bon de le savoir, avec la plus entière bonne foi du monde. On s'explique pourquoi les sujets de cette catégorie ont été si longtemps considérés comme des simulateurs, puisqu'en comparant leurs récits à ceux des témoins oculaires, on constate qu'ils sont souvent à côté de la vérité. Il n'y a pas là la moindre simulation, mais simplement un phénomène d'auto-suggestion. On conçoit dès lors que plus les malades se seront suggéré une histoire terrible à propos de leur traumatisme, plus cette auto-suggestion aura d'influence sur l'intensité de celles qui produiront les troubles nerveux locaux ou généraux.

M. le professeur Charcot a rapporté dans ses leçons l'histoire d'un malade chez lequel tous les phénomènes dont je viens de parler étaient très caractérisés, et il en a bien montré la valeur (1). J'ajouterai enfin que ce point de l'histoire de l'hystéro-traumatisme a une importance considérable en médecine légale.

Si maintenant nous passons du traumatisme aux autres agents provocateurs de l'hystérie, nous verrons qu'il est également possible d'invoquer le mécanisme de l'auto-suggestion dans la production des accidents hystériques qu'ils déterminent. En ce qui concerne la syphilis, deux des observations que j'ai rapportées viennent tout à fait à l'appui de cette manière de voir. Dans l'une (Observation XXV) on voit deux des manifestations de l'hystérie réveillée par la vérole se produire sous l'influence très nette de l'auto-suggestion. Les deux accidents dont la malade était atteinte reproduisaient des accidents analogues, mais d'origine syphilitique, qui existaient chez deux autres malades de la même salle. Dans l'autre (Observa-

---

1. Charcot. — *Leçons sur les maladies du système nerveux.* T. III, *Appendice* I.

tion XXVL) une céphalalgie d'origine hystérique avait pris les allures de la céphalée syphilitique vraie. Le malade avait l'attention attirée sur cette dernière dont il avait déjà souffert et par une auto-suggestion dont le mécanisme est facile à comprendre, il avait involontairement donné à sa douleur de tête hystérique l'aspect de la céphalée syphilitique.

Je disais plus haut que le mécanisme de la production des accidents hystériques par un phénomène d'auto-suggestion donnait la clef de ces cas où l'agent provocateur imprime certaine forme ou certaine localisation à la maladie nerveuse. C'est bien évident, pour ce cas de céphalalgie hystérique à forme de céphalée syphilitique. On pourrait dire en réalité que ce n'est pas l'agent provocateur qui imprime un cachet spécial aux accidents, mais le malade lui-même, par suite de ces phénomènes d'auto-suggestion inconsciente qui président à leur développement. Il y a véritablement entre la cause et l'effet un intermédiaire, sans l'intervention duquel le cachet particulier aurait fait défaut.

Ce que je dis là pour la syphilis est vrai pour la majeure partie des autres cas. Prenons, par exemple, les malades des observations LXXVI et LXXVII. Comment expliquer que chez eux l'intoxication saturnine ait par elle-même produit cette paralysie des extenseurs simulant à s'y méprendre la paralysie saturnine ? Il est bien certain que cette localisation inusitée de l'hystérie doit reconnaître une cause particulière, d'autant plus que dans les très nombreux cas d'hystéro-saturnisme, on ne les rencontre en somme que très rarement. . M. le professeur Potain essaie d'expliquer cette forme spéciale de la monoplégie par une action antérieure directe du plomb sur les muscles atteints, ceux-ci constituant dès lors une sorte de *locus minoris resistentiæ*. Il me semble, ainsi que je le disais en discutant cette observation, qu'on peut trouver à ces faits une explication beaucoup plus simple et plus naturelle. Il s'agit uniquement d'un fait d'auto-suggestion. Le malade, vivant avec des saturnins, connaît la paralysie saturnine, il en sait la gravité. Cette idée, qu'il en pourrait bien contracter une, s'implante dans son cerveau comme un véritable parasite et le hante continuellement. Un beau jour, elle finit par produire ses effets : le malade s'aperçoit que son bras s'affaiblit. Au fur et à mesure que l'impuissance motrice va s'accentuer, elle prendra une allure analogue à celle qui caractérise la véritable paralysie des extenseurs, et finalement le malade sera atteint d'une paralysie identique, au moins en apparence, à celle qui a tant occupé son cerveau. Seulement, comme il n'est pas obligé de connaître tous les secrets de la pathologie, cet homme aura une paralysie unilatérale, et de plus, preuve de la nature hystérique de l'accident, sans compter les stigmates et les autres troubles généraux, cette paralysie sera accompagnée de perte de la sensibilité au niveau des parties atteintes. N'est-ce pas là une façon bien simple d'interpréter la genèse de cet accident, d'autant plus qu'elle s'applique non seulement à celui-là, mais à tous les autres ?

Comment expliquer en effet autrement que par une auto-suggestion inconsciente les cas d'hystérie à forme intermittente chez les paludéens? Comme pour la syphilis, comme pour le traumatisme, on peut dire en allant au fond des choses que ce n'est pas la maladie provocatrice qui a imprimé par elle-même une semblable marche aux accidents hystériques. Il y a eu un intermédiaire obligé : le cerveau du malade et les idées qui y ont pris naissance. Il n'est même pas à la rigueur nécessaire d'admettre que le sujet soit paludéen pour expliquer l'allure des manifestations hystériques dans un cas de ce genre. Un hystérique, je suppose, arrive dans un pays à malaria. La pensée qu'il peut contracter les fièvres si graves qui règnent dans les régions qu'il habite, prend possession de son cerveau. Un beau jour il a une attaque d'hystérie ; le voilà qui se croit atteint de fièvre pernicieuse. Une nouvelle idée fixe s'implante dans son esprit. Le type tierce étant le plus fréquent qu'il lui est donné d'observer tous les jours autour de lui, il se persuade que sa soi-disant attaque de fièvre va revenir deux jours plus tard. Cette auto-suggestion se réalise en effet et la crise de nerfs se répète dans la suite sous le type tierce. Seulement

chez ce malade comme chez les syphilitiques et les saturnins
dont je parlais plus haut, l'hystérie laissera aux accidents son
cachet indélébile, beaucoup plus net et plus distinct que la
fausse apparence que l'agent provocateur avait donnée à chacun d'entre eux. Chez le syphilitique on trouvera le signe de
Brodie au niveau du cuir chevelu, chez le saturnin la paralysie des extenseurs s'accompagnera d'anesthésie, enfin chez
l'habitant du pays à malaria, les soi-disant accès de fièvre pernicieuse ne nuiront en rien à l'état général du malade et de
plus peut-être, au lieu de se manifester de minuit à midi, comme
les accidents paludiques, ils auront lieu de midi à minuit,
comme c'est d'habitude pour les troubles de nature hystérique.

Je pourrais prolonger indéfiniment cette énumération et
fournir des exemples se rapportant à la presque totalité des
agents provocateurs, dans lesquels l'auto-suggestion a joué
un rôle non seulement dans le développement des accidents,
mais encore dans la détermination de la forme spéciale qu'ils
ont affectée. Qu'il me suffise de signaler encore ces quelques
cas sans autres commentaires. Un malade en proie à l'intoxication mercurielle chronique (Observation LV) localise son
anesthésie principalement aux points qui se trouvent habituellement en contact direct avec le poison. La femme de
l'observation XXXVI, anémiée par une abondante hémorragie, affaiblie au point de ne plus pouvoir se tenir sur ses
jambes, qui sont le siège d'un œdème accentué, fait précisément une paraplégie hystérique. Un même mécanisme par auto-
suggestion peut être invoqué pour expliquer la localisation
des troubles aux membres inférieurs, chez cette femme autrefois atteinte de paralysie par compression lente de la moelle
due à un mal de Pott, et chez qui l'hystérie s'était développée
tant sous l'influence de la ménopause que de la lésion nerveuse (Observation LXX). On a même vu que dans ce cas la
malade, poussant trop loin la suggestion, avait par extension
réalisé au niveau des membres supérieurs des phénomènes
parétiques analogues, quant à la forme et la distribution, à
ceux des membres inférieurs.

Ce travail d'auto-suggestion est la plupart du temps inconscient. Il peut même se produire dans un état où l'activité cérébrale est à son minimum, c'est-à-dire pendant le sommeil. D'une façon générale, chez les traumatisés en particulier, les rêves relatifs à l'accident dont ils ont été victimes, ne sont pas rares. J'en ai cité chemin faisant un exemple très caractéristique, à propos des tremblements de terre (Observation X). Quelquefois le travail d'auto-suggestion qui doit aboutir à l'impuissance motrice prendra naissance ainsi pendant le sommeil, dans un rêve. Un fait de ce genre a été rapporté par M. le professeur Grasset (de Montpellier) dans ses leçons sur l'hystéro-traumatisme. Il s'agit d'un hystéro-traumatique qui, après avoir reçu un coup de couteau dans le bras droit, fit une monoplégie brachiale. « Dans les premiers jours qui suivirent sa blessure, est-il dit dans l'observation, il éprouvait un cauchemar bizarre : il lui semblait que son bras droit ne lui appartenait plus et qu'il devait être mû par un ouvrier placé à ses côtés. » On connaît des cas de cette nature. M. le professeur Charcot (1), M. Féré (2) en ont rapporté des exemples.

J'ai dit au début de ce chapitre qu'à côté des cas où le mécanisme par auto-suggestion pouvait être invoqué pour expliquer la production des accidents hystériques sous l'influence des agents provocateurs, il y en avait tout une catégorie d'autres où il ne pouvait être question d'une semblable interprétation. Ce sont les cas de ce genre que je vais examiner maintenant. Ils présentent ceci de spécial, à savoir qu'on rencontre parmi eux beaucoup moins de cas d'hystérie locale qui sont presque tous justiciables, ainsi qu'on vient de le voir, de l'auto-suggestion. Il ne s'ensuit pas de là que l'on doive établir entre les deux classes de faits une distinction nosologique. Dans les uns et dans les autres il s'agit toujours d'hystérie, je crois l'avoir suffisamment démontré. Tous reconnaissent comme subs-

1. Charcot. — *Leçons sur les maladies du système nerveux.* T. III, *Appendice* I.
2. Féré. — *Paraplégie hystérique consécutive à un rêve. Soc. de Biol.*, novembre 1886.

tratum une lésion fonctionnelle *sine materia* des centres nerveux et en particulier du cerveau; seulement dans les premiers le trouble fonctionnel est amené directement par
l'agent provocateur, en ce sens que c'est lui qui a provoqué
les phénomènes d'auto-suggestion et qui les a dirigés pour
ainsi dire, tandis que dans les seconds ce trouble fonctionnel
dont la résultante est l'hystérie ne se produit que grâce à
une altération générale de la nutrition amenant à son tour un
vice de fonctionnement de tout l'organisme en général et du
système nerveux en particulier.

Ce n'est pas à dire pour cela, et c'est encore une preuve en
faveur de l'identité des deux catégories de faits, que l'auto-
suggestion ne puisse pas intervenir dans ceux qui font partie
de la seconde ; mais alors elle n'interviendra plus pour provoquer les accidents mais seulement pour leur imprimer un
certain cachet, une certaine allure, ainsi que je le faisais
remarquer plus haut. Les cas des deux genres ne sont donc
nullement différents nosologiquement ni cliniquement et
cette distinction que j'établis entre eux n'est justifiable qu'au
point de vue d'une tentative d'interprétation pathogénique.

Tous les agents provocateurs peuvent produire l'hystérie
par ce mécanisme : trouble de la nutrition. Le traumatisme
donne quelquefois l'éveil à l'hystérie, sans qu'il soit possible
de faire intervenir l'auto-suggestion. Par exemple si les seuls
accidents nerveux constatés consistent en hémianesthésie
sensitivo-sensorielle, état mental sombre, attaques convulsives. Il en est de même de l'émotion, de la peur, dans les cas
semblables. Alors il y a plutôt perturbation fonctionnelle
générale et surtout perturbation du système nerveux que trouble de la nutrition. Il s'agit là très vraisemblablement d'une
sorte de phénomène d'inhibition. On peut remarquer cependant
que les émotions morales vives dans le genre de la tristesse, la
peur, exercent plutôt une influence déprimante. Il est difficile
de fournir d'autre interprétation plausible de ces faits.

C'est surtout dans les cas d'hystérie consécutive aux maladies aiguës graves, aux affections chroniques générales ou du

système nerveux et des organes génitaux, au surmenage physique et intellectuel, et aux intoxications, que l'on peut invoquer une altération profonde de la nutrition pour expliquer l'apparition du trouble fonctionnel du côté du système nerveux qui donne naissance à l'hystérie. Cette altération de la nutrition est évidente chez tous les gens qui relèvent d'une maladie aiguë, non pas tant dans la convalescence elle-même pendant laquelle les forces vitales reprennent le dessus, qu'au moment même où la maladie cesse, laissant le sujet dans un état d'affaiblissement tel qu'il prête pour ainsi dire le flanc à toutes les attaques. Il en est de même, à n'en pas douter, dans les maladies chroniques. Si l'on veut bien considérer quelles sont les maladies qui, au point de vue de la provocation, présentent le plus d'affinité pour l'hystérie, on verra que ce sont précisément les membres de la famille arthritique, le diabète, le rhumatisme. Or on sait que cette classe de maladies a précisément en pathologie générale pour caractéristique un trouble profond de l'organisme, le ralentissement de la nutrition.

A côté de ces maladies, plaçons d'une part les émotions tristes, les chagrins prolongés dont l'influence déprimante est bien connue et d'autres parts les intoxications chroniques, tous états morbides dont les relations avec la famille arthritique, avec les maladies par ralentissement de la nutrition, sont hors de toute contestation. En ce qui concerne ces dernières, Letulle fait remarquer que dans presque tous les cas, les hystéro-saturnins sont de vieux intoxiqués, c'est-à-dire, ajouterai-je, ceux chez qui la nutrition générale est le plus profondément altérée. Il en est de même pour l'alcoolisme, l'hydrargyrisme, l'intoxication chronique par le sulfure de carbone. Ce n'est presque jamais dans les premiers temps de l'absorption du poison que l'on devient hystérique, mais lorsque celui-ci a déjà intimement altéré le fonctionnement de l'organisme. Quant aux intoxications aiguës, on peut les mettre dans la même catégorie que les maladies aiguës.

Pour ce qui est des maladies nerveuses, il en est quelques-unes, telles que le tabes, la sclérose en plaques, le mal de Pott, dans lesquelles c'est surtout le trouble nutritif localisé au système nerveux qui ouvre la porte à cette grande perturbation fonctionnelle nerveuse qui constitue le fond de la névrose hystérique. Dans d'autres, au contraire, la myopathie progressive primitive, par exemple, la maladie de Friedreich, aux troubles existant du côté des centres nerveux s'ajoutent des altérations profondes de la nutrition générale.

Quant aux affections des organes génitaux, je me suis expliqué précédemment (V. 1re partie, chap. VI) sur les relations étroites qui les unissent avec l'hystérie.

Voilà donc une série de maladies ou d'états pathologiques, car je n'ai pas parlé, dans l'énumération qui précède, des hémorragies abondantes, de la chlorose et de l'anémie, du surmenage, des excès vénériens et de l'onanisme, pas plus d'ailleurs que de la syphilis et du paludisme, dans lesquels une altération profonde de la nutrition générale est un phénomène constant et d'une grande importance. Cette altération de la nutrition et par suite l'altération du fonctionnement qui en résulte, se porte aussi bien sur le système nerveux que sur le reste des organes, sans compter que nombre d'entre eux ont une action toute spéciale sur le système nerveux. Ce dernier se trouve donc troublé dans son état statique et dans ses fonctions. Pour peu que le malade soit prédisposé par son hérédité, l'hystérie, cette autre perturbation fonctionnelle, différente de celle qu'avait créée le plomb en ce sens qu'elle est plus profonde et aussi mieux définie en tant qu'unité nosologique, va faire son apparition, appelée qu'elle sera par suite de l'état déjà anormal des centres nerveux.

Quant à pénétrer plus intimement dans le mécanisme de la provocation de ce trouble fonctionnel, c'est là une tentative où je ne me hasarderai pas, manquant absolument d'éléments pour la mener à bonne fin. Cette question en effet est encore pleine d'obscurités de toute espèce et il est bien difficile de raisonner sainement sur les perturbations du fonctionnement d'organes dont on ne connaît encore qu'imparfaitement le jeu normal et physiologique. On n'est même pas seulement fondé, dans l'état actuel de nos connaissances, à formuler de simples hypothèses. Je n'ai d'ailleurs pas songé à viser aussi haut et je m'estimerai heureux si j'ai atteint le but, beaucoup plus modeste, que je me suis proposé.

CONCLUSIONS

De l'étude qui précède, je crois que l'on est en droit de tirer les conclusions suivantes :

1° L'hystérie de l'homme et de la femme se manifeste dans un grand nombre de cas, sous l'influence de certaines causes, dites **agents provocateurs**, parmi lesquelles on peut ranger :

Les émotions morales, l'éducation, l'imitation, les tentatives d'hypnotisation ;

Le shock nerveux : traumatisme, tremblements de terre, choc de la foudre ;

Certaines maladies générales et infectieuses aiguës ou chroniques. fièvre typhoïde, pneumonie. scarlatine, rhumatisme articulaire aigu, diabète sucré, paludisme, syphilis ;

Certains états pathologiques débilitants : hémorragies, surmenage physique et intellectuel, onanisme et excès vénériens, anémie et chlorose ;

Les intoxications chroniques par : le plomb, l'alcool, le mercure, le sulfure de carbone et certaines intoxications aiguës ;

Les maladies des organes génitaux, et notamment la grossesse et l'accouchement ;

Certaines maladies nerveuses : la sclérose en plaques, le

tabes dorsal, la maladie de Friedreich, la myopathie progressive primitive, le mal de Pott avec compression lente de la moelle.

Ces mêmes agents qui provoquent l'éclosion de l'hystérie, peuvent aussi en provoquer le réveil lorsqu'elle existait déjà antérieurement et qu'elle s'était éteinte depuis un certain temps.

2° La maladie nerveuse développée sous l'influence de ces agents provocateurs est bien réellement l'hystérie. Elle peut se trouver combinée avec d'autres névroses, notamment la neurasthénie, ou des lésions nerveuses organiques.

3° Les agents provocateurs ne jouent vis-à-vis de l'hystérie que le rôle de causes occasionnelles. La vraie cause prédisposante de cette névrose est l'hérédité.

4° Dans quelques cas les agents provocateurs peuvent imprimer, mais toujours accessoirement, à l'hystérie et aux accidents hystériques un certain cachet, qui varie avec chacun d'eux.

5° Sous l'influence des agents provocateurs, l'hystérie peut se développer de deux façons différentes : le début de la névrose peut être rapide et se faire au milieu des accidents divers dus à l'agent provocateur en question (notamment le shock nerveux) ou bien il existe, avant l'apparition de l'hystérie, une période de santé apparente ou réelle, dont la durée peut atteindre plusieurs années.

6° Les agents provocateurs agissent pour produire l'hystérie de deux manières bien distinctes : dans un certain nombre de faits la réalisation de l'hystérie ou des accidents hystériques a lieu par un phénomène d'auto-suggestion chez le malade ; dans les autres la névrose fait son apparition grâce à un trouble de la nutrition générale et en particulier de la nutrition du système nerveux produit par certains agents provocateurs.

INDEX BIBLIOGRAPHIQUE

ACHARD. — *De l'apoplexie hystérique.* Th. Paris, 1887.

DU MÊME. — Même sujet. *Arch. gén. de méd.*, 1887.

ADAMKIEWICZ. — *Monoplegia anœsthestica. Wien med. Presse.* 5 juin 1887, et *Wien. med. Blätt,* 1887, n°s 4 et 5.

AIGRE. — *Etude sur la métalloscopie et la métallothérapie externe.* Th. Paris, 1879.

ANANIEFF. — *De l'hémianesthésie saturnine.* Th. Paris, 1878.

ANDRAL. — *Clinique médicale.*

ARMAINGAUD. — *Relation d'une petite épidémie d'hystérie observée à Bordeaux dans une école de jeunes filles. Journ. de méd. de Bordeaux,* 1879, n° 170.

DU MÊME. — *Sur une corrélation pathogénique entre les maladies du cœur et l'hystérie chez l'homme.* Paris, 1878.

AUDRY. — *Du pseudo-mal de Pott hystérique. Lyon méd.,* 23 octobre 1887.

AZAM. — *Les troubles intellectuels provoqués par les traumatismes cérébraux. Arch. gén. de méd.,* 1881, VI.

BADAL. — *Contribution à l'étude des troubles de la vision à la suite d'accidents de chemin de fer; leur importance en médecine légale. Gaz. hebd. de sc. méd. de Bordeaux,* 1888, IX, 498, 511, 523.

BAGINSKI. — *Ueber Ohrerkrankungen bei Railway-spine. Berl. Klin. Wochsch.* 16 janvier 1888. An. in : *Bull. méd.,* 1888, n° 57.

BARATOUX. — *Les possédés de Plédran. Prog. méd.,* 1881, n° 32 p. 53.

BARRAT. — *De la polyopie monoculaire.* Th. Bordeaux, 15 février 1888.

BARTENS. — *Geisteskrankheit nach Bleivergiftung. Allg. Ztsch. f. Psychiat.* 1880, XXXVII, 9-26.

BATAILLE. — *Traumatisme et névropathie.* Th. Paris, 1887.

BEARD (G.-M.). — *Inebriety and allied nervous diseases in*

America. Gaillards M. J., New-York, 1880, XXX. 337-352.

Du même. — *Neurasthenia (nervous exhaustion) as a cause of inebriety. Quart. j. Inebr. Hartford,* 1878-9, III, 202-223.

Beau. —*Arch. gén. de méd.,* 1848.

Beaujolin. — *Sur la rachialgie hystérique.* Th. Paris, 1876.

Bégué. — *Du spasme traumatique consécutif aux déchirures incomplètes des nerfs.* Th. Paris, 1885.

Bell (J.). — *On a form of loss of memory occasionally following cranial injuries. Transact. med. chir. soc. Edimb.,* 1882-83, 26.

Belous. — *Élude sur les phénomènes morbides liés à l'action exercée par les maladies infectieuses sur les centres nerveux.* Th. Lyon, 1888.

Benedikt. — *Hystéro-traumatisme. Collège des Méd. de Vienne* 1888. An. in : *Bull. méd.* 1888, n° 95.

Bergmann (Josef). — *Zur Lehre von den nach psychischen Erregungen auftretenden Neurosen,* in-8°. Erlangen, 1887.

Berbez (Paul). — *Hémiplégie et paralysies pneumoniques. Rev. de méd.* 1886.

Du même. — *France méd.* 1885.

Du même. — *Traumatisme et hystérie.* Th. Paris, 1887.

Du même. — *Observation d'hystérie survenue à la suite d'un soufflet. Soc. clin.* 26 mai 1887.

Du même. — *L'hystéro-traumatisme. Gaz. des Hôp.* 6 août 1887, n° 95.

Du même. — *L'hystérie toxique. Gaz. des hôp.* 14 janvier 1888.

Du même. — *Rev. de Méd.* 1888.

Du même. — *Des effets produits par les accidents de chemin de fer. Gaz. hebd.* 1888, n° 15.

Berger (O). — *Zur Lehre von den Emotions Neurosen. Deutsch. Zeitsch. f. prakt. Med.* 1877, n°ˢ 38 et 39.

Bergtold (W. H). — *Remote effects in a case of extensive injury to the skull. Méd. Press. West. N. York. Buffalo.* 1888, III, 317-321.

Bernhardt. — *Erlenmeyer's Ctbltt.* 1886, n° 2, p. 43.

Bernhardt. — *Beitrag zur Frage von der Beurtheilung der nach heftigen Körpererschütterungen, in speciälen Eisenbahnunfällen, auftretenden nervösen Störungen. Deuts. med. Wochsch.* 29 mars 1888 et *Soc. de méd. de Berlin,* 6 février 1888. An. in : *Sem. méd.* 1888, n° 7.

Bernutz. — *Dict. de méd. et de chirurgie pratiques.* Art. *Hystérie.*

Bertherand. — *Recherches sur les névroses syphilitiques. Extrait du Journ. de la Soc. des sc. nat. et méd. de Bruxelles,* 1860.

Berthier (P). — *Des névroses menstruelles...* Paris, 1874.

Du même — *Des névroses diathésiques...* Paris, 1875.

Blum. — *Du shock traumatique. Arch. gén. de méd.* Janvier 1876.

Borstel. — (V. Petersau.)

Bonnet. — *Des troubles nerveux dans l'intoxication par le sulfure de carbone.* Th. Paris,1885.

Borel. — *Affections hystériques des muscles oculaires. Arch. d'ophth.* novembre et décembre 1886.

Bouchard (Ch). — *Maladies par ralentissement de la nutrition.* Paris, 1882.

Boudin. — *Histoire physique et médicale de la foudre. Ann. d'hyg. pub.* 1854 et 1855.

Bourneville. — *Recherches cliniques et thérapeutiques sur l'épilepsie et l'hystérie, faites à la Salpêtrière.* Paris, 1876.

Du même.—*Recherches cliniques,etc..,faites à Bicêtre,*1880 à 1887. 8 vol.

Boussi. — *Fr. méd.* 1879.

Breuillard. — *Th. Paris,* 1860.

Brieger. — *Charite-Annalen* 1887, p. 140.--An. in : *Neurolog. Ctbl.* 1888.

Briquet. — *Traité de l'hystérie.* Paris, 1859.

Brissaud. — *Des paralysies toxiques.* Th. agrég. 1886.

Broadbent. — *Cases of facial paralysis. The Lancet* 1866. II.

Brodie. — *Leçons sur les affections nerveuses locales.* 1873. Trad. franç. de Douglas Aigre. Paris, 1880.

Brochin. — *Gaz. des Hôp.* 1875.

Buffet. — *Zur Lehre von den Localisationen im Grosshirn.*

Buller et Mills. — *A case of lightning with recovery. Med. news.* 1888. II, p. 145.

Burkhardt. — *Contribution à l'étude de l'hystérie traumatique Rev. med. de la Suisse Romande.* 1886.

Casaubon. — *L'hystérie chez les jeunes garçons.* Th. Paris,1881.

Casanova (Raphaël). — *Intoxication chronique par l'alcool, l'absinthe et le vulnéraire ; des signes particuliers qu'elles présentent au point de vue du diagnostic différentiel.* Th. Paris, 1885.

Charcot. — *Leçons sur les maladies du système nerveux.* 3 vol. in-8°, Paris.

Du même. — *Leçons du mardi à la Salpêtrière. Policlinique* 1887-1888 et 1888-1889.

Du même. — *Lezione cliniche dell'anno scolastico* 1883-1884 *sulle malattie del systema nervoso,*redatte dal Dʳ D. Miliotti. Milano, 1885.

Du même. — *Gaz. des hop.* 1867.

Du même. — *De l'influence des lésions traumatiques sur le développement des phénomènes d'hystérie locale. Progrès méd.*3 mai 1878.

Charcot. — *A propos de six cas d'hystérie chez l'homme. Prog. médic.* 1885 et *Leçons sur les maladies du système nerveux.* t. III.

Du même. — *Deux nouveaux cas de paralysie hystéro-traumatique chez l'homme. Prog. méd.* 1887, n°ˢ 4 et 6.

Du même. — *Hémianesthésie hystérique et hémianesthésie toxique. Bull. méd.* 1887, n° 25.

Du même. — *Hystérie et syphilis : de l'influence d'une maladie ou d'une intoxication antérieure sur le mode de localisation et sur la forme des accidents hystériques.* Leçon résumée par Gilles de la Tourette. *Progr. méd.* 1887, n° 51.

Du même. — *Dell'influenza di una intossicazione o di una malattia anteriore sulla localizzazione e sulla forma dei fenomeni isterici. Morgagni,* janvier 1888.

Du même. — *Sur les paralysies psychiques. Soc. de psych. physiol.* 30 janvier 1888. An. in : *Bull. méd.* 1888, n° 14.

Du même. — *Arthralgie hystéro-traumatique du genou. Progr. méd.* 1888, n° 4.

Du même. — *L'attaque de sommeil hystérique. Bull. méd.* 1888, n° 42, 12 février.

Du même. — *Les accidents de chemin de fer. Gaz. des Hôp.* 6 décembre 1888.

Chauffard. — *Gaz. hebd. de méd. et de chir.* 1886, n° 21.

Chauvet. — *Influence de la syphilis sur les maladies du système nerveux central.* Th. agrég. 1880.

Clevenger (S. V). — *Traumatic insanity and other effects of head injuries. Alienist and neurol. Saint-Louis.* 1888. IX, 449-475.

Clopatt. — *Étude sur l'hystérie infantile.* Helsingfors, 1888.

Cole. — *Amnesic aphasia resulting from railroad accident. Peoria med. month.* 1883-1884. 339.

Cours (de). — *De l'hémianesthésie saturnine.* Th. Paris, 1875.

Coustan. — *Un cas d'hystérie mâle sans attaques. Arch. de méd. et pharm. militaire,* novembre 1887.

Crocq. — *L'hypnotisme et le système nerveux. Rev. de l'hypnot.* 1888, p. 104.

Crothers (T. D). — *A study of inebriety coming from injuries of the head and body. Med. news Philad.* 1884. XLV. 204-7.

Dagonnet. — *Ann. méd. psych.* 1873.

Dana. — *Concussion of the spine and its relation to neurasthenia and hysteria. N.-Y. med. Rev.* 6 décembre 1884. An. in : *Erlenmeyer's Ctbltt.* 1885. p. 22.

Davenport (F. H). — *Uterine displacements and their influence on the general nervous system. Boston med. and surg. J.* 1888. II. 8, p. 172.

DAVIDOFF. — *Protok zasaid (Concussion of the brain). Kavkovzsk med. Obsk.* Tiflis. 1887-88. XIV. 469-475.

DEBOVE. — *Note sur un cas d'hémianesthésie d'origine alcoolique. Prog. méd.* 1879, VII, 261.

DU MÊME. — *Note sur l'hémiplégie saturnine et son traitement par l'application d'un aimant.* In-8°, Paris, 1880.

DU MÊME. — *De l'apoplexie hystérique. Soc. méd. hôp.* 13 août 1886.

DU MÊME. — *Note sur l'hystérie traumatique et sur sa gravité pronostique. Bull. de la Soc. méd. des hôp.* 1887, n° 19.

DU MÊME. — *Soc. méd. des hôp.* 14 octobre 1887.

DU MÊME. — *Un. méd.* 3° série XXXV.

DECHAMBRE. — *Dict. encycl. des sc. méd.* Art. *Contracture.*

DÉJERINE. — *L'hérédité dans les maladies du système nerveux.* Th. agrég. 1886.

DELMAS. — *Localisations spinales. Un cas d'hystéro-traumatisme pris pour autre chose. Arch. de méd.* 1887.

DELPECH. — *Recherches sur les troubles que détermine chez les ouvriers en caoutchouc soufflé l'inhalation du sulfure de carbone en vapeur. Arch. de méd.* 1856.

DU MÊME. — *Nouvelles recherches sur l'intoxication spéciale déterminée par le sulfure de carbone. Arch. de méd.* 1863.

DEMME. — *Ueber die Auftreten von spastischer spinal Paralysie bei einem durch Blitzschlag getroffenen Kinde. Wien. med. Blätt.* 1884. 710.

DESBROSSE. — *De l'anesthésie dans l'hémiplégie hystérique.* Th. Paris, 1876.

DESTAY. — *Études sur la paralysie mercurielle.* Th. Paris, 1887.

DESTERNE. — *De l'hystérie chez l'homme et du traitement du paroxysme hystérique par le chloroforme. Un. méd.* 1848.

DILLNER. — *Ueber die Wirkungen des Blitzes auf den Menschlichen Körper.* Inaug. Diss. Leipsick, 1865.

DREYFOUS. — *Gaz. méd. de Paris,* 1878.

DU MÊME. — *L'hystérie alcoolique. Un. méd.* 1887, n°ˢ 135, 136, 140, 145 et 147.

DUCHESNE (F.-A). — *Des chemins de fer et de leur influence sur la santé des mécaniciens et des chauffeurs.* 1 vol. in-18. Paris,1857.

DUMESNIL ET PETEL. — *Commotion de la moelle épinière. Arch. de neurol.* 1885, n° 25.

DUNOYER. — *Gaz. méd. de Paris.* 1884, n° 39.

DUPONCHEL. — *L'hystérie dans l'armée. Rev. de méd.* 1886.

DURAND. — *Des effets de la foudre chez l'homme.* Th. Paris, 1834.

DUTIL. — *Gaz. méd. de Paris,* 31 décembre 1887.

Dutil. — *Saturnisme, coliques de plomb, aura hystérique, hémiparésie et hémianesthésie sensitivo-sensorielle modifiée par les courants continus.* Gaz. des hôp. 18 février 1888.

Edinger. — *Analyse du travail de Grasset sur les troubles de la sensibilité chez les alcooliques. Fortsch. der Med.* 1888.

Empereur.— *Essai sur la nutrition dans l'hystérie.* Th.Paris,1876.

Englisch. — *Erschütterung des Rückenmarkes. Bericht Th. KK. Krankenhaus Rudolfstiftung in Wien* 1882. 213.

Erichsen (J. E). — *On railway and other injuries of the nervous system.* Londres, 1866.

Faïd (Moustapha). — *Troubles de la sensibilité générale dans la période secondaire de la syphilis et notamment de l'analgésie syphilitique.* Th. Paris, 1870.

Fauvel (H). — *Des paralysies traumatiques d'origine périphérique.* Th. Paris, 1885.

Féré. — *La famille névropathique. Arch. de neurol.* 1884, VII, p. 1 et 173.

Du même. — *Soc. de biol.* Avril 1886.

Du même. — *Paraplégie survenue à la suite d'un rêve. Soc. de biol.* Séance du 20 novembre 1886.

Féré et Bréda. — *Arch. de neurol.* XII. 377.

Féréol. — *Soc. méd. des hôp.* 27 novembre 1885.

Ferré. — *Amnésie traumatique.* Th. Paris, 1881.

Fischer. — *Handbuch der Kriegschirurgie.*

Du même. — *Ueber den Shock, Volkm. Samml. Klin. Vor.* 1re série, 10.

Du même. — *Ueber Commotio Cerebri. Ibidem.* 1re série, 27.

Flechsig. — *Contribution au traitement gynécologique de l'hystérie. Neurol. Ctbl.* 1884.

Fontan et Ségard. — *Éléments de médecine suggestive.* Paris, 1887.

Fouriaux. — *Contribution à l'étude du traumatisme dans ses rapports avec l'aliénation mentale.* Th. Paris, 1888.

Fournier. — *Leçons sur la syphilis...* 1873.

Du même. — *Influence de la syphilis sur les névroses et notamment sur l'hystérie.* Gaz. des hôp. 23 août 1888.

Fournier (Prosper). — *Influence du traumatisme sur les manifestations de la diathèse rhumatismale* Th. Paris, 1878.

Furet. — *Contribution à l'étude de l'hystérie dans ses rapports avec divers états morbides.* Th. Paris, 1888.

Gaal (S). — *Ein Fall von Hysterie bei einem Manne. Pester med. chir. Presse,* 1888 n° 17. An in : *Ctbl. f. Klin. Med.* 1888, n° 50.

Garnier (P). — *Morphinisme avec attaques hystéro-épileptiques* causées par l'abstinence de la dose habituelle du poison, etc. *Ann. d'hyg.* 1886. 3ᵉ série XV. 302-16.

GAUBE (Raoul). — *Recherches sur les zones hystérogènes.* In-8°, Paris, 1882.

GAUBIUS. — *Institutiones pathologiæ medicinalis.* Leyde, 1775.

GAUTIER (Léon). — *Étude clinique sur l'absinthisme chronique.* Th. Paris, 1882.

DU MÊME. — *De l'absinthisme chronique.* J. des conn. méd. prat. 1882, 3ᵉ série, IV, 233.

GERRY. — *Injuries to the back in railroad accidents. Boston med. and surg.* J. 19 mai 1887.

GERHARDT. — *Hirnsyphilis. Berl. klin Wochsch.* 1886, n° 1.

GERHARDT (C). — *Ein Fall von Erkrankung durch Blitzschlag.* Charité-Annalen 1886. Berlin 1888. XIII, 242-249.

GILLES DE LA TOURETTE. — *Soc. de méd. légale,* avril 1888.

DU MÊME. — *Dangers de l'hypnotisme. Soc. de méd. légale,* 1888.

GILLES DE LA TOURETTE ET CATHELINEAU.—*La nutrition dans l'hystérie normale. Prog. méd.* 1888, n° 48.

GILLES DE LA TOURETTE, BLOCQ ET HUET. — *Cinq cas de maladie de Friedreich. Nouv. Iconographie de la Salpêtrière.* 1888.

GOFFART. — *Des paralysies appelées dynamiques,* 1862. In-8°.

GOLDSPIEGEL. — *Contribution à l'étude de l'hystérie chez les enfants.* Th. Paris, 1888.

GOMEZ DE FIGUEROA. — *Estudio clinico de las enfermedades que padecen los obreros de las minas de Halmaden.* In-8°, Madrid, 1888.

GRASSET (J). — *Traité pratique des maladies du système nerveux.* Paris, 1881.

DU MÊME. — *Des rapports de l'hystérie avec les diathèses scrofuleuse et tuberculeuse.* Paris, 1884.

DU MÊME. — *Leçon sur l'hystéro-traumatisme,* recueillies et publiées par Bourguet. 1 vol. in-8°, 37 p. Paris, 1889.

GRASSET (Edmond). — *Etude clinique sur les troubles de la sensibilité cutanée chez les alcooliques. Th. de Bordeaux,*1887. An. in : *Fortsch. der med.* 1888, n° 3.

GREFFIER. — *Sur l'hystérie précoce. Arch. gén. de méd.* 1882.

GRENIER (René). — *Hystérie et diabète. Arch. gén. de méd.* octobre 1888.

GRISOLLE. — *Journ. hebd.* 1836.

GRŒNINGEN (G.-H). — *Ueber den Shock.* Wiesbaden, 1885. An. in : *Neurol. Ctbltt.* 1885, p. 263.

GUBLER. — *Des paralysies dans leurs rapports avec les maladies aiguës, et spécialement des paralysies asthéniques diffuses des convalescents. Arch. gén. de méd.* 1860-1861.

GUDER. — *Die Geistesstörungen nach Kopfverletzung.* Iéna,1886.

GUERMONPREZ. — *Côté médico-légal de l'affaire du chauffeur G. E. contre l'État belge.* Lille, 1880.

DU MÊME. — *Simulation des douleurs consécutives au traumatisme.* Lille, 1881.

GUILLEMIN (Michel). — *Étude sur l'épilepsie alcoolique.* Th. Paris, 1877.

GUILLEMIN.— *De l'hystérie alcoolique. Ann. méd. psychol.* mars 1888.

GUILLEROT (P.-H). — *De l'imagination et de son influence sur la santé et les maladies.* Th. Paris, 1837.

GEORGES GUINON. — *Dict. encycl. des sc. méd.* Article : *Tic convulsif.*

DU MÊME. — *A propos de deux travaux récents sur l'hystéro-traumatisme. Prog. méd.* 1888, n° 44.

DU MÊME. — *L'hystérie dans ses rapports avec la chirurgie. Rev. de chirurgie,* 1888, n° 11.

LOUIS GUINON. — *Hystérie mercurielle. Gaz. méd. de Paris* 1887, 7° série, IV, n° 48.

GUIRAUD.— *Essai sur l'hystérie précoce.* Th. Paris, 1880.

GUITERAS. — *Influence of the recent earthquakes in Charleston upon health. Med. news. Philad.* 1887, n° 2, 8 janvier.

HADDEN (W.-B). — *Cases illustrating the symptoms and treatment of chronic alcoolism as it affects the nervous system. Lancet* 1885, II, 610, 661.

HADLICH. — *Neurologisches Ctbltt.* 1888, n° 5.

HALLOPEAU. — Thèse agrég. 1878.

HAMANT. — *Hémianesthésie saturnine.* Th. Paris, 1879.

HANOT ET MATHIEU. — *Arch. gén. de méd.* 1878.

HECKER. — *Deutsche med. Woch.* 1876, n° 23.

HÉLOT (Paul). — *Étude sur quelques cas d'hémiplégie hystérique.* Th. Paris, 1870.

HERRINGHAM. — *Cases of mental disturbance after operations. St. Barth. Hosp. Rep.* 1885, t. XXII, p. 165.

HERMANN (Richard). — *Ueber die bei Bleivergiftungen auftretenden Erkrankungen des Gehirns.* Inaug. Diss. Halle, 1883.

HISCHMANN. — *Intoxications et hystérie.* Th. Paris, 1888.

HOFFMANN (von). — *The Western Lancet.* Sn. Francisco, 1884, n° 1.

HOLST. — *Des rapports de l'hystérie et de certains symptômes nerveux avec la gynécologie. Arch. f. Psych. und Nervheilk.* XI, 3.

HORWITZ. — *Observations on sunstroke and heat exhaustion based on the record of fifty cases admitted into the Pensylvania Hospital. Med. news. Philad.* 1885, 485.

HUBER (A). — *Ein bemerkenswerthe Fall von traumatischer*

Blasen und Mastdarmlähmung mit umschriebener Anästhesie. Wien. med. Wochsch. 1888, XXXVIII. 1309-1337.

Huguin. — *Contribution à l'étude de l'intoxication par le sulfure de carbone chez les ouvriers en caoutchouc soufflé.* Th. Paris, 1874.

Hutchinson. — *Ophth. hosp. Rep. VI.*

Jaccoud. — *Pathologie interne.*

Jackson (H). — *Researches on the nervous system.* 1873.

Jean. — *Intoxication mercurielle, paralysie diffuse, hémianesthésie. Fr. méd.* 1877, n° 9.

Jehn (Merzig). — *Zweifelhafte Geisteszustände nach Kopfverletzung unter Berucksichtigung der Haftpflichtfrage. Verein deutscher Irrenärzte in Bonn.* 16, 17 septembre 1888. An. in: *Neurol. Ctbl.* 1888, n° 19.

Johnson (J.-G). — *Concussion of the spine in railway injuries. Med. leg. J.* 1884.

Juif (Paul). — *De l'anesthésie alcoolique.* Th. Paris, 1875.

Jung (Aug). — *Die Neurosen nach acuten Krankheiten.* Inaug. Diss. Breslau, 1875.

Kalliefe. — *Ueber Rückenmarkserchütterung nach Eisenbahnunfällen.* Inaug. Diss. Breslau, 1885.

Klein. — *De l'hystérie chez l'homme.* Th. Paris, 1880.

Knapp. — *Ein Fall von Störung in den Nervenfunctionen der oberen Extremitäten, entstehenden durch einen Blitzschlag. Virch. Arch.* 1858, t. XV, p. 378.

Knapp (P.-L). — *Nervous affections following injury (Concussion of the spine, railway-spine, and railway-brain). Boston med. and surg. J.* 1888, CXIX, 421. 449.

Du même. — *Nervous affections following injury. Boston. Soc. f. med. improv.* An. in : *Bulletin méd.* 1889, n° 1.

Krafft-Ebing. — *Ueber die durch Gehirnerschütterung und Kopfverletzung hervorgerufenen psychischen Krankheiten.* Erlangen, 1868.

Kœppe. — *Kopfverletzungen als Ursache reflektirter Psychosen. Deutsch. Arch. f. Kl. Med.* XIII, 383.

Kussmaul. — *Les troubles de la parole.*

Laborde. — *De la toxicité des alcools supérieurs, etc...* Ac. de méd. 1888.

Laborde et Magnan. — *De la toxicité des alcools dits supérieurs et des bouquets artificiels. Rev. d'hygiène,* 20 août 1887.

Laboulbène. — *Alcoolisme chronique, hyperesthésie douloureuse de plusieurs muscles. Gaz. des hôp.* 1881, LIV, 667.

Ladame (de Genève). — *Accidents nerveux chez un individu mordu par un chat enragé. Bull. méd.* 1887, n° 54.

Laffitte. — *Ann. méd. psych.* 1881, VI, p. 223.

Lancereaux. — *De l'alcoolisme.* Paris, 1878.

Du même. — *Ac. méd.* 9 octobre 1880. *Gaz. méd. de Paris,* 1881 et *Ac. méd.* octobre 1888.

Landolt. — *Troubles de la vision observés dans un cas d'hémiplégie saturnine. Ann. d'ocul. Bruxelles,* 1880, LXXXIII, 165-169.

Landolt et Oulmont. — *Prog. méd.* 1878.

Landouzy (Louis). — *Des paralysies dans les maladies aiguës.* Th. agrég. 1880.

Langlet. — *Paralysie saturnine, anesthésie partielle, application d'aimant, retour de la sensibilité. Rev. méd. et sc. du Nord-Est,* 1880, IV, 149.

Lanoaille de Lachèze. — *Tarrassis. Gaz. des hôp.* 1884, p. 1036-1059-1068. *Gaz. des hôp.* 1885, p. 523-826. *Gaz. des hôp.* 1886, p. 561-586.

Laporte. — *Recherches cliniques sur les troubles de la sensibilité cutanée dans la chlorose.* Th. Bordeaux, 1888.

Lasègue. — *Des hystéries périphériques. Arch. de méd.* juin 1878.

Lavirotte. — *Observation sur l'effet de la colère. Gaz. des hôp.* 1868.

Le Bel. — *Des épilepsies par trouble de la circulation.* Th. Paris, 1888, n° 137.

Leber. — *Arch. f. Ophthalm.* 1880, II. 249.

Lebreton (P.-A.). — *Des différentes variétés de la paralysie hystérique.* Th. Paris, 1868.

Lefevre (L.-M.-C.-H). — *De la révulsion dans les troubles médullaires « à frigore ».* Th. Paris, 1888.

Legrand du Saulle. — *Les traumatismes cérébraux. Gaz. des hôp.* 1885, n°ˢ 103 et 106.

Le Petit (Louis). — *Étude sur la paralysie syphilitique.* Th. Paris, 1878.

Lépine. — *Th. Paris,* 1870.

Letulle. — *Recherches cliniques et expérimentales sur les paralysies mercurielles. Arch. de physiol.* 1887, n°ˢ 3 et 4. *Ac. des sc.* 3 janvier 1887.

Du même. — *Saturnisme et hystérie. Bull. méd.* 1887, 46 et 47.

Du même. — *De l'hystérie mercurielle. Soc. méd. des hôp.* 12 août 1887.

Leudet. — *Arch. gén. de méd.* 1860, série VI, vol. I°ʳ.

Du même. — *Clinique médicale de l'Hôtel-Dieu de Rouen,* 1874.

Level. — *Contribution à l'étude des paralysies urémiques.* Th. Paris, 1888, n° 148.

Leyden. — *Traité clinique des maladies de la moelle épinière.* Traduction française de Richard et Viry. Paris, 1879.

Du même. — *Volkmann's Sammlung.* Heft. 2.

Du même. — *Société de médecine int. de Berlin.* 6 fév. 1888.

Lippe. — *Zur Casuistik der Schrecklähmug.* Inaug. Diss. Breslau, 1877.

Loubat. — *De quelques phénomènes nerveux survenant chez la femme dans la période secondaire de la syphilis.* In-8°, 40 p. Paris, 1879.

Loupiac. — *Contusion de la région lombaire. Paréplégie consécutive, guérison spontanée un an après. Gaz. des hôp. de Toulouse* 1888, II, 209-211.

Lubrecht. — *Ein Beitrag zur Encephalopathia saturnina cum Amaurosi. Berl. kl. Wochsch.* 1884, XXI, 370-372.

Lunz. — *Paraplegie nach einem Schlage auf dem Schädel. Deut. med. Woch.* 10 mai 1888.

Lunz. — *Ueber die Affectionen des Nervensystems nach aculen infectiösen Processen. Arch. f. Psychiatr.* XVIII, 3. An. in: *Fortsch. der Med.* 1888, n° 8.

Lyon (G). — *Note sur l'hystérie consécutive aux traumatismes graves. Encéphale.* Janvier-février 1888.

Macario. — *De la paralysie hystérique. Ann. méd. psych.* 1844.

Du même. — *Des paralysies dynamiques ou nerveuses.* Paris, 1859.

Macé. — *Des accidents pseudo-méningitiques chez les hystériques.* Th. Paris, 1888.

Mac Gee (T. F). — *A severe railroad accident. Med. and surg. Reporter. Philadelphia.* 1888, LIX, 525.

Magnan. — *De l'hémianesthésie de la sensibilité générale et des sens dans l'alcoolisme chronique. Gaz. hebd. de méd. et de chir.* 1873, nᵒˢ 46 et 47.

Du même. — *De l'alcoolisme, etc.* Paris, 1874.

Manby (Edw.-J.-T). — *The Granada earthquake of 25 december* 1884. In-8°, London, 1886 (Repr. from : *Minutes. Proc. Inst. civil Engineers,* 1885-1886. LXXXV).

Manouvriez. — *Arch. de physiol.* 1870 et *Thèse Paris,* 1873.

Maréchal. — *Des troubles nerveux dans l'intoxication mercurielle lente.* Th. Paris, 1885.

Maricourt. — *Hystérie chez l'homme.* Th. Paris, 1877.

Marie (P). — *Hystérie dans l'intoxication par le sulfure de carbone. Soc. méd. des hôp.* 9 novembre 1888.

Du même. — *Epilepsie. Prog. méd.* 1887.

P. Marie et Georges Guinon. — *Contribution à l'étude de quel-*

ques-unes des formes de la myopathie progressive primitive, etc., *Rev. de méd.* 1885.

MARMISSE. — *Hystérie à forme intermittente ou fièvre intermittente à forme hystérique chez un garçon de quatorze ans. Gaz. méd. de Bordeaux*, 1876, n° 4.

MASON (L.-D). — *Alcoolic anæsthesia. Am. J. Inebr. Hartford.* 1882, IV, 213-18.

DU MÊME. — *Alcoolic anæsthesia. Am. J. Neurol and Psychiatr.* N.-Y., 1883, II.

MATHEWS. — *Surgeon's duty in railroad spinal injuries. St-Louis med. and surg. J.* septembre 1884. An in: *Erlenmeyer's Ctbl.* 1885, p. 15.

MAUDSLEY. — *Physiologie de l'esprit.*

MÉCHIN (E). — *Contribution à l'étude clinique des monoplégies brachiales hystériques.* Th. Paris, 1887.

MESNET. — *Th. Paris*, 1852.

MEUNIER. — *Contribution à l'étude des paraplégies par trouble de circulation de la moelle.* Th. Paris, 1885, n° 26.

MICHAUX. — *De l'éveil d'un état constitutionnel (hystérie) à la suite de l'anesthésie par le chloroforme.* Th. Paris, 1886.

MÖBIUS. — *Eisenbahn Krankheit. Betz's Memorabilien.* 1882.

DU MÊME. — *Ueber den Begriff der Hysterie. Ctbl. f. Nervheilk* 1er février 1888.

MOELI. — *Ueber psychische Störungen nach Eisenbahnunfällen. Berl. Klin. Wochsch.* 1881, n° 6.

MONNERET. — *Déterminer la part des causes occasionnelles dans les maladies.* Th. agrég. 1838.

MOOREN. — *Ophth. Beob.* Berlin, 1876.

MOSSO (A). — *La peur.* 1 vol. in-18, Paris, 1886.

MULLER. — *Allg. Zeitsch. für Psychiatr.* Bd. 30, p. 380.

NIVIÈRE. — *De la perte des réflexes tendineux dans le diabète sucré.* Th. Paris, 1888.

NOTHNAGEL. — *Zur Lehre von den Wirkungen des Blitzes auf den thierischen Körper. Virch. Arch.* 1880, t. LXXX, p. 343.

OBERSTEINER. — *Erschütterung des Rückenmarks.* 1879.

ONIMUS. — *Des paralysies consécutives aux accidents de chemin de fer. Union méd.* 6 juin 1886.

DU MÊME. — *Parésie à la suite d'un choc électrique tellurique. Cpt. rend. Soc. de biol.* 1888, 8e s., V, 508.

OPPENHEIM. — *Ueber das Wesen und den nosologischen Charakter der sich nach Eisenbanunfällen entwickelnden Erkrankungen des Nervensystems. Berl. ärtztl. Corrpdzbl.* 5.

DU MÊME. — *Wie sind die Erkrankungen des Nervensystems*

aufzufassen, welche sich nach Erschütterung des Rückenmarks, insbesondere Eisenbahnunfällen, entwickeln? Soc. de méd. int. de Berlin, 16 janvier 1888, et Berlin. Klin. Wochsch, 1888.

OPPENHEIM. — Arch. F. Psychiatr. XVI, 742.

DU MÊME. — Die traumatischen Neurosen. In-8° Berlin, 1889.

OPPENHEIM ET THOMSEN. — Arch. de Westph. Bd. XV. Hft. 2 et 3.

OTERETZKOWSKY. — Quelques cas d'hystérie dans les troupes russes. Arch. de Neurol. 1886, n° 36.

OXLEY. — Paralysie hystérique chez une petite fille de huit ans, causée par la foudre. Brit. med. Ass. 44° Congrès. Sheffield, 1876.

PAGE. — Injuries of the spine and spinal cord without apparent mechanical lesion and nervous shock. Londres, 1885.

PAGE (H.-W.). — On the abuse of bromide of potassium in the treatment of traumatic neurasthenia. Med. times. 4 avril 1885.

PAGET. — Lecons de clinique chirurgicale. Trad. franç. de L.-H. Petit. Paris, 1877.

PARIS. — De l'hystérie chez les petites filles. Th. Paris, 1880.

PARISOTTI (O.) ET MELOTTI (G.). — Contributo allo studio della amaurosi saturnina. Gaz. degli Ospitali. 1885, n°s 86, 87, 88.

PAUL (C.). — Soc. méd. des hôp. 1879.

PECK. — A case of hysterical coma. Med. Rec. 10 mars 1888.

PEL. — Zur Kasuistik der Schrecklähmung. Berl. Klin. Wochsch. 1881.

PETERSAU. — Ueber späte Feldzugsparalysen. Versammlung Ostdeutschen Irrenaerzte. 1 Jul. 1888. An. in: Erlenmeyer's Ctbl. 1888, n° 15.

PETIT. — De l'hystérie chez l'homme. Th. Paris, 1875.

PETRINA. — Ueber Sensibilitäts Störungen bei Hirnlæsionen.

PEUGNIEZ. — De l'hystérie chez les enfants. Th. Paris, 1885.

PEYRE-PORCHER. — Influence of the recent earthquakeshock in Charleston upon health. Med. news Philad. 1886, n° 24, 11 décembre.

PIÉCHAUD. — Que doit-on entendre par l'expression de choc traumatique? In-8°. Paris, 1880.

PINEAU (Em.-Jos.-Marie). — De quelques accidents névropathiques à distance observés tardivement à la suite de lésions des nerfs. Th. Paris, 1877.

PITRES (A.). — Sur un cas d'hémiplégie hystérique. Echo méd. 14, 21 juillet 1888.

DU MÊME. — Des anesthésies hystériques. Bordeaux, 1887.

PLANAT. — Ann. méd. psych., mars 1885.

PLESSARD. — Contribution à l'étude des rapports de l'hystérie et du saturnisme. Th. Paris, 1888, n° 106.

Potain. — *Sur un cas de paralysie hystéro-saturnine. Bull. méd.* 1887, n° 54.

Du même. — *Hystéro-épilepsie et exostose syphilitique. Gaz. des hôp.* 1887, n° 47.

Du même. — *Un nouveau cas de paralysie hystérique chez un sujet syphilitique.* Ibidem, n° 53.

Putnam. — *The medico-legal significance of hemianesthesia after concussion accidents. Am. Journ. of neurol. and psych.* août 1884.

Qinqueton. — *De l'hystérie chez l'homme. Difficulté dans certains cas du diagnostic entre cette affection et la phthisie pulmonaire au début.* Th. Paris, 1886.

Radziejewski (M). — *Amblyopie und Hysteria virilis.* Inaug. Diss. Berlin, 1887.

Rattaggi (G). — *Le ferite del cervello dell'uomo. Ann. univ. di med. et chir.* Milan, 1888, CCLXXXV, 42-83.

Raymond. — *Mémoire inédit* cité par : Berbez. — *Hystérie toxique. Gaz. des hôp.* 1888, n° 6

Raymond (Paul). — *Hystérie et syphilis. Paralysie psychique. Prog. méd.* 1888, n° 14.

Raynaud. — *Hémianesthésie saturnine. Gaz. des hôp.* 1880, LIII, 826-828.

Du même. — *Hystérie rebelle guérie par l'extirpation d'une petite tumeur siégeant en dessous du sein. Arch. gén. de méd.* 1829, III.

Renard (Gilbert). — *De la contracture hystéro-traumatique.* Th. Paris, 1886.

Renaut. — Th. agrég. 1874.

Rendu. — *Contribution à l'histoire des monoplégies partielles du membre supérieur d'origine traumatique. Arch. de neurol.* sept. 1887, n° 41.

Du même. — *Poussées de congestion pulmonaire. Paralysie traumatique de l'avant-bras. Saturnisme, hystérie. Gaz. des hôp.* 28 août 1888.

Reynolds (Mac). — *Loss of taste and smell (Consequence of a fall). Cincinn. Lancet and clin.* 1884, 423.

Ribot. — *Rev. philos.* août 1883.

Du même. — *Maladies de la volonté.* Paris, 1884.

Du même. — *Maladies de la mémoire.* Paris, 1887.

Richard. — *Contribution à l'étude de l'hémiplégie hystérique chez les syphilitiques.* Th. Paris, 1887.

Richet (Ch). — *Contribution aux anesthésies et aux paralysies réflexes. Arch. de physiol.* 1883, 367.

Ricoux. — *Fièvre intermittente larvée à forme hystérique. Gaz. hebd. de méd. et de chirurgie.* 1878.

Riesenfeld. — *Ueber Hysterie bei Kindern.* Inaug. Diss. Kiel, 1884.

Robert (A.-C.). — *Conférences de clinique. chirurgicale faites à l'Hôtel-Dieu pendant l'année* 1858-1859. 1 vol. in-8°, Paris, 1860.

Romiée (de Liège). — *De l'amblyopie alcoolique. Rev. d'ophthalmol.* 1881.

Rosenthal. — *Traité clinique des maladies du système nerveux.* Paris, 1878.

Du même. — *Ueber latente Hirntraumen. Wien. med. Blätt* .1879.

Ross (James). — *Handbook of the diseases of the nervous system.* In-8°, Londres, 1885.

Rouillard. — *Amnésie.* Th. Paris, 1885 et *Soc. méd. psych.* 1885.

Rieger (C.). — *Beschreibung der Intelligenz-störungen in Folge einer Hirnverletzung ; nebst einem Entwurf zu einer allgemein anwendbaren Methode der Intelligenzprüfung. Verhandl. d. phys. med. Gesellsch. zu Wurzbourg.* 1888, n. F., XXII, 65-134.

Russel Reynolds. — *Remarks on paralysis and other disorders of motion and sensation dependent on idea. Brit. med. J.*, novembre 1869.

Sanctis (de). — *Nevroasthenia da trauma. Giorn. Internaz. d. sc. med.* 1888, p. 276.

Sapelier. — *Étude sur le sulfure de carbone.* Th. Paris, 1885.

Schmitt. — *De la syphilis nerveuse précoce. Analgésie et anesthésie. Rev. méd. de l'Est* 1888, p. 577.

Schneider (Stephan). — *Des paralysies consécutives aux maladies aiguës.* Th. Paris, 1877.

Seeligmuller. — *Ueber traumatischen Tremor und Simulation desselben.*

Du même. — *Myelitis der Potatoren. Tagebl. d. Versamml. deutsch. Naturf. und. Aerzte.* Magdeb. 1884, LVII, 263.

Seglas. — *Dangers de l'hypnotisme. Soc. med. psych.* 29 octobre 1888. An. in: *Bull. méd.* 1888, n° 93.

Schoull. — *Tremblement mercuriel.* Th. Paris, 1881.

Shaw (A.-B). — *Case presenting unique symptomes due to injury of the nervous system, the result of railroad accident. Tr. M. Ass. Missouri. St-Louis.* 1888, 348-360. et *St-Louis med. and surg. Journ.* 1888, LV, 9-15.

Serreins. — *Un. méd.* 1880, n° 173.

Sigarroa. — *Contribution à l'étude de l'anesthésie saturnine.* Th. Paris, 1882, n° 29.

Simon. — *Sur un cas de monoplégie brachiale de nature dynamique. Rev. méd. de l'Est.* Nancy, 1888, XX, 488-492.

Skey. — *Hysteria... local or surgical forms of hysteria...* London, 1867.

Sommer (Wilh.). — *Ueber Trunksucht und deren schädliche Folgen für das Gehirn and das Nervensystem.* in-8° Kœnigsberg, 1888.

Souza (de). — *Sur le mécanisme des états psychiques normaux.* Th. Paris, 1888, n° 158.

Souza-Leite. — *Des relations et de l'influence réciproques de l'épilepsie et de l'hystérie avec le rhumatisme articulaire aigu.* Arch. de neurol.,1886.

Steiner. — *Jahrb. für Kinderheil.* t. XIV, p. 205.

Stricker (Wilhelm). — *Die Wirkung des Blitzes auf den mensschlichen Körper.* Virch. Arch. 1860, XX. p. 45.

Strumpell. — *Ueber die traumatischen Neurosen.* Berl. Klin. 1888, Heft. 3.

Swearingen (R.-M.). — *Railway corporations and their duties to persons injured by accidents.* Daniel's Texas med. J. Austin. 1888-1889, IV, 185-190.

Sydenham. — *Scheduloe monitoria,* etc, t. I, p. 384.

Tabarand. — *Des rapports de la dégénérescence mentale et de l'hystérie.* Th. Paris, 1888.

Tanquerel des Planches. — *Anesthésie saturnine,* 1838 et *Traité des maladies du plomb,* 1839.

Tardieu. — *Blessures par imprudence, homicide et coups involontaires.* Ann. d'hyg. publ. et de méd. lég. 1870, 2ᵉ série, XXXV.

Thermes. — *Traité élémentaire d'hygiène et de thérapeutique de l'hystérie.* Paris, 1889.

Thomsen. — *Vier Fälle von traumatischer und Reflexpsychose.* Charite-Annalen, 1888, XIII Jahrgang.

Thorburn (William). — *On traumatic hysteria especially in relation to railway accidents.* The med. chronicle, Manchester, décembre 1888 et janvier 1889.

Thyssen. — *Contribution à l'étude de l'hystérie traumatique.* Th. Paris, 1888.

Todd. — *Clinical lectures.* London, 1861.

Traumatic hysteria. Brit. med. J. 26 mai 1888, n° 1430.

Traumatische, idiopathische und nach Infections-Krankheiten beobachtete Erkrankungen des Nervensystems bei den Deutschen Heeren im Kriege gegen Frankreich 1870-1871, Berlin, 1886.

Trousseau. — *Clinique médicale de l'Hôtel-Dieu.* 4ᵉ édit.

Vallon. — *Paralysie générale et traumatisme.* Th. Paris, 1882.

Vaudier. — *Paralysie agitante consécutive aux traumatismes.* Th. Paris, 1886.

Verneuil. — *Ac. de méd.* 1876.

Du même. — *Mémoires de chirurgie :* t. III. *Etats constitutionnels et traumatisme.* 1883 ; — t. IV. *Traumatisme et complications,* 1886 ;

— t. V. *Commotion, contusion, tétanos, syphilis et traumatisme*, 1888.

VIALLE (Frédéric). — *Essai sur les paraplégies syphilitiques.* Th. Paris, 1875.

VIBERT. — *Étude médico-légale sur les blessures produites par les accidents de chemin de fer.* In-8°, Paris, 1888.

DU MÊME. — *Etude médico-légale sur les conséquences des blessures produites par les accidents de chemin de fer.* Ann. d'hyg. publ. avril 1888.

VICENTE. — *Hémianesthésie et aphasie saturnines à la suite d'encéphalopathie saturnine.* Prog. méd. 1882, X, n° 969.

VIGLA. — *Gaz. des hôp.* 1848.

VIGOUROUX. — *Gazette des hôp.* 1878.

VINCENT. — *Des paralysies dans la fièvre intermittente et de leur pathogénie.* Th. Montpellier, 1878.

VINCENT. — *Traumatisme et diathèses.* Th. Paris, 1887.

VIZIOLI (F.). — *La paralisi'pseudo-ipertrofica moscolare malattia costituzionale et degenerativa.* Atti di Cong. d. Soc. freniat. ital. 1886, Milan, 1887, V, 412-438.

VULPIAN. — *De l'influence de la faradisation localisée sur l'anesthésie de causes diverses.* In-8°, 1880.

WALTON. — *Hysterical anœsthesia brought on by a fall.* Boston med. and surg. Journal. 1884, 11 décembre.

DU MÊME. — Même sujet. Arch. of med. 1882, t. X.

WEIR MITCHELL. — *Lectures on diseases of the nervous system.* Philadelphie, 1885.

WERNICH. — *Viertjahrschft. f. gericht. med.* 1882, 285; 1883, 33.

WESTPHAL (A.). — *Ueber Encephalopathia saturnina.* Arch. f. Psychiat. Berl.. 1888, XIX, 620-666.

WILLE. -- *Ueber traumatisches Irresein.* Arch. f. Psych. VIII, 219.

WILTSHIRE. — *Brit. med. Ass. 44e Congrès*, 1876. Sheffield.

WOLFF (J). — *Ueber Railway-spine.* Deut. med. Zeitg. Berlin, 1888, IX, 939-951.

WUNDT. — *Eléments de psychologie physiologique.* Trad. franç. de Bouvier. 2 vol. in-8°. Paris, 1886.

ZAMBACO. — *Des affections nerveuses syphilitiques.* Paris, 1862.

TABLE DES MATIÈRES